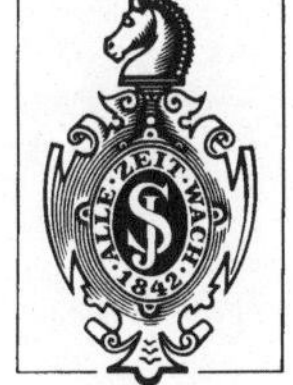

# HNO Praxis Heute

## 10

Herausgegeben von
H. Ganz und W. Schätzle

Mit Gesamtregister der Bände 1–10

Geleitwort von K. Fleischer

Mit Beiträgen von

R. Chilla · H. Ganz · A. Krisch · T. Lenarz
W. Pirsig · J. Schäfer · W. Schätzle
M. Schedler · H.-J. Strott · H. Weidauer

Mit 60 Abbildungen und 16 Tabellen

Springer-Verlag
Berlin Heidelberg New York
London Paris Tokyo
Hong Kong

Redaktion HNO Praxis Heute:

Professor Dr. med. Horst Ganz
Universitätsstraße 34
D-3550 Marburg/Lahn

Professor Dr. med. Walter Schätzle
Universitätsklinik und Poliklinik für HNO-Kranke
D-6650 Homburg/Saar

ISBN-13:978-3-642-75384-8     e-ISBN-13:978-3-642-75383-1
DOI: 10.1007/978-3-642-75383-1

CIP-Titelaufnahme der Deutschen Bibliothek
HNO-Praxis heute. – Berlin ; Heidelberg ; New York ; London ; Paris ; Tokyo : Springer
   ISSN 0173-9859
   Erscheint jährl.
1 ff – 1980 ff.
   Zum Zeitpunkt d. Titeländerung Beginn e. neuen Zählung. –
   Bis 1979 im Verl. Lehmann, München
   Bis 1979 u. d. T.: HNO-Erkrankungen



Gesamtherstellung: Konrad Triltsch, Graphischer Betrieb, D-8700 Würzburg
2114/3130-543210 – Gedruckt auf säurefreiem Papier

# Mitarbeiterverzeichnis

Chilla, R., Professor Dr. med.
HNO-Klinik im Zentralkrankenhaus St. Jürgenstraße
D-2800 Bremen

Ganz, H., Professor Dr. med.
HNO-Arzt, plastische Operationen, Universitätsstraße 34
D-3550 Marburg/Lahn

Krisch, A., Privatdozent Dr. sc. med.
Universitäts-HNO-Klinik, Sigmund-Freud-Straße 25
D-5300 Bonn 1

Lenarz, T., Privatdozent Dr. med.
Universitäts-HNO-Klinik, Silcherstraße 5
D-7400 Tübingen

Pirsig, W., Professor Dr. med.
Universitäts-HNO-Klinik, Abteilung für Rhinologie
und Rhonchopathien, Prittwitzstraße 43
D-7900 Ulm

Schäfer, J., Dr. med.
Universitäts-HNO-Klinik, Prittwitzstraße 43
D-7900 Ulm

Schätzle, W., Professor Dr. med.
Universitätsklinik und Poliklinik für HNO-Kranke
D-6650 Homburg/Saar

Schedler, M., Dr. med.
Universitätsklinik und Poliklinik für HNO-Kranke
D-6650 Homburg/Saar

Strott, H.-J., Dr. med. dent.
Zahnarzt/Oralchirurgie, Obere Kirchbergstraße 19
D-5908 Neunkirchen

Weidauer, H., Professor Dr. med.
Universitäts-HNO-Klinik, Im Neuenheimer Feld 400
D-6900 Heidelberg 1

# Themenverzeichnis der bisher erschienenen Bände

## Mundhöhle/Rachen




## Laryngologie/Phoniatrie

## Regionale plastische Chirurgie



## Spezielle Tumorkapitel



## Allgemeine Themen/Randgebiete

# Inhaltsverzeichnis

**Allgemeine Themen**



**Fragensammlung zur Selbstkontrolle**

# Geleitwort

Auf allen Gebieten der Medizin vollzieht sich ein ständiger Wandel. Es werden immer neue Erkenntnisse zur Krankheitsentstehung gewonnen mit wichtigen Konsequenzen für Prophylaxe und Therapie. Technische Fortschritte ermöglichen allenthalben verbesserte diagnostische Verfahren und auf dem Gebiet der konservativen wie auch der chirurgischen Therapie eröffnen sich ständig neue Wege. Der um eine bestmögliche Betreuung seiner Patienten bemühte Arzt in der Praxis hat es da schwer, Schritt zu halten und sich das für seine Tätigkeit Wichtige anzueignen. Er muß mit dem jeweils Neuen in kritischer Bewertung bekannt gemacht werden und sich so ständig fortbilden können.

Unter den vielfältigen Fortbildungsmöglichkeiten ist der gedruckte Text, in Buchform handlich und stets greifbar, besonders geeignet, zumal er auch als Nachschlagewerk dienen kann. So entstanden in den fünfziger Jahren gleichzeitig mit den großen Fortbildungskongressen der Ärztekammern zunächst für den Allgemeinarzt bestimmte „Almanache" (Schretzenmayr und Kaiser), denen dann ab 1959 in größeren Abständen auch „Almanache für Ohren-, Nasen-, Rachen- und Kehlkopfkrankheiten" folgten. Unter der Herausgeberschaft von H. Ganz und dann mit ihm von W. Schätzle kam es im neuen Verlag und mit neuem Titel zu der in Jahresabständen erscheinenden beliebten Buchreihe HNO-Praxis Heute, in der der HNO-Arzt in der Praxis und der Klinikassistent in Beiträgen vieler kompetenter Autoren alles Wichtige für seine Arbeit findet.

Nun erscheint der 10. Band dieser Reihe, die zusammen genommen das aktuelle Wissen der HNO-Heilkunde hervorragend wiedergibt. Das gibt mir als dem derzeitigen Schriftführer der Deutschen Gesellschaft für Hals-Nasen-Ohren-Heilkunde, Kopf- und Hals-Chirurgie, deren Aufgabe die Förderung des Faches ist, die Gelegenheit, die Herausgeber zu beglückwünschen, ihnen zu danken und ihrem Werk eine weitere gute Wirksamkeit zu wünschen im Dienst der so wichtigen und unverzichtbaren ärztlichen Fortbildung.

K. Fleischer

# Vorwort

Angesichts des fachkompetenten Geleitwortes können sich die Herausgeber kurz fassen. Wir freuen uns, wie versprochen den 10. Band zum kleinen Jubiläum pünktlich vorlegen zu können.

Wie stets bringen wir einerseits aktuelle Probleme, zum anderen auch Beiträge grundlegender Bedeutung zur Komplettierung des angestrebten kleinen Nachschlagewerkes für die Praxis. Ein Gesamt-Inhaltsverzeichnis der bisher erschienenen Bände soll dem Leser das Auffinden der besprochenen Krankheitsbilder und Techniken erleichtern.

Nicht gelingen konnte die Besprechung aller relevanten Themen im ersten Zehnerbündel an Bänden. Zu groß ist das HNO-Fach geworden und zu viele Dinge muß der Otorhinolaryngologe noch am Rande wissen. Dies und das ungebrochene Interesse der Leser im In- und Ausland ermutigen, ja verpflichten uns zum Weitermachen.

Wir danken allen bisherigen Referenten und auch dem Verlag für ungetrübte und verläßliche Zusammenarbeit. Möge es so weiter gehen.

Marburg/Lahn<br>Homburg/Saar
Horst Ganz<br>Walter Schätzle

# Tinnitus: Pathophysiologie, Diagnostik und Therapie

T. Lenarz



## 1 Epidemiologie, Definition, Klassifikation und Klinik

Nach epidemiologischen Untersuchungen aus Großbritannien tritt bei ca. 15% der Erwachsenenbevölkerung im Lauf des Lebens **Tinnitus,** der länger als 5 Minuten anhält, auf. 8% geben tinnitusbedingte Schlafstörungen an oder fühlen sich durch ihr Ohrgeräusch anderweitig belästigt. 0,5% leiden unter Tinnitus im Sinn einer eigenständigen Krankheit, die eine normale Lebensführung nicht mehr zuläßt (Coles 1984). Aufgrund der vergleichbaren Lebensverhältnisse einer Industriegesellschaft darf die Prävalenz für die Bun-


HNO Praxis Heute 10
H. Ganz, W. Schätzle (Hrsg.)
© Springer-Verlag Berlin Heidelberg 1990

desrepublik Deutschland ähnlich hoch angesetzt werden. Sie liegt damit in derselben Größenordnung wie die rheumatischer Krankheiten.

**Subjektive Ohrgeräusche** lassen sich allgemein als auditorische Sensationen definieren, die vom Patienten nicht auf gleichzeitig von außen einwirkende mechanisch-akustische oder elektrische Signale zurückgeführt werden können. Diese Negativdefinition macht auf den internen, d. h. im Ohr oder Kopf empfundenen Ursprung dieser Sensationen aufmerksam, vermeidet aber jede ätiopathogenetische Zuweisung. Zu unterscheiden sind sie von **auditorischen Halluzinationen** in Verbindung mit Psychosen oder Neurosen.

Ohrgeräusche stellen keine primäre Krankheit dar, sondern sind Symptom *einer Funktionsstörung des auditorischen Systems* unterschiedlicher Ätiologie und Lokalisation. Aufgrund der vielfältigen Ursachen lassen sie sich nach unterschiedlichen Kriterien klassifizieren (Tabelle 1).

**Tabelle 1.** Einige Klassifikationsprinzipien von Ohrgeräuschen

| |
|---|
| 1. Objektiv – subjektiv (Tinnitus im engeren Sinne) |
| 2. Kompensiert – dekompensiert |
| 3. Ort der Läsion |
| 4. Pathogenese |

Am geläufigsten ist die Unterteilung in **objektive,** d. h. durch den Untersucher mit Hilfe heute verfügbarer diagnostischer Verfahren objektivierbare, und **subjektive Ohrgeräusche,** die sich einer Objektivierung mit den heute verfügbaren Methoden entziehen. Während objektiven Ohrgeräuschen eine akustische Reizung des Innenohres zugrunde liegt, entstehen die zahlenmäßig sehr viel häufigeren subjektiven Formen durch einen nicht-akustischen Prozeß. Sie werden auch als Tinnitus aurium im eigentlichen Sinn bezeichnet. Sie können nur indirekt über psychoakustische Vergleichsmessungen (sog. Tinnitus-Matching, s. Abschn. 3.2) sowie anhand des oftmals begleitenden Hörverlustes charakterisiert werden. Die Vielzahl der möglichen Ursachen (Tabellen 2 und 3) macht deutlich, daß es ‚den' Tinnitus nicht gibt.

Unter *therapeutischen Gesichtspunkten* kommt der Unterteilung in **kompensierten Tinnitus,** der vom Patienten ohne wesentliche Beeinträchtigung seiner Lebensqualität akzeptiert wird, und **dekompensierten Tinnitus** mit sekundären Krankheitsfolgen wie Schlafstörungen oder psychoneurotischen Fehlentwicklungen eine besondere Bedeutung zu. Eine synoptische Darstellung der Klassifikationen nach pathophysiologischen und anatomischen Kriterien gibt Abb. 1 wieder. Erläutert werden die Begriffe im Abschnitt 2.

**Tabelle 2.** Mögliche Ursachen subjektiver Ohrgeräusche (Tinnitus aurium)

| | |
|---|---|
| 1. Hörsturz | 10. Immunogene Innenohrschwerhörigkeit |
| 2. Morbus Menière | |
| 3. Akutes Lärmtrauma | 11. Sensorineurale Schwerhörigkeit unklarer Genese |
| 4. Lärmschwerhörigkeit | |
| 5. Presbyakusis | 12. Otosklerose |
| 6. Hereditäre sensorineurale Schwerhörigkeit | 13. Herz-Kreislauf-Krankheiten |
| | 14. Stoffwechselkrankheiten |
| 7. Schädelhirntrauma mit/ohne Felsenbeinfraktur | 15. Nierenkrankheiten |
| | 16. ZNS-Krankheiten |
| 8. Akustikusneurinom | 17. Degenerative Veränderungen und funktionelle Blockierungen der Halswirbelsäule |
| 9. Intoxikationen mit Chinin, Acetylsalicylsäure, Diuretika, Aminoglykosidantibiotika, Cisplatin | |
| | 18. Myoarthropathie des Kiefergelenks |

**Tabelle 3.** Mögliche Ursachen objektiver Ohrgeräusche

I    Vaskuläre Ursachen
    Extrakranielle Lokalisation:
        Karotisstenose
        Vertebralisstenose
        Glomus caroticum-Tumor
        Hämangiom
        Herzvitien
    Intrakranielle Lokalisation:
        arteriovenöse Fistel
        Hämangiom
        Arteriosklerose der Zerebralarterien
        Glomus tympanicum-Tumor
        Glomus jugulare-Tumor
        Hochstand des Bulbus venae jugularis
    Veränderte Rheologie:
        Anämie
        Polyzytämie

II   Muskuläre Ursachen
    Binnenmuskeln des Mittelohres
        Spasmus, seltener Myoklonus des M. tensor tympani
        Spasmus, seltener Myoklonus des M. stapedius
    Gaumenmuskulatur
        Palatomyoklonus des M. tensor oder levator veli palatini

III  Entzündliche Mittelohrkrankheiten
    Otitis media acuta
    Otitis media chronica

IV  Tubenfunktionsstörungen
    Klaffende oder offene Tube

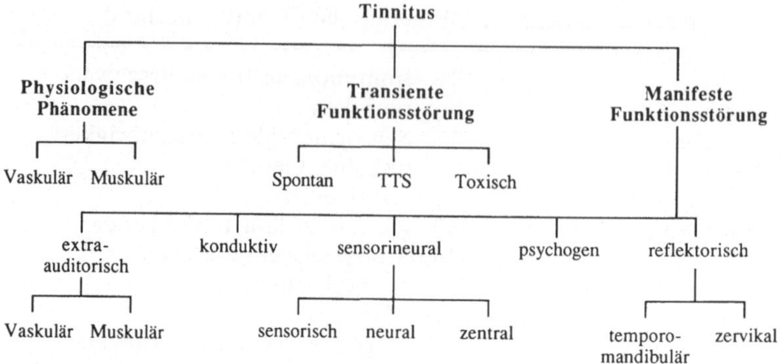


**Abb. 1.** Tinnitusklassifikation nach pathophysiologischen und anatomischen Gesichtspunkten

*Symptomatik:*

Das Auftreten von Ohrgeräuschen weist eine eingipflige Altersverteilung mit einem Maximum zwischen dem 40. und dem 60. Lebensjahr auf. Bei Kindern sind sie sehr selten, während sie bei Menschen jenseits der berufsaktiven Zeit nicht ganz so häufig sind wie in den Jahren nach der Lebensmitte. Dies weist auf einen möglichen Einfluß der Lebens- und Arbeitsbedingungen hin. Neben Alterungsprozessen des auditorischen Systems und Lärmeinflüssen stehen hier sicherlich verschiedene Formen von *Streß* im Vordergrund.

Typischerweise werden ein plötzlicher Beginn oder eine allmähliche Zunahme der subjektiven *Tinnituslautheit* angegeben. Der weitere Verlauf kann individuell sehr unterschiedlich ausfallen. Oft findet sich ein undulierender Lautheitsverlauf mit Phasen der Zunahme in zeitlicher Koinzidenz mit typischen Verstärkungssituationen wie beruflichem oder privatem Streß. Dadurch kann es in einem Circulus vitiosus durch Auftreten von Angstzuständen mit vermehrter Anspannung und Schlafstörung zu einer weiteren Verstärkung der Tinnituslautheit kommen. Sekundäre psychische und vegetative Reaktionen auf diese unangenehme, willkürlich nicht beeinflußbare auditorische Sensation führen schnell zu dem Gefühl des Ausgeliefertseins und der Hilflosigkeit. Das **dekompensierte Ohrgeräusch** wird so zu einem ganzheitlichen medizinischen Problem (Abb. 2).

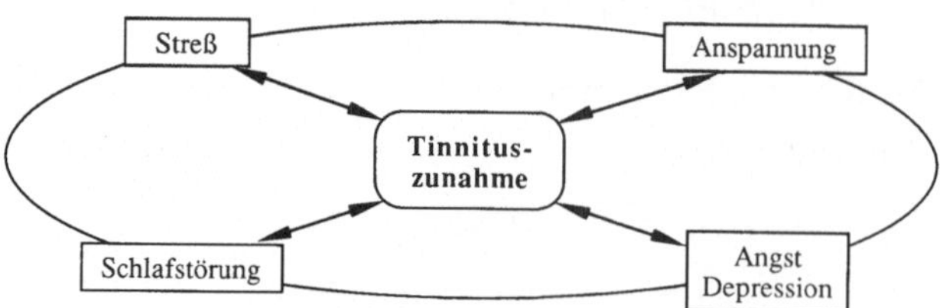


**Abb. 2.** Circulus vitiosus bei Tinnitus mit sekundären Symptomen

Bei den meisten Patienten tritt eine allmähliche *Gewöhnung* mit Abnahme der subjektiven Lautheit ein. Bei bestimmten Krankheitsbildern wie dem M. Menière findet sich ein intermittierender Verlauf. Weiterhin besteht eine Abhängigkeit von der Tageszeit mit verminderter subjektiver Lautheit unter dem Einfluß von Umgebungsgeräuschen und einer Zunahme in ruhiger Umgebung, meistens in den Abend- und Nachtstunden. Liegt eine irreversible Funktionsstörung des auditorischen Systems zugrunde, bleiben im allgemeinen Ohrgeräusche auf Dauer bestehen.

Subjektiv wird Tinnitus sehr unterschiedlich erlebt. Jeder Patient kann „seinen" Tinnitus ausführlich und unverwechselbar schildern. Im Bemühen um eine gewisse Standardisierung kann eine Zuordnung zu bestimmten akustischen Phänomenen vorgenommen werden. Am häufigsten werden hochfrequentes Pfeifen, breitbandiges Rauschen und Summen genannt. Dieser subjektive Tinnituscharakter stimmt frequenzmäßig oft mit dem Bereich des maximalen Hörverlustes im Tonaudiogramm überein. So findet sich hochfrequentes Pfeifen beim Knalltrauma, während ein Rauschen eher beim pantonalen Hörverlust zu beobachten ist. Im Unterschied zum Tinnitus cerebri wird der Tinnitus aurium in das Ohr lokalisiert, entweder ein- oder beidseitig.

Subjektiv erlebte Tinnituslautheit und psychoakustisch ermittelte Tinnitusintensität weisen nur einen lockeren Zusammenhang auf. So ist es immer wieder erstaunlich, daß ein subjektiv als sehr laut angegebener Tinnitus mit Sinustönen, Schmal- oder Breitbandrauschen verdeckbar ist, deren Intensität nur wenige dB über der tonaudiometrischen Hörschwelle liegt. Im Mittel beträgt diese Verdeckungsintensität weniger als 10 dB SL. Als psychometrische Meßverfahren haben sich hier visuelle Analogskalen oder Ratings mit aufgelisteten akustischen Standardsituationen (z. B. in der ansteigenden Reihenfolge Blätterrauschen – Umgangssprache – Straßenlärm – Düsenflugzeug) bewährt.

## 2 Pathophysiologie

Während objektiven Ohrgeräuschen eine reale akustische Stimulation durch vaskuläre oder muskuläre Prozesse im Ohrbereich zugrundeliegt (s. Tabelle 3), sind die pathophysiologischen Prozesse subjektiver Ohrgeräusche bisher nicht geklärt. Aus der Art des zugrundeliegenden Hörverlustes, den anamnestischen und weiteren diagnostischen Daten sowie dem aktuellen Stand der Hörforschung lassen sich allenfalls bestimmte Modellvorstellungen herleiten. Dies entspricht den grundsätzlichen Schwierigkeiten der Tinnitusforschung, wobei einerseits aufgrund des fehlenden subjektiven Erlebniselementes nur bedingt auf den Tierversuch zurückgegriffen werden kann, andererseits der Objektivierung am Patienten durch invasive Methoden enge Grenzen gesetzt sind.

Trotz ihres hypothetischen Charakters leisten pathophysiologische Modelle dennoch wertvolle Dienste bei der Neuentwicklung von Forschungsansätzen und Therapieverfahren sowie in der Behandlung (Counselling, kognitive Therapie), indem sie als Basis zur Erläuterung der komplizierten Hörvorgänge und ihrer Störungen herangezogen werden können und damit dem Patienten ein Verstehen des im eigenen Körper ablaufenden Krankheitsprozesses ermöglichen (Feldmann 1988). Im folgenden sollen die wichtigsten Hypothesen zur Tinnituspathogenese nach anatomisch-lokalisatorischen Gesichtspunkten (in Anlehnung an Abb. 1) dargestellt werden, soweit sie für Diagnostik und Therapie wesentlich sind.

## 2.1 Objektive Ohrgeräusche

Objektiven Ohrgeräuschen liegt eine schallerzeugende Ursache innerhalb des Felsenbeins oder seiner Umgebung zugrunde. Im Vordergrund stehen muskuläre und vaskuläre Prozesse sowie Tubenfunktionsstörungen (s. Tabelle 3). Da es sich um die Wahrnehmung echter akustischer Reize handelt, können objektive Ohrgeräusche unter Verwendung geeigneter Hilfsmittel grundsätzlich auch durch den Untersucher gehört werden. Im Einsatz sind dabei Hörschlauch, Stethoskop, Gehörgangsmikrophon und Impedanzmessung. Aus der Art des Geräusches kann im allgemeinen nicht auf die Natur des Prozesses geschlossen werden, wohl aber aus dem Punctum maximum, das eine Unterscheidung in extra- und intrakranielle Ursachen erlaubt. Die eigentliche Abklärung erfolgt durch den Einsatz bildgebender Verfahren (s. Abschn. 3).

### 2.1.1 Vaskuläre Ursachen

Es handelt sich um rauschende, meist als pulssynchron beschriebene Strömungsgeräusche durch intra- oder extrakranielle Gefäßprozesse. Bei felsenbeinfernen Prozessen erfolgt die Schallzuleitung zum Innenohr über den Gefäßstrom oder über Knochenleitung. Den Geräuschen liegen entweder Wirbelbildungen (z. B. bei Karotisstenosen) im sonst laminaren Blutfluß oder veränderte Durchblutungsverhältnisse (z. B. bei arteriovenösen Fisteln) zugrunde. Auch eine stark erhöhte Durchströmung normaler Blutgefäße wie bei hochgradiger Anämie kann ursächlich beteiligt sein.

### 2.1.2 Muskuläre Ursachen

Zu unterscheiden sind Störungen der Binnenmuskeln des Mittelohres von solchen der Gaumenmuskulatur. So sind unkontrollierte Kontraktionen mit **Spasmen** oder **Myoklonien** beschrieben. Im Fall des M. stapedius oder des M. tensor tympani führt dies zu Bewegungen von Stapes und Hammergriff, die sich auf das Innenohr übertragen und damit zu einer der akustischen Reizung adäquaten Stimulation des Innenohres führen. Palatomyokloni des M. tensor veli palatini oder des M. levator veli palatini erzeugen über eine ruckartige Tubenöffnung klickartige Geräusche. Ursächlich werden extrapyramidal-motorische Störungen nach Enzephalitis, Apoplexia cerebri, Schädelhirntrauma und Psychopharmakaabusus sowie neurovaskuläre Kompressionen durch kreuzende arterielle Gefäßschlingen im intrakraniellen Verlauf von N. facialis und N. trigeminus genannt.

### 2.1.3 Entzündliche Mittelohrkrankheiten

Die Schleimhauthyperämie sowie die mögliche Flüssigkeitsansammlung im Mittelohr führen zu strömungsbedingten und reibungsbedingten Schallphänomenen, die im wesentlichen als *Rauschen mit pulssynchronem Charakter* wahrgenommen werden. Hinzu kommt die verminderte Maskierung durch Umgebungsschall infolge der vorhandenen Schalleitungsschwerhörigkeit. Inwieweit das Ohrgeräusch bei Otosklerose auf eine vermehrte Durchblutung im Knochenumbaubezirk zurückgeführt werden kann, bleibt unklar. Sie ist sicher nur in Fällen mit rauschendem Charakter anzunehmen. Die Besserung nach erfolgreicher Stapesplastik ist auf die verstärkte Schallzufuhr zum Innenohr mit Maskierung durch Umgebungsschall zurückzuführen. Dies trifft im allgemeinen nicht auf hochfrequente, pfeifende Geräusche bei ausgedehnter Innenohrbeteiligung (Kapselotosklerose) zu.

### 2.1.4 Tubenfunktionsstörungen

Hier soll nur auf die **Autophonie** als Folge einer offenen oder klaffenden Tube hingewiesen werden. Der mangelhafte Tubenschluß führt zu einer Fortleitung von respiratorischen Strömungsgeräuschen in das Mittelohr, was sich als atemsynchrones Rauschen bemerkbar macht. Zusätzlich kommt es gelegentlich zu einer Schalleitungsschwerhörigkeit mit dumpfem Höreindruck.

### 2.2 Subjektive Ohrgeräusche

Subjektive Ohrgeräusche oder Tinnitus im eigentlichen Sinn kommen viel öfter als die objektiven Formen vor. **Kochleäre Läsionen** stellen sicherlich die häufigste Ursache subjektiver Ohrgeräusche dar, wenn man berücksichtigt, daß die meisten Patienten eine im Tonaudiogramm nachweisbare *Schallempfindungsschwerhörigkeit* aufweisen. Aus den gestörten Funktionsabläufen lassen sich mehrere Hypothesen zur Tinnituspathophysiologie ableiten. Neue Ansätze erbrachten in den letzten Jahren Fortschritte der Innenohrforschung, insbesondere zur Funktionsweise der Haarzellen. Ebenso bedeutend sind neue Erkenntnisse zu Funktionsstörungen von Hörnervenfasern und

Anteilen der zentralen Hörbahn. Welche dieser Möglichkeiten beim individuellen Patienten zutrifft, kann jedoch mit den zur Zeit verfügbaren diagnostischen Verfahren nicht bestimmt werden.

Insbesondere die Arbeiten von Zenner (1986) haben gezeigt, daß die äußeren Haarzellen durch einen aktiven Kontraktionsmechanismus als Verstärker beim Hörvorgang maßgeblich beteiligt sind. Störungen dieses Bewegungsablaufes mit fehlerhaften, unwillkürlichen Auslenkungen der Stereozilien ohne Vorliegen eines akustischen Reiz sind als Tinnitusursache denkbar. Weiterhin können fehlerhafte Ionenströme auch an den inneren Haarzellen, die die eigentlichen Hörzellen darstellen, ursächlich beteiligt sein. Verstärkt werden können diese fehlerhaften Prozesse an äußeren und inneren Haarzellen durch den Einfluß efferenter, vom Gehirn zum Ohr ziehender Hörnervenfasern. Dies erklärt die Beeinflußbarkeit des Ohrgeräusches durch Streßfaktoren und vegetative Fehlregulationen.

### 2.2.1 Kochleäre Läsionen

In den letzten Jahren wurden wichtige Erkenntnisse über die Funktionsweise des Innenohres gewonnen, die die erstaunlichen Leistungen des Hörorgans teilweise zu erklären vermögen (Abb. 3). Durch die Auslenkung der Basilarmembran kommt es zu einer Verbiegung der am freien Ende der Haarzellen gelegenen Stereozilien. Über einen mehrstufigen ionalen Prozeß und unter Freisetzung eines Transmitters in den synaptischen Spalt wird durch die inneren Haarzellen (IHC) die Information des akustischen Reizes in Aktions-

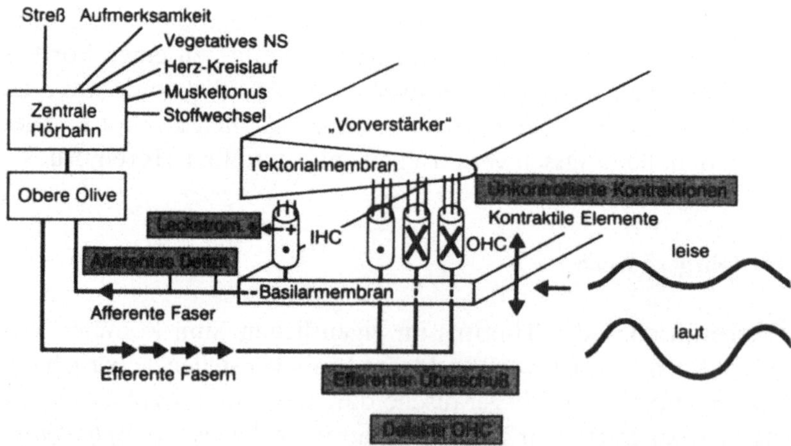


**Abb. 3.** Kochleäres Tinnitusmodell (eingezeichnet in das Schema des Innenohres und seiner zentralen Regelkreise). *OHC*, Äußere Haarzellen; *IHC*, Innere Haarzellen. Die *senkrechten Striche* auf der afferenten Nervenfaser stellen einzelne Aktionspotentiale dar. *Unterlegt*, Pathophysiologische Vorgänge bei cochleärem Tinnitus. (Aus: Lenarz 1989 b)

potentiale der afferenten Hörnervenfasern umgesetzt. Die weitere Verarbeitung in der aufsteigenden Hörbahn führt letztlich zum bewußten Hörvorgang.

Die äußeren Haarzellen (OHC) sind nur indirekt an diesem Vorgang beteiligt. Sie besitzen kontraktile Aktinfilamente, die sie zu aktiven Bewegungen befähigen. Über einen lokalen Rückkopplungsmechanismus *verstärken* sie aktiv die passiv-mechanische Wanderwelle auf der Basilarmembran und damit die Abscherung der Stereozilien innerer Haarzellen in Hörschwellennähe, während sie bei hoher Schallintensität die Auslenkung zu *dämpfen* vermögen. Dieser aktive Vorverstärker steigert die Empfindlichkeit und den Dynamikbereich des Innenohres ganz erheblich (Zenner 1986). Er unterliegt über efferente Nervenfasern der übergeordneten Kontrolle und Beeinflussung durch das ZNS. Auf diese Weise erfolgt eine Anpassung an die Erfordernisse der jeweiligen Hörsituation. Zum eigentlichen Hörvorgang tragen die äußeren Haarzellen jedoch nicht bei.

Diese funktionelle Zweiteilung spiegelt sich auch im Innervationsmuster der Haarzellen wider. Während ca. 95% der afferenten Hörnervenfasern von den inneren Haarzellen ihren Ursprung nehmen, gehen von den dreimal so häufigen OHC nur ca. 5% aus. Bei den efferenten Fasern mit Ursprung in der oberen Olive im Hirnstamm läßt sich ein umgekehrtes Innervationsmuster beobachten. Sie ziehen vorwiegend zu den OHC und nur in geringer Anzahl zu den afferenten Fasern in der Nähe der IHC (Spoendlin 1985).

Bei den meisten Tinnituspatienten liegen Schädigungen unterschiedlicher Ätiologie eines Teils der äußeren, seltener der inneren Haarzellen vor (s. Tab. 2). Dies verursacht neben der Schwerhörigkeit eine Reduktion des afferenten Zustroms zur Hörbahn. Über eine pathologisch gesteigerte efferente Stimulation führen die verbliebenen OHC kompensatorische, überschießende Kontraktionen aus, die zu Irritationen der inneren Haarzellen und damit zur Entstehung eines Tinnitus beitragen. Weiterhin werden defekte ionale Prozesse mit Auftreten von Leckströmen diskutiert, die zu einer permanenten Freisetzung von Transmitterquanten und damit zur Erzeugung von Aktionspotentialen führen.

Bei lautem akustischen Reiz steigt der afferente Zustrom an, wodurch die efferente Überstimulation abnimmt, der Tinnitus wird leiser bzw. verschwindet. Dies entspricht dem Maskierungsphänomen.


## 2.2.2 Der Nervus cochlearis als Tinnitusgenerator

Akustische Information wird im Hörnerven und in der zentralen Hörbahn durch die zeitliche Abfolge einzelner Aktionspotentiale repräsentiert. Bereits ohne akustische Stimulation weist jede Hörnervenfaser permanent Aktionspotentiale in randomisierter zeitlicher Folge auf, die sog. Ruhe- oder Spontanaktivität (Abb. 4), die in der zentralen Hörbahn als Korrelat akustischer

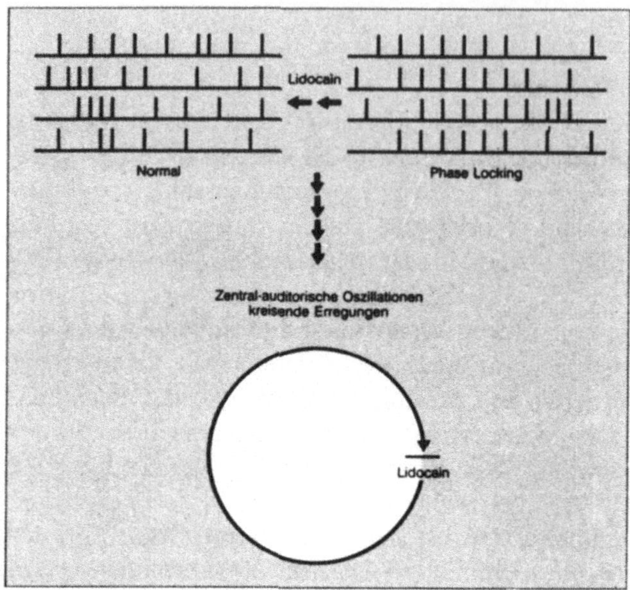


**Abb. 4.** Neurales Tinnitusmodell. Dargestellt sind afferente Nervenfasern mit ihrer Ruheaktivität in Form einzelner Aktionspotentiale (*senkrechte Striche*) im Normalzustand und im geschädigten Zustand mit abnormer Rhythmisierung sowie Phase Locking. Zentrale Tinnitusmanifestation in Form kreisender Erregungen. Normalisierung durch Lidocain-Wirkung. (Aus: Lenarz 1989 b)

Stille bewertet wird. Bei akustischer Stimulation des Innenohres wird das Entladungsmuster der Einzelfaser von einem zufälligen hin zu einem zeitlich geordneten Muster geändert und die Aktivität benachbarter Fasern koordiniert. Dies wird in der zentralen Hörbahn als Korrelat akustischer Information analysiert (Evans u. Borerwe 1982; Salvi u. Ahroon 1983).

Jede pathologische Änderung dieses Entladungsmusters durch die fehlerhafte Aktivität einzelner Haarzellen oder durch direkte Schädigung von Hörnervenfasern z. B. durch ein Akustikusneurinom oder eine kreuzende Gefäßschlinge führt ebenfalls zu einer Hörsensation. Da diese Änderungen des Entladungsmusters mit denen beim physiologischen Hörvorgang unter akustischer Stimulation des Innenohres identisch sind, kann durch die weitere Verarbeitung in der zentralen Hörbahn nicht zwischen einer physiologischen und einer pathologischen Veränderung der Spontanaktivität differenziert werden. Dies erklärt, warum Ohrgeräusche willentlich nicht unterdrückt werden können.

Die nach Zerstörung von Haarzellen aufsteigende Degeneration afferenter Hörnervenfasern führt entlang der Myelinscheide zu elektrisch instabilen Zonen, von denen Aktionspotentiale ausgelöst und durch den Isolationsdefekt auf benachbarte Fasern übertragen werden können (ephaptische Übertragung). Dieses sog. Phase-Locking kommt als pathophysiologischer Tinnitusmechanismus in ertaubten Ohren oder bei Akustikusneurinomen – analog zum Phantomschmerz amputierter Gliedmaßen – in Frage (Møller 1984).

### 2.2.3 Zentralauditorische Schädigungen

Die weitere neuronale Organisation der zentralen Hörbahn ist durch Kerngebiete und zwischengeschaltete Leitungsbahnen gekennzeichnet. Die afferente akustische Information wird durch Divergenz- und Konvergenzschaltungen in einem komplexen Netzwerk analysiert. Dabei können Lerneffekte beobachtet werden, die physiologischerweise zu einer Beschleunigung der Informationsverarbeitung beitragen und sich nach dem Prinzip neuronaler Plastizität an veränderte Eingangsinformation anpassen können. Durch permanente pathologische Änderung der Spontanaktivität im Hörnerven können sich so oszillierende oder kreisende Erregungen in verschiedenen Hörbahnabschnitten ausbilden (s. Abb. 4). Sie erklären die Persistenz von Tinnitus auch nach Beseitigung kochleärer Funktionsstörungen oder nach Neurektomie des N. acusticus.

### 2.2.4 Psychische und neurovegetative Faktoren

Die zentrale Verarbeitung akustischer Information unterliegt zahlreichen Einflußfaktoren, die über mehrere neurale Verbindungen z. B. mit dem vegetativen Nervensystem in das Hörbahnsystem eingeschleust werden. Über das efferente auditorische System werden die Modifikationen am Rezeptororgan wirksam. Dieser Regelkreis stellt auch die Grundlage für die Beeinflussung der Tinnitusintensität durch psychische und neurovegetative Faktoren dar (s. Abb. 2 und 3). Damit sind die Berichte zahlreicher Patienten über Veränderungen der Tinnituslautheit und der subjektiven Unannehmlichkeit unter Streß, in Abhängigkeit von der Tageszeit, vom Allgemeinzustand sowie vegetativen und metabolischen Faktoren erklärbar. Die Einbindung des peripheren Hörorgans in einen zentral gesteuerten Regelkreis bietet aber auch Ansatzpunkte für Verhaltens- und Psychotherapie und verdeutlicht die Wichtigkeit allgemeiner medizinischer Faktoren für die Therapie.

## 3 Diagnostik

Das Ziel der Tinnitusdiagnostik kann aufgrund der mangelhaften Grundlagenkenntnisse nicht darin bestehen, den im Einzelfall vermuteten pathophysiologischen Mechanismus zu verifizieren und danach Richtlinien für eine rationale Therapie abzuleiten. Der Zweck besteht vielmehr zum einen in der differentialdiagnostischen Abgrenzung verschiedener *Ursachen* des Sym-

**Tabelle 4.** Stufendiagnostik bei Tinnitus aurium

I   Spezifische Tinnitusanamnese mit Ermittlung folgender Punkte:
      Charakter, Dauer, Lautheit des Tinnitus
      Zusammenhang mit einer Hörstörung
      Belästigungsgrad
      Einfluß auf die Lebensführung (Konzentration, Leistungsfähigkeit, Schlaf)
      Mögliche oder wahrscheinliche Ursachen
      Verstärkungsfaktoren, Maskierung durch Umgebungsgeräusche

II  Hals-nasen-ohren-ärztliche Untersuchung
      Spiegeluntersuchung
      Nasopharyngoskopie zur Beobachtung der Gaumenmuskulatur
      Auskultation der Halsgefäße und der Ohrregion, Hörschlauch

III Audiometrische und elektrophysiologische Diagnostik
      Ton- und Sprachaudiometrie
      Überschwellige Hörprüfungen (Recruitment)
      Impedanzprüfung
      BERA, ECochG
      Tinnitus-Matching (Frequenz, Intensität)
      Tinnitus-Masking (Verdeckungskurve, minimaler Maskierungspegel, residuale
        Inhibition)
      Subjektive Lautheitsskalierung (Visuelle Analogskala)

IV  Ergänzende Diagnostik
      Bildgebende Verfahren (CT, MR, Angiographie)
      Neurologischer Status inklusive Doppleruntersuchung der Halsarterien
      Internistischer Status (Herz-Kreislauf, Stoffwechsel, Nierenfunktion,
        Hämatorheologie)
      Halswirbelsäulendiagnostik (Röntgen, Manualdiagnostik, Orthopäde)
      Kieferorthopädischer Status (Myoarthropathie des Kiefergelenks)
      Psychosomatische und psychiatrische Exploration
      Allergiediagnostik

ptoms Tinnitus, zum anderen in der Ermittlung *tinnitusbeeinflussender Fakto-ren,* die die Grundlage für therapeutische Ansätze bieten. Dabei handelt es sich um eine individuell orientierte Stufendiagnostik (Tabelle 4).

## 3.1 Hals-nasen-ohrenärztliche Untersuchung und Tinnitusanamnese

Die hals-nasen-ohrenärztliche Untersuchung ist auf die Differentialdiagno-stik objektiver und subjektiver Ohrgeräusche ausgerichtet und umfaßt u.a. die Trommelfellmikroskopie, die Tubenfunktionsprüfungen, die Endoskopie des Nasenrauchenraumes sowie die Auskultation der Halsgefäße und der Ohrregion. Vaskuläre Ohrgeräusche werden durch Auskultation, Doppler-untersuchung und Angiographie der Gefäße sowie durch die Tympanometrie erfaßt, die z.B. im Fall des Glomustumors pulssynchrone Schwankungen erkennen läßt. Myokloni lassen sich endoskopisch oder elektromyographisch verifizieren, gegebenenfalls ist eine Probetympanotomie mit Aufdecken der Mittelohrräume und Durchtrennen der Muskelsehnen erforderlich.

Die spezifische Tinnitusanamnese ist auf die Ermittlung des Tinnituscharakters, des zeitlichen Verlaufs und auf den Zusammenhang mit einer Hörminderung ausgerichtet. Wichtig sind weiterhin verstärkende und mindernde Faktoren, insbesondere der Hinweis auf die Maskierbarkeit durch Umgebungsgeräusche. Aus den Angaben zur subjektiven Tinnituslautheit, zum Grad der Belästigung sowie dem Einfluß des Tinnitus auf die Lebensführung lassen sich bereits entscheidende Hinweise für den Schwerpunkt therapeutischer Bemühungen ableiten und erkennen, ob ein sog. kompensierter oder dekompensierter Tinnitus vorliegt. Im letzteren Fall nimmt das Ohrgeräusch entscheidenden Einfluß auf die Lebensqualität und wird als unerträglich empfunden.

## 3.2 Spezielle audiometrische und elektrophysiologische Untersuchungen

Da Tinnitus als ein otologisches Symptom mit verschiedener Ursache aufgefaßt werden muß, liegt die wesentliche Bedeutung der audiometrischen Diagnostik in der Erfassung und Differenzierung einer zugrunde liegenden Schwerhörigkeit. Hier ist bei Schallempfindungsschwerhörigkeiten vor allem die *Differenzierung kochleärer und retrokochleärer Schäden* zu nennen, um z. B. ein Akustikusneurinom zu erfassen. BERA (Brainstem Electric Response Audiometry) und Elektrokochleographie (ECochG) sind dabei unverzichtbare Hilfsmittel. Aus ihnen läßt sich die Indikation zum Einsatz bildgebender Verfahren sowie einer neurologischen Untersuchung herleiten.

*Schalleitungsschwerhörigkeiten* werden mit Hilfe der Ton-, Sprach- und Impedanzaudiometrie erfaßt.

Bei der Tinnitusanalyse muß zwischen psychoakustischen Vergleichsmessungen und subjektiven Lautheitsskalierungen unterschieden werden. Die Ergebnisse beider methodischen Ansätze weisen nur eine schwache Korrelation auf. So kann man häufig beobachten, daß der Maskierungspegel im Bereich der Tinnitushauptfrequenz nur wenige dB über der Hörschwelle in diesem Bereich (dB SL) liegt, die subjektive Tinnituslautheit jedoch als unerträglich stark angegeben wird. Daran wird deutlich, wie sehr Tinnitus der subjektiven Erlebnissphäre unterworfen ist. Die Lautheit wird am besten über visuelle Analogskalen zu Verlaufskontrollen und Erfassung von Therapieeffekten festgehalten.

Die *psychoakustischen Vergleichsmessungen* vermitteln besser den Zusammenhang mit einer zugrundeliegenden Schwerhörigkeit und können gut zur Erfassung der Maskierungseigenschaften herangezogen werden. Sie lassen sich alle mit einem normal ausgestatteten Audiometer ausführen.

Das *Tinnitus-Matching* umfaßt die Bestimmung der Tinnitushauptfrequenz mit Sinustönen sowie der Tinnitusintensität durch Vergleich mit Sinustönen, Schmalbandrauschen und weißem Rauschen.

Das *Tinnitus-Masking* bezieht sich auf die Maskierungseigenschaften des individuellen Tinnitus und dient der Vorbereitung zur Anpassung eines Tinnitusmaskers. Durch Darbietung von Sinustönen oder Schmalbandrauschen auch benachbarter Frequenz auf demselben, seltener auf dem kontralateralen Ohr läßt sich der Tinnitus häufig mit geringen Lautstärken über der Hörschwelle verdecken, d. h. er ist in Gegenwart eines externen akustischen Signals nicht mehr wahrnehmbar. Nach Wegnahme der Maskierung erscheint der Tinnitus wieder. Dieses Maskierungsverhalten unterscheidet den Tinnitus grundsätzlich von einem externen akustischen Signal.

Neben der *minimalen Maskierungslautstärke* mit weißem Rauschen werden die frequenzabhängigen Maskierungslautstärken mit Sinustönen und

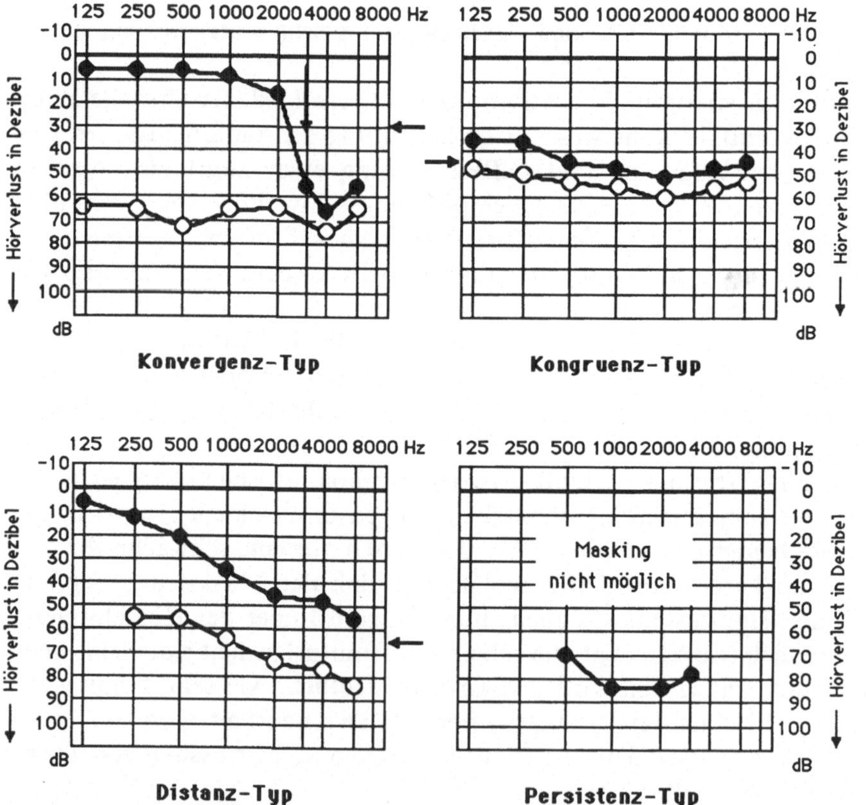


**Abb. 5.** Tinnitus-Matching und Tinnitus-Masking in Anlehnung an Feldmann. ●——●Hörschwelle über Luftleitung; ○——○Maskingschwelle für Schmalbandrauschen, ➞ Maskingschwelle für Weißes Rauschen, ↓ Tinnitushauptfrequenz. (Aus: Lenarz 1989 a)

Schmalbandrauschen in Anlehnung an Feldmann (1971) ermittelt und in das Audiogramm eingetragen (Abb. 5). Dabei findet sich häufig ein Konvergenzverhalten mit Annäherung von Hörschwellen- und Maskingkurve im Bereich der Tinnitushauptfrequenz, die oft im Maximum des Hörverlustes zu liegen kommt.

Von besonderer Bedeutung für den Erfolg einer Maskertherapie (s. Abschn. 4) ist die residuale Inhibition. Nach Einwirken eines Maskierungstones oder -geräusches über 1 Min. wird der Zeitverlauf bis zum Wiedererreichen der ursprünglichen Tinnitusintensität festgehalten. Je länger dieser Zeitraum ist, desto günstiger fallen die Chancen für eine Maskertherapie aus.

### 3.3 Ergänzungsuntersuchungen

Sie werden den Erfordernissen des Einzelfalles angepaßt und nach Maßgabe der hno-ärztlichen und audiometrischen Untersuchungsergebnisse indiziert. Wesentlich sind bildgebende Verfahren, die Abklärung einer Herz-Kreislauf- oder Stoffwechselkrankheit, die orthopädische und manualdiagnostische Untersuchung der Halswirbelsäule hinsichtlich degenerativer Veränderungen und funktioneller Blockierungen sowie die kieferorthopädische Abklärung zur Erfassung einer Myoarthropathie des Kiefergelenkes zu nennen. Bei entsprechenden Hinweisen muß eine psychosomatische oder psychiatrische Exploration erfolgen (Hallam 1987). Es lassen sich daraus Hinweise für eine Verhaltens- oder Psychotherapie gewinnen.

## 4 Therapie

### 4.1 Allgemeine therapeutische Richtlinien

Da die Pathophysiologie der meisten Tinnitusformen nicht geklärt ist, existiert auch *keine kausale oder* rationale Therapie. Somit muß sich die Behandlung auf symptomatische Maßnahmen beschränken, sieht man einmal von den sehr viel selteneren objektiven Ohrgeräuschen ab. Da Tinnitus ein otologisches Symptom ist, hinter dem sich verschiedenste auch schwerwiegende Krankheitsvorgänge wie z. B. Akustikusneurinome verbergen können, sollte auf jeden Fall am Anfang eine zielführende Diagnostik stehen. Sie bildet die Grundlage für das therapeutische Vorgehen, dessen Schwerpunkt in der Aufklärung des Patienten über die Natur seines Leidens liegen sollte (Counselling). So lassen sich Ängste vor zerebralen Prozessen oder einem Apoplex abbauen und die Voraussetzungen für eine kognitive Therapie schaffen. Der Patient kann sich mit dem Symptom auseinandersetzen und lernt in den meisten Fällen, mit seinem Tinnitus zu leben, d. h. das Symptom in sein

Leben zu integrieren und die sekundären Tinnitusfolgen (s. Abb. 2) abzubauen. Man spricht dann von einem kompensierten Tinnitus. Auf präventive
Maßnahmen, insbesondere das Meiden übermäßiger Lärmexposition, sollte
hingewiesen werden. Im allgemeinen bedürfen nur Fälle von dekompensiertem Tinnitus einer weitergehenden Therapie.

## 4.2 Therapie objektiver Ohrgeräusche

Das Therapieprinzip besteht in der *Ausschaltung der unnatürlichen Schall-
quelle*. Objektive Ohrgeräusche lassen sich oft chirurgisch im Rahmen des
Grundleidens angehen. Dies trifft im wesentlichen auf Gefäßprozesse zu. Bei
Spasmen der Binnenmuskeln des Mittelohres werden nach Probetympanotomie die Sehnen am Ansatz zum Gehörknöchelchen durchtrennt. Beim Pala-
tomyoklonus kann ein Therapieversuch mit Carbamazepin (z. B. Tegretal) in
üblicher Dosierung oder Biperiden (z. B. Akineton) erfolgreich sein. Aufgrund der komplexen Ätiopathogenese sollte dies immer im Zusammenwir-
ken mit dem Neurologen erfolgen.

## 4.3 Therapie subjektiver Ohrgeräusche

Die therapeutische Situation ist aufgrund des Mangels an gesicherten pathophysiologischen Grundlagen durch eine *Polypragmasie* gekennzeichnet. Nur
wenige der zahlreichen therapeutischen Vorschläge erfüllen die Voraussetzungen einer rationalen, durch klinische Studien auf ihre Wirksamkeit hin
überprüften Therapie. Im wesentlichen haben sich 3 Schwerpunkte herausge-
bildet: die medikamentöse Therapie, die Elektrostimulation und die Maskertherapie.

### 4.3.1 Medikamentöse Therapie

**Jeder akut einsetzende Tinnitus mit oder ohne begleitenden Hörverlust kann als
Hörsturzäquivalent angesehen werden.** Geht man von einer Durchblutungs-
störung aus, ist eine rheologische Therapie anzustreben (Boenninghaus
1988). Wie die Erfahrung zeigt, bestehen dann Aussichten auf eine völlige
Beseitigung des Tinnitus bei ca. 50% der Patienten.

Grundsätzlich andere Verhältnisse liegen bei chronischen, d. h. länger als
3 Monate bestehenden Ohrgeräuschen vor, bei denen nicht mehr von einer
funktionell korrigierbaren Perfusionsstörung ausgegangen werden kann.
Eine durchblutungsfördernde Therapie gleich welcher Art ist dann wenig
erfolgversprechend. Prognostisch ungünstige Faktoren, die einen angenom-
menen Gefäßprozeß noch verstärken wie Herz-Kreislauf- und Stoffwechsel-
krankheiten, sollten aber auf jeden Fall therapiert werden.

Unter Annahme eines irreversiblen Schadens im Bereich des Innenohres, seltener des Hörnerven muß die Therapie darauf gerichtet sein, die *pathologische elektrische Aktivität im auditorischen System zu normalisieren* (Goodey 1987, 1988). Hier kommen Substanzen zum Einsatz, die Erregungsprozesse an exzitablen Strukturen generell zu beeinflussen vermögen. Da bestimmte Vorgänge der Haarzellen kalziumabhängig verlaufen, können Kalziumantagonisten wie Flunarizin (Sibelium) von Erfolg sein. Im Bereich des Hörnervs und der zentralen Hörbahn wirken Antiarrhythmika vom Lidocain-Typ (Lidocain, z. B. Xylocain), Tocainid (Xylotocan, 3 × 400 mg oral) sowie Antikonvulsiva (Carbamazepin, z. B. Tegretal), indem sie gesteigerte Spontanaktivitäten normalisieren und kreisende Erregungen unterbrechen (Lenarz 1987; s. Abb. 4). Im Bereich der sensorineuralen Synapse zwischen Haarzelle und afferenter Hörnervenfaser greift die transmitterähnliche Substanz Glutamat an. Die Infusionstherapie damit hat zu beachtlichen Erfolgen geführt, befindet sich jedoch noch im Versuchsstadium (Ehrenberger u. Brix 1983). Antidepressiva wie Amitryptillin (Saroten) können möglicherweise über eine Modulation des efferenten auditorischen Systems wirksam sein. Die Erfolgsquote mit Minderung des Tinnitus liegt bei ca. 15%. Zu beachten ist dabei allerdings die relativ hohe Nebenwirkungsrate, weswegen eine enge Zusammenarbeit mit dem Kardiologen bzw. Neurologen und eine strenge Indikationsstellung erforderlich sind.

## 4.3.2 Elektrostimulation

Grundsätzlich läßt sich die Depolarisationsschwelle an myelinisierten Nervenfasern durch einen von außen angelegten Strom verschieben. Unter Gleichstrom führt der Anodenstrom (Pluspolung) zu einer Hyperpolarisation und damit verminderten Erregbarkeit der afferenten Hörnervenfasern, der Kathodenstrom zum umgekehrten Effekt (Aran u. Cazals 1981). Die Elektrostimulation wird entweder über eine transtympanal auf dem Promontorium plazierte Nadelelektrode oder transkutan über eine Oberflächenelektrode am Mastoid bzw. im äußeren Gehörgang (sog. *Iontophorese*) durchgeführt. Als Reizströme kommen sowohl Gleichstrom als auch Wechselströme mit unterschiedlicher Reizfrequenz zwischen 50 Hz und einigen kHz zur Anwendung. Dadurch können zumeist passagere Reduktionen der Tinnituslautheit erzielt werden, die auch bei wiederholter Anwendung nicht dauerhaft sind. Nebenwirkungen in Form von zusätzlichen Schädigungen des Innenohres sind bei hoher Stromstärke und Dauerstimulation zu befürchten (von Wedel et al., 1989; Zeuner et al. 1989). Zum jetzigen Zeitpunkt spielt die Elektrostimulation nur eine untergeordnete Rolle.

### 4.3.3 Akustisch-apparative Therapie

Bei einem ausreichend großen sensorineuralen Hörverlust ist die **Hörgeräteanpassung** indiziert. Die Verordnung sollte großzügig erfolgen, da über eine verstärkte Zufuhr externer Schallsignale der Tinnitus mit relativ großer Erfolgsaussicht maskiert werden kann (von Wedel et al. 1987).

Der **Tinnitus-Masker** nutzt diese Verdeckungswirkung durch Einspielen eines Rauschsignals in den Gehörgang ohne zusätzliche akustische Verstärkung. Er kann aber auch zusätzlich zu einem Hörgerät verwendet werden (sog. Tinnitus-Instrument). Diese apparativen Maßnahmen sind bei dekompensiertem, maskierbarem Tinnitus indiziert. Am besten lassen sich tonale Tinnitusformen im Rahmen von Hochtoninnenohrschwerhörigkeiten maskieren, da hier das Maskierungsgeräusch relativ wenig mit dem Hörvermögen interferiert. Bei etwa 15% der Patienten läßt sich dadurch der Tinnitus erträglicher gestalten. Aufgrund der äußerlich Hörhilfen ähnlichen Geräte ist deren Akzeptanz jedoch eingeschränkt.

### 4.3.4 Sonstige Therapieformen

Destruierende chirurgische Eingriffe wie Labyrinthektomie oder Neurektomie des Hörnervs führen meistens nur zu einer vorübergehenden Tinnitusminderung. Mit der Schaffung neuer neuraler Verletzungsstellen kommt es über ephaptische Übertragungen zu einem Rezidiv des Tinnitus. Nicht abla-

**Tabelle 5.** Richtlinien für die Behandlung des Tinnituspatienten

1. Ermittlung und Beseitigung möglicher Ursachen
2. Counselling = Aufklärung und Beratung
3. Therapieversuche mit rationalen Behandlungsmethoden
   a) Medikamentös:   Kalziumantagonisten, Rheologica
                               Antiarrhythmika, Antikonvulsiva
                               Glutamat
                               Antidepressiva
   b) Maskertherapie, Hörgeräteanpassung
   c) Elektrostimulation:  Iontophorese
                               transtympanal
                               Tinnitusimplantat
4. Psychotherapie
   a) Kognitive Therapie
   b) Entspannungstherapie (Biofeedback, autogenes Training)
   c) Verhaltenstherapie
5. Selbsthilfegruppe
   Deutsche Tinnitus-Liga

tive Verfahren wie z. B. die **Sakkotomie** oder gehörverbessernde Operationen können dagegen zu einer dauerhaften Reduktion des Tinnitus führen. Bei ertaubten Patienten kann die Rehabilitation mit einem **Cochleaimplant** zu einer Tinnitussuppression führen. Gegenteilige Effekte sind möglich, jedoch selten (Tabelle 5).

Liegen entsprechende Hinweise vor, können eine orthopädische, krankengymnastische und *manualmedizinische Therapie der Halswirbelsäule* (Biesinger 1989) sowie eine kieferorthopädische Therapie bei myofunktionellen Störungen des Kiefergelenkes von Bedeutung sein.

Verhaltenstherapie und Psychotherapie können eingesetzt werden, um die sekundären Tinnitussymptome abzubauen und so die lebensbeherrschende Stellung des Symptoms zurückzuführen auf ein erträgliches und distanziertes Maß, das es dem Patienten erlaubt, sich mit „seinem" Tinnitus zu arrangieren (Hallam 1987).

Auf zahlreiche weitere Therapieverfahren sei hier nicht eingegangen, da bisher der Beweis ihrer Wirksamkeit nach den Kriterien klinisch kontrollierter Studien nicht erbracht werden konnte und sie den Rahmen einer kurzen Übersicht überschreiten.


# 5  Zusammenfassung

Ohrgeräusche stellen ein sehr häufiges otologisches Symptom unterschiedlicher Ursache dar. Die Pathophysiologie der meisten subjektiven Tinnitusformen ist jedoch nicht geklärt und eine kausale Therapie nicht möglich. Die an dem allgemeinen Kenntnisstand der Hörforschung orientierten pathophysiologischen Hypothesen sind für die Entwicklung neuer therapeutischer Ansätze sowie die Patientenberatung von großem Wert. Im Vordergrund stehen Störungen der Haarzellen, des Spontanentladungsmusters der afferenten Hörnervenfasern, kreisende Erregungen der zentralen auditorischen Zentren sowie Störungen im efferenten auditorischen System. Tinnitusanamnese und adäquate Stufendiagnostik stellen die wichtigsten Säulen für eine adäquate Abklärung und Beratung des Patienten dar. Während objektive Ohrgeräusche einer meist chirurgischen Therapie zugeführt werden können, ist die Therapie beim subjektiven Tinnitus weitaus schwieriger. Akute Formen sollten als Hörsturzäquivalent gesehen und rheologisch mit guter Aussicht auf Erfolg therapiert werden. Die Aufklärung und Beratung des Patienten anhand pathophysiologischer Modellvorstellungen ist Teil der kognitiven Therapie. Bei dekompensiertem Tinnitus kommen medikamentöse und apparative Verfahren, u. U. auch die Elektrostimulation in Frage. Verhaltenstherapie und Psychotherapie sind in therapieresistenten Fällen indiziert, um eine Überführung vom dekompensierten zum kompensierten Tinnitus zu erzielen.

## Literatur

Aran JM, Cazals Y (1981) Electrical suppression of tinnitus. In: Evered D, Lawrenson G (eds) Tinnitus. Ciba Foundation 85. Pitman, London, pp 217–231

Biesinger E (1989) Funktionelle Störungen der Halswirbelsäule in ihrer Bedeutung für die Hals-Nasen-Ohrenheilkunde. In: Ganz H, Schätzle W (Hrsg) HNO Praxis Heute Bd 9. Springer, Berlin Heidelberg New York Tokyo, S 129–147

Boenninghaus HG (1988) Der idiopathische Hörsturz. Dtsch Ärzteblatt 85:2215–2217

Coles RRA (1984) Epidemiology of tinnitus: prevalence. J Laryngol Otol [Suppl] 9:7

Ehrenberger K, Brix R (1983) Glutamic acid and glutamic acid diethylester in tinnitus treatment. Acta Otolaryngol 95:599–605

Evans EF, Borerwe TA (1982) Ototoxic effects of salicylates on the responses of single cochlear nerve fibers and on cochlear potentials. Br J Audiol 16:101–108

Feldmann H (1971) Homolateral and contralateral masking of tinnitus by noisebands and by pure tones. Audiology 10:138–144

Feldmann H (1988) Pathophysiology of tinnitus. In: Kitahara M (ed) Tinnitus. Pathophysiology and management. Igaku-Shoin, Tokyo New York, pp 7–35

Goodey RJ (1987) Drug therapy in tinnitus. In: Hazell JW (ed) Tinnitus. Churchill Livingstone, Edinburgh, pp 176–194

Goodey RJ (1988) Drugs in the treatment of tinnitus. In: Kitahara M (ed) Tinnitus. Pathophysiology and management. Igaku-Shoin, Tokyo New York, pp 64–73

Hallam RS (1987) Psychological approaches to the evaluation and management of tinnitus distress. In: Hazell J (ed) Tinnitus. Churchill Livingstone, Edinburgh, pp 131–143

Lenarz T (1987) Medikamentöse Beeinflussung der Hörbahn. Klinische und tierexperimentelle Untersuchungen mit besonderer Berücksichtigung der Tinnitus-Therapie. Habil.-Schrift, Heidelberg

Lenarz T (1989a) Medikamentöse Tinnitus-Therapie. Thieme, Stuttgart

Lenarz T (1989b) Ohrgeräusche. Pathophysiologie, Diagnostik und Therapie. Dtsch Ärzteblatt 86 B:1249–1253

Møller AR (1984) Pathophysiology of tinnitus. Ann Otol Rhinol Laryngol 93:39–44

Salvi RJ, Ahroon WA (1983) Tinnitus and neural activity. J Speech Hear Res 26:629–632

Spoendlin H (1985) Anatomy of cochlear innervation. Am J Otolaryngol 6:453

von Wedel H (1987) A longitudinal study in tinnitus-therapy with tinnitus-maskers and hearing aids. In: Feldmann H (ed) Proceedings IIIrd Int. Tinnitus Seminar, Harsch, Karlsruhe, pp 257–260

von Wedel H, Strahlmann U, Zorowka P (1989) Effektivität verschiedener nicht medikamentöser Therapiemaßnahmen bei Tinnitus. Eine Langzeitstudie. Laryng Rhinol Otol 68:259

Zenner HP (1986) Aktive Bewegungen von Haarzellen. Ein neuer Mechanismus beim Hörvorgang. HNO 34:133–138

Zeuner HA, Lenarz T, Trost HE (1989) Wirkungsweise und Stellenwert der Lidocain-Iontophorese bei Tinnitus aurium. Audiol Akustik 3:84–95

# Die korrektive Rhinoplastik aus ästhetischer und funktioneller Indikation*

A. Krisch



## 1 Einleitung

Der Wunsch des Menschen nach Verschönerung auch des Äußeren ist so alt wie die Menschheit selbst. Verständlicherweise steht dabei das menschliche Gesicht im Mittelpunkt des Interesses, da es für das individuelle Aussehen, die Gesamtpersönlichkeit und die zwischenmenschlichen Kontakte von herausragender Bedeutung ist. Das gilt in vollem Umfange auch für den zentralen Teil – die Nase. Nahezu die gesamte Entwicklung der Plastischen Chirurgie ist mit der Entwicklung von Operationen an der Nase verbunden. Diese dominierende Stellung ist auch in der gegenwärtigen Zeit nicht geschmälert worden, und man kann mit Recht konstatieren, daß Rhinoplastiken der verschiedensten Varianten heute mit Abstand die häufigsten plastischen Operationen des Gesichtes überhaupt sind. Eine gewisse „Veräußerlichung" unseres täglichen Lebens und der imaginäre Konkurrenzkampf mit werbewirksamen Stars von Film und Fernsehen haben dazu beigetragen. Das Wissen um die dialektische Einheit von Form und Funktion versetzt uns aber in die Lage, übertriebene Formkorrekturen auf Kosten der Funktion zu verhindern und so ein Abdriften in die Unseriosität zu vermeiden. Das bedeutet auch,

---

* Herrn Professor Dr. med. W. Schweckendiek zum 70. Geburtstag gewidmet.


HNO Praxis Heute 10
H. Ganz, W. Schätzle (Hrsg.)
© Springer-Verlag Berlin Heidelberg 1990

daß der plastisch tätige Operateur ständig die Rechtschaffenheit seiner Eingriffe im Auge haben muß und bei der Patientenauswahl sorgfältig darauf achtet, daß Risiko und Sicherheit des Erfolgs in einem adäquaten Verhältnis stehen. Da es sich bei ästhetisch begründeten Nasenkorrekturen in der Regel um gesunde Patienten handelt, deren ganz persönliche Ansicht über ihre körperliche Unzulänglichkeit zum Leidensdruck führt, kommt der Aufklärungspflicht durch den Arzt eine überdurchschnittliche Bedeutung zu. Es ist hinreichend bekannt, daß Normwerte für die Nasenform nicht existieren, bestenfalls orientierende Richtwerte. Aber auch diese haben sich im Laufe der Zeit ständig verändert, da die Meinung über die Schönheit einer Nase am ehesten mit dem Wandel in der Mode vergleichbar ist.

Trotz aller Richtwerte sollte die zu erzielende Form stets im Zusammenhang mit den übrigen Gesichtsstrukturen und der Gesamterscheinung des Patienten gesehen werden, und der vorwiegend ästhetisch wirkende Rhinoplastiker wird nicht fehlgehen, wenn er dem Leitsatz folgt:

"There is not an ideal nose as such, just a best possible nose for a given face and a given person".


## 2 Häufigste Korrekturwünsche und Orientierungshilfen


Nahezu jede Nasenkorrektur, auch die Operation der schweren posttraumatischen Schiefnase oder der hochgradigen Sattelnase ist von ästhetischen Aspekten begleitet, wenn auch die Funktion in den zitierten Fällen absolut im Vordergrund steht.

Anders ausgedrückt, es gibt kaum eine rein ästhetische Rhinoplastik, da mit der Formveränderung stets die Aerodynamik der Nasenatmung mehr oder weniger beeinflußt wird. Es ist hinreichend bekannt, daß von allen Strukturelementen der Nase das Septum in funktioneller Hinsicht eine dominierende Stellung einnimmt. Weniger allgemein bekannt ist aber die Tatsache, daß außer der Funktion auch viele Formvarianten der knorpligen äußeren Nase vom Septum bestimmt werden. Ein typisches Beispiel dafür ist die posttraumatische, knorplige Schiefnase oder die knorplige Sattelnase. Die moderne Septumchirurgie erst hat die *strukturkorrigierende Funktionswiederherstellung* ermöglicht (s. auch Abschnitt 4.5 Schiefnase!).

Unter der Voraussetzung, daß solche funktionellen Gesichtspunkte berücksichtigt sind, soll in der vorliegenden Abhandlung vorwiegend zu den ästhetisch indizierten Eingriffen Stellung genommen werden. Das sind im wesentlichen Nasen, die gut atmen, aber im Profil nicht den Schönheitsvorstellungen der modernen Industriegesellschaft entsprechen. Die Sicht ‚en face' wird dabei weniger beanstandet. Vereinfacht ausgedrückt, umfaßt diese Palette Überschuß- und Mangelvarianten (Plus- und Minusvarianten), bei

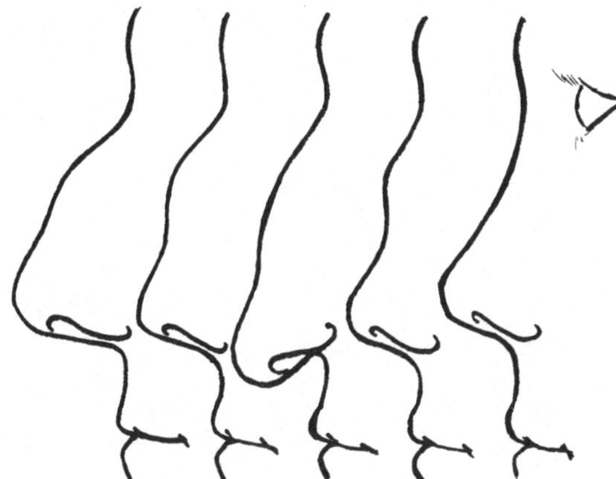

**Abb. 1.** Häufigste Ausgangsnasenformen für die korrektive Rhinoplastik mit der gewünschten modernen Form an letzter Stelle

denen die knöchern-knorplige Höckernase bei weitem an der Spitze steht, gefolgt von der knöchernen Höckernase, der Höcker-Langnase und der knorpligen Sattelnase (Abb. 1). Der operative Eingriff zielt dabei in der Regel auf die zur Zeit moderne Nasenform, gekennzeichnet durch einen leicht konkav geschwungenen Nasenrücken, eine angedeutet doppelt abgewinkelte Nasenspitze und einen Septolabialwinkel von ca. 100° (sog. „moderne amerikanische Form mit Hollywood-Spitze"). Selbstverständlich sollte auch der Profilwinkel stimmen, der zwischen einer Senkrechten in der Nasenwurzel und der Nasenrückentangente gebildet wird. Er beträgt normalerweise 30–40°. Ein extrem großer Profilwinkel kennzeichnet die **Großnase,** ein extrem kleiner Profilwinkel die **Flachnase.** Ein spitzer Septolabialwinkel ist für die **Langnase** typisch, ein zu stumpfer für die **Kurznase.** Die Nasenwurzel bedarf besonderer Beachtung. Sie sollte wohlgeformt sein, damit die Stirn nicht direkt in den Nasenrücken übergeht – ein Kennzeichen des griechischen Profils.

## 3 Beziehungen zum Gesamtgesicht und Korrekturtypen

Nasenprofile sollen nicht ohne kritische Bewertung des Ober- und Untergesichtes korrigiert werden. Fliehendes Kinn und fliehende Stirn verdienen besondere Aufmerksamkeit, da die alleinige Nasenkorrektur das vogelähnliche Gesamtprofil negativ verstärken würde. En face gesehen, erfordert die Laterognathie nicht immer eine exakte Mittelstellung der Nasenachse. Die Progenie wird zum Blickfang, wenn die grobe Höckernase klein und stupsig geworden ist.

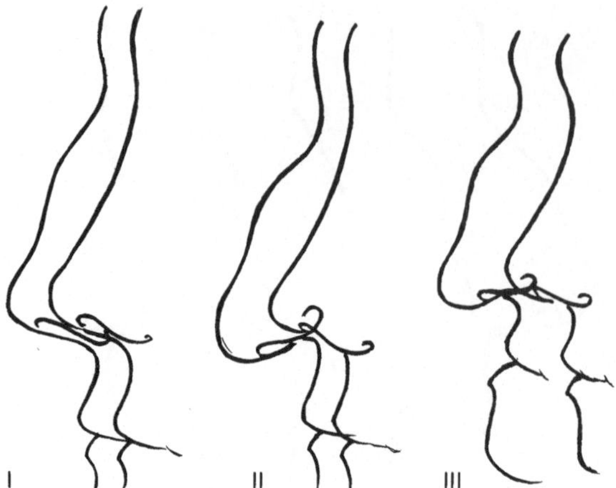

**Abb. 2.** Profile bei typerhaltender Rhinoplastik (*I*), typverändernder Rhinoplastik (*II*) und fazialer Profilplastik (*III*)

Aus dem Verhältnis der Nase zu den übrigen Gesichtsabschnitten leitet sich eine praktikable Einteilung von **Reduktionsplastiken** (Korrektur von Plusvarianten) ab, die zwischen gesichtstyperhaltenden (Typ I) und gesichtstypverändernden (Typ II) Eingriffen unterscheidet (Abb. 2). Vereinfacht ausgedrückt gehören zum Typ I Patienten, die sich nach der Gipsentfernung vor dem Spiegel wiedererkennen. Der Typ III wird als **Profilplastik** bezeichnet und beinhaltet eine gleichzeitige Dysgnathiekorrektur oder die Augmentationsplastik des Kinns.

## 4 Operationstechnik

Die perfektionierte Operationstechnik ist heute in der Lage, nahezu aus jeder Nasenform jede andere zu gestalten, sofern die epitheliale Bedeckung intakt ist. Die Manipulationen greifen am knorpelig-knöchernen Gerüst an, ohne äußerlich sichtbare Narben zu hinterlassen. Der Eingriff erfolgt am besten in *Allgemeinanästhesie*. Gezielte Infiltrationen werden zur Erleichterung der Präparation und Verringerung des Blutverlustes vorgenommen. In ihren Grundzügen geht die Operationstechnik auf den Vater der Nasenplastik J. Joseph (1931) zurück. Detaillierte Darstellungen des chirurgischen Vorgehens unter den verschiedensten Gesichtspunkten finden sich in neuerer Zeit unter anderem bei Converse (1970), Denecke u. Ey (1984), Grabb u. Smith (1973), Oeken u. Krisch (1978) sowie Peck (1986).

## 4.1 Totalreduktion der Plusvarianten

Als Standardinzision bevorzugen wir den beidseitigen interkartilaginären Schnitt, der in den **Transfixionsschnitt** übergeht. Nach Mobilisierung der Alarknorpel kann entsprechend der **Eversionstechnik** anschließend die Modellation der Flügelknorpel vorgenommen werden. Sie umfaßt in der Regel eine kraniale Randresektion der Cura lateralia, ohne die Kontinuität der Alarknorpel im Dom der Nase zu unterbrechen. Nur im Falle von komplizierten Deformierungen der Alarknorpel gehen wir vom Nasenlochrandschnitt gemäß der **Luxationsmethode** vor. Die gleichen Inzisionen gestatten es auch, einseitig Septum und äußere Nasenform zu korrigieren. Man gibt dem **Hemitransfixionsschnitt** zur Septorhinoplastik dann den Vorzug, wenn Veränderungen von Form und Position der Nasenspitze nicht nötig sind.

Vom interkartilaginären Schnitt aus nimmt man das **Dekollement** des Nasenrückens vor. Die Praxis zeigt, daß ein streng subperiostales Dekollement schon deswegen nicht möglich ist, weil das Periost der Nasenbeine in der Mittellinie mit der Sutur fest verwachsen ist. Nach scharfer Abtrennung der Lateralknorpel vom Septum paramedian im Nasendom kann die **Resektion des knorplig-knöchernen Höckers** entsprechend einer präoperativen Planung mit dem Meißel durchgeführt werden. Im Prinzip kann dieser Schritt auch subperichondral-submukös nach Mobilisierung eines Schleimhautsakkes erfolgen. Letzteres bietet jedoch gegenüber der kompletten Abtrennung der Lateralknorpel eher Nachteile, denn beim „offenen" Vorgehen können Ödem und Hämatom leichter abfließen, und die Modellation der lateralen Knorpel ist übersichtlicher.

Nach der Höckerresektion liegt der Nasenrücken wie ein offenes Dach vor uns („open roof-phenomenon"). Zur Wiederherstellung des „geschlossenen Daches" müssen **paramediane** sowie **laterale Osteotomien** (an der Apertura piriformis) erfolgen, die median den Bereich der Nasenwurzel erreichen sollen. Die laterale Osteotomie kann von einer Stichinzision im Vestibulum nasi oder oris aus erfolgen. Die intranasale Stichinzision darf mit dem interkartilaginären Schnitt nicht in Verbindung stehen, da sich sonst halbzirkuläre Narben mit Funktionsstörungen ausbilden können. Nach subperiostaler Tunnelung führen wir die laterale Osteotomie mit dem Meißel so seitlich wie möglich durch und frakturieren die Knochenwände zur Mitte (in-fracturing). Dabei kann man meist bei Frauen infolge der relativ geringen Knochendicke auf eine **transversale Osteotomie** verzichten. Wir führen letztere gelegentlich bei Männern mit kräftigem Knochenbau durch.

Eine Verletzung des Tränennasenganges ist bei sachgerechtem Vorgehen nicht zu befürchten. Im Falle sehr schmal angelegter, enger Nasen kommt auch das „out-fracturing" in Frage, die Lateralverlagerung der Fragmente.

Der operative Eingriff wird zum Schluß durch die **Anpassung der Lateralknorpel** und der **Septumvorderkante** an die neue Nasenform komplettiert.

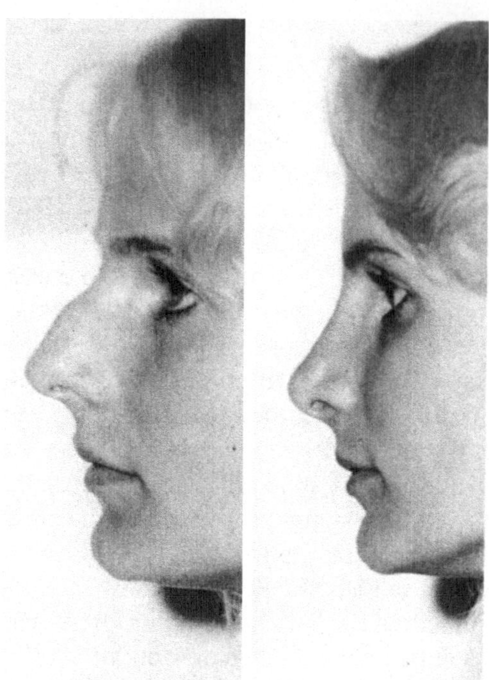

**Abb. 3.** Seitenansicht vor und nach korrektiver Rhinoplastik (aus redaktionellen Gründen mußte auf die Darstellung en face und die Nasenlochaufnahme verzichtet werden)

Diese umfaßt Resektionen langgezogener Dreiecke an den Lateralknorpeln entsprechend dem Ausmaß der Höckerresektion. Zur Anhebung der Nasenspitze und Vergrößerung des Septolabialwinkels müssen unterschiedlich gestaltete, meist keilförmige Resektionen aus dem Septumknorpel vorgenommen werden.

Die durchgreifende Naht des Transfixionsschnittes beendet den Eingriff. In Abb. 3 ist das Ergebnis einer Reduktionsplastik dargestellt.

## 4.2 Korrektur der Minusvarianten

Knorplige und knöchern-knorplige **Sattelnasen** gehen infolge der Deformierung des „inneren Nasenloches" (Nasenklappe) in der Regel mit *Funktionsstörungen* einher.

Sattelbildungen geringeren Ausmaßes können bei freier Nasenatmung durch alleinige Ausgleichung des Sattels am Nasenrücken korrigiert werden. Körperfremdes Material lehnen wir für den Gerüstaufbau grundsätzlich ab. Einen kleinen Sattel kann man durch Knorpel aus dem Restseptum oder durch Kranialschwenkung von Alar- oder Lateralknorpelsegmenten auffüllen. In den meisten Fällen liegt jedoch ein resezierbarer **„Pseudohöcker"** oberhalb des Sattels vor, der für den Sattelausgleich verwendet werden kann, kombiniert mit den entsprechenden Osteotomien (s. Abschn. 4.1). Bei schwe-

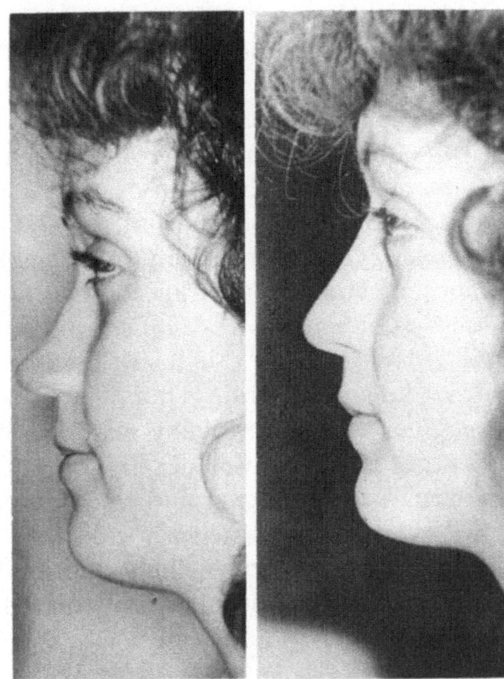

**Abb. 4.** Knöchern-knorplige Sattelnase vor und nach Korrektur mit Hilfe eines bumerangförmigen, einteiligen Rippenknorpeltransplantates

ren Deformierungen richten wir das Nasengerüst mit Hilfe eines einteiligen, **bumerangförmigen Rippenknorpelspanes** auf. Diese autologe Knorpeltransplantation führt man am besten vom Vestibulum oris aus durch. Von einer kleinen Inzision im Bereich des Frenulum gelangt man leicht dorsokranial hinter den Crura medialia mit der Schere in den Nasenrückenbereich und kann dort das Transplantatlager vorbereiten, ohne eine Kommunikation mit dem Nasenlumen herzustellen. Das Transplantationsbett soll gerade so groß sein, daß es den Span bequem aufnimmt. Der Winkel des „Bumerangs" muß sich kranial der Flügelknorpel, *nicht zwischen den Alarknorpeln,* befinden. Der kaudale Schenkel wird auf der Spina nasalis anterior aufgesetzt und kann im Bedarfsfall hier fixiert werden. Das Transplantat darf nur unter dosierter Spannung lagern.

Der intranasale Zugangsweg ist von einem höheren Infektionsrisiko begleitet (Abb. 4).

## 4.3 Profilplastik

Es ist gelegentlich zu empfehlen, im Zuge einer korrektiven Rhinoplastik auch eine operative Anpassung im Untergesicht vorzunehmen. Das betrifft die verschiedenen Formen und Grade der **Dysgnathien,** am ehesten die **Progenie,** aber auch die Vergrößerung oder Verkleinerung des Kinns bei normaler

Okklusion. Hier ist der Kieferchirurg als Partner gefragt. Die Indikation zur gleichzeitigen Dysgnathiekorrektur ergibt sich nicht nur aus ästhetischen, vielmehr auch aus psychischen und funktionellen Gründen (Kau- und Sprachfunktion). Die Möglichkeit einer funktionsstabilen monomandibulären Fixation ist allerdings Voraussetzung für das einphasige Vorgehen im Nasen- und Kieferbereich, da der Atemweg frei zugänglich sein muß (Abb. 5). Dagegen birgt die Augmentationsplastik des **fliehenden Kinns** bei normaler Zahnstellung kaum Probleme. Bei der Nasenkorrektur gewonnene Knochen- und Knorpeltransplantate oder „chin implants" können leicht vom Vestibulum oris aus subperiostal vor die Kinnspitze eingesetzt werden. Die „chin implants", industriell vorgefertigte bogenförmige Kunststoffstücke, kommen allerdings nur dann in Betracht, wenn nicht genügend autogenes Gewebe zur Verfügung steht. Dieses Material kann man im Einzelfall deswegen risikieren, weil der Eingriff klein ist, das Implantat in einer wenig mobilen Region festsitzt und eine Abstoßung keine erhebliche Schädigung für den Patienten darstellen würde.

Für die Indikationsstellung und die Bewertung des Operationserfolges verwenden wir Fernröntgenprofilaufnahmen mit Bariumsulfatmarkierung des Gesichtsprofils (Abb. 6).


## 4.4 Besonderheiten am Naseneingang

Kleine operative Tricks und „Zugaben" können bei hohen Ansprüchen helfen, das Ergebnis zu optimieren. Am häufigsten bezieht sich das auf die **Nasenlochverkleinerung,** die manchmal notwendig sein kann, wenn im Zuge der Totalreduktion die Nasenlöcher ballonieren und relativ zu groß wirken.

Dafür hat sich die Exzision nach Weir oder Millard bewährt, eine S-förmige Exzision vom Nasenflügelansatz in Richtung Nasenboden.

Besonderes Fingerspitzengefühl und Zurückhaltung sind bei Manipulationen an den Crura medialia geboten. Diese sind individuell sehr unterschiedlich ausgebildet. Ausnahmsweise führen wir Teilresektionen im mittleren Abschnitt der Crura medialia durch, wenn diese kräftig entwickelt sind und eine deutliche **Senkung der Nasenspitze** geplant ist.

Unter subtiler Schonung der bedeckenden Haut erreicht man die Crura retrograd vom Transfixionsschnitt aus.

**Raffnähte** setzen wir im Dom der Nasenspitze dann ein, wenn wir eine Medianverlagerung der Flügelknorpel beabsichtigen, um Furchen und angedeutete Medianspalten der Spitze zu beseitigen. Es kann dabei hilfreich sein, zusätzlich die Elastizität der Flügelknorpel durch Riffelung zu schwächen.

Eine vorgelagerte und hypertroph ausgebildete **Spina nasalis anterior** verursacht trotz korrektem septolabialen Winkelmaß, daß der septolabiale Übergang nicht winkel- sondern bogenförmig imponiert. In diesen Fällen

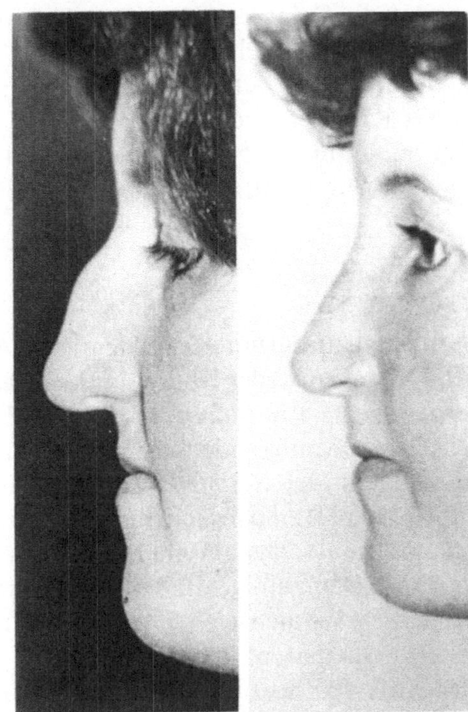

**Abb. 5.** Vor und nach Profilplastik (Operation der Dysgnathie durch K. Muška)

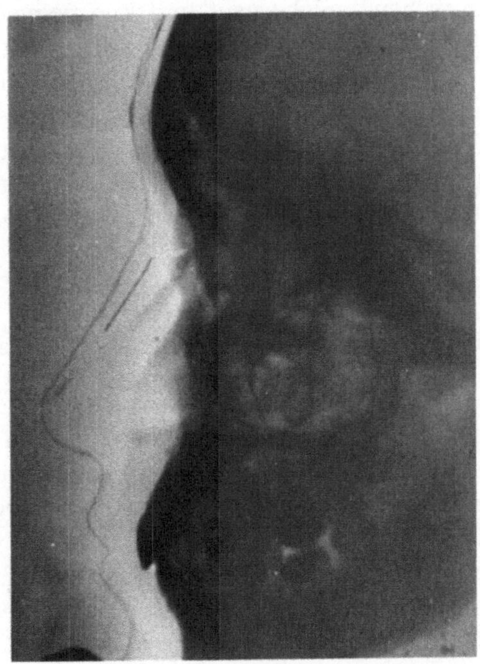

**Abb. 6.** Profilröntgenaufnahme mit Bariumsulfatmarkierung der Profillinie (eine axiale Stahldrahtstabilisierung des kranialen Schenkels des Transplantates ist sichtbar)

kommt die **Spinaresektion** oder Spinareduktion in Kombination mit einer Raffnaht in Betracht.

In der Regel fällt während der korrektiven Rhinoplastik genügend reseziertes Knorpelgewebe an, das man zur Replantation verwenden kann. Als „tip inlay" in die Nasenspitze plaziert, können Knorpelwürfel **das doppelt abgewinkelte Profil der Nasenspitze** pointieren.


### 4.5 Schiefnase

Man versteht darunter eine deutliche Abweichung der Nasenachse von der Mittellinie, entweder *isoliert* im **knöchernen** oder **knorpligen Bereich** oder *in der gesamten Ausdehnung*. In der Regel ist dabei die *Nasenatmung behindert*. Isolierte knorplige oder knöcherne Schiefnasen sind meist posttraumatisch entstanden. Der *Zeitpunkt des Traumas* – vor oder nach abgeschlossenem knöchernem Schädelwachstum – ist insofern von Bedeutung, als nach einem Trauma im Wachstumsalter die Einzelstrukturen der Nase asymmetrisch wachsen. Demzufolge muß die Korrektur auch asymmetrisch vorgenommen werden. Wesentlich leichter gestaltet sich die Operation postpubertär entstandener Schiefnasen, da die einzelnen Gerüstelemente disloziert sind, im Größenverhältnis zueinander und zur Gegenseite aber normal proportioniert vorliegen. In ihrem operativen Schwierigkeitsgrad ist daher Schiefnase nicht gleich Schiefnase.

Wegen der häufigen Beteiligungen des Nasenseptums mit Knickbildung zwischen knöchernem und knorpeligen Teil der äußeren Nase erfolgt die Korrekturoperation als **Septorhinoplastik.**

Das bedeudet eine einphasige Kombination zwischen Septumoperation und Korrektur der äußeren Nase. Es leuchtet ein, daß man nur dann trotz Septumverbiegung auf die Septumkorrektur verzichten kann, wenn sich der deviierte Teil im Resektionsareal der „äußeren Rhinoplastik" befindet. Diese Bedingung ist nur bei *zwei Konstellationen* erfüllt:

a) starke Reduktion der Großnase bei hoch im Dom liegender horizontaler Deviation
b) starke Anhebung der Nasenspitze bei Langnase und weit ventral liegender vertikaler Deviation.

Die gleichzeitige Operation am Septum geht immer der „äußeren Rhinoplastik" voraus. Als Zugangsweg benutzt man den beidseitigen interkartilaginären Schnitt mit der Hemitransfixion. Der Transfixionsschnitt wird nur dann ausgeführt, wenn eine Anhebung der Nasenspitze oder Veränderungen des Septolabialwinkels geplant sind. Der Eingriff am Septum kann sowohl als **submuköse Septumresektion** (Killian 1904) oder als **Septumplastik** (Cottle et al. 1958) erfolgen.

In der Praxis hat sich auch die Kombination beider Techniken bewährt, indem man im kosmetisch entscheidenden Bereich zwischen Nasenspitze und Nasenbein das Septum plastisch geradestellt, die übrigen Abschnitte aber submukös reseziert (Cottle-Killian, siehe Ganz 1982). Jeder erfahrene Operateur weiß, daß es zertrümmerte Septen gibt, die man nicht gemäß den theoretischen Lehrbuchdarstellungen erfolgreich aufrichten kann. Hier sollte man aus funktioneller Verantwortung das Septum total entfernen und eine **Replantation** verwendbarer Teile dort vornehmen, wo das Septum allein das Profil der Nase bestimmt.

Nach Herstellung der freien Nasenatmung gestaltet sich die „äußere Rhinoplastik" für die Schiefnase im wesentlichen entsprechend dem Vorgehen wie zur Totalreduktion (s. Abschn. 4.1). Es soll jedoch besonders betont werden, daß die **paramediane Osteotomie** an der Steilseite der knöchernen Schiefnase höher stehen soll als an der Breitseite. Bei sehr starken Krümmungen der Seitenwand führt man zwischen der paramedianen und der lateralen Osteotomie gelegentlich noch eine **intermediäre Osteotomie** durch. Es versteht sich von selbst, daß im Falle rein knorpeliger Schiefnasen Manipulationen an der knöchernen Nasenpyramide nicht nötig sind.

Die größten Anforderungen an den Operateur stellen Nasen, die isoliert betrachtet harmonisch wirken, jedoch schief aus dem Gesicht herausgewachsen sind. Alar- und Lateralknorpel sind hier an der Breitseite stärker entwickelt, so daß eine asymmetrische partielle Resektion erforderlich wird. Nicht selten kommt es nach Einrichtung der Nasenachse in die Mittellinie dazu, daß dann die Nasenlöcher unsymmetrisch aussehen und die Kolumella schief steht. Die Z-Plastik an der Basis des Nasenstegs kann in dieser Situation hilfreich sein.


## 5 Fixierung und postoperative Nachsorge

Komplette Nasenkorrekturen mobilisieren das Nasengerüst so sehr, daß postoperativ unbedingt eine **sichere Fixierung** erforderlich ist. *Diese Fixierung hat nicht den Zweck, die Nase in eine bestimmte Form gegen ihren Widerstand zu zwingen.* Die Form der Nase wird allein durch den operativen Eingriff bestimmt. Oft geäußerte Meinungen, daß man „überkorrigieren" müsse, sind kompletter Unsinn.

Die Fixierung beinhaltet zunächst einen Dachziegelverband mit hypoallergischen Pflasterstreifen und separater Führung eines Streifens um die Nasenspitze. Darauf folgt die Anpassung einer speziellen Gipslage, die sich kreuzförmig an Stirn und Wange abstützt (Abb. 7). Dieses Vorgehen ermöglicht eine ganz individuelle Modellation der Gipsfixierung. Diese Paßfähigkeit wird auch nicht durch industriell vorgefertigte Weichmetallplatten erreicht.

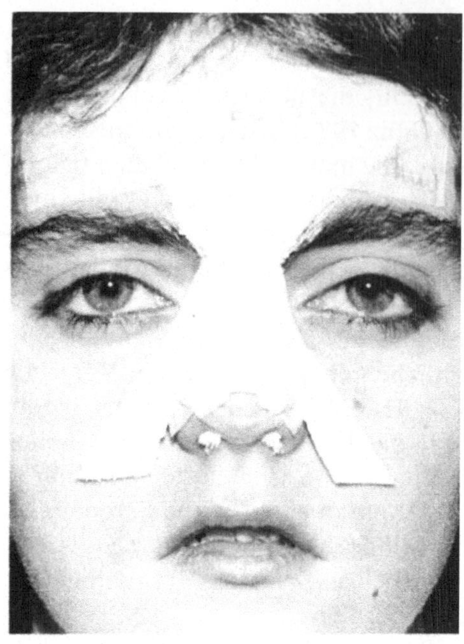

**Abb. 7.** Fixierung der operierten Nase

Die Gipsabnahme erfolgt 8–10 Tage post operationem. Die Nasengänge und Nasenlöcher bleiben nur für 1 Tag nach dem Eingriff mit Spitztupfern verschlossen. Danach lassen wir ölige Nasentropfen schnüffeln.

Nach Entfernung der Gipsfixierung ist das Ergebnis der Rhinoplastik bereits gut zu beurteilen, obwohl sich die bedeckende Haut noch in einem gewissen Schwellungszustand befindet. Im Zuge der Narbenbildung legt sich die Nasenhaut straff auf die Unterlage, so daß Unebenheiten des Gerüstes und kleine Unkorrektheiten der Operation deutlicher zutage treten. Dieser Prozeß ist, abhängig vom Alter des Patienten und dem Hauttyp, 3–6 Monate nach dem Eingriff abgeschlossen. Aus diesem Grunde ist es selbstverständlich, daß sich bei einem verantwortungsvollen Operateur die Nachsorge auch mindestens über diesen Zeitraum erstreckt.

Bezüglich der **antibiotischen Abschirmung** vertreten wir die Ansicht, daß Reduktionsplastiken ohne Septumbeteiligung und ohne Replantationen von Knorpel und Knochen einen antibiotischen Schutz nicht erfordern. Die Kombination der Nasenkorrektur mit einer Septumplastik bedarf der Penicillinprophylaxe. Breitbandantibiotika verordnen wir im Falle der freien Knorpel- oder Knochentransplantationen zur Korrektur der Minusvarianten.

Nach Entfernung der Gipsfixierung ist die knöcherne Stabilität der Nase natürlich noch nicht erreicht, da Frakturen der Gesichtsknochen ungefähr *6 Wochen zur Heilung* benötigen. Es ist wichtig, die Patienten diesbezüglich zu informieren. Als Richtschnur für die Patienten hat sich der Hinweis bewährt, daß die neue Nase ihre endgültige Form und Stabilität erst dann erreicht hat, wenn die **Sensibilität** im Bereich des Nasenrückens voll zurückgekehrt ist. Wegen längere Zeit verbleibender kapillärer Zirkulationsstörungen sollte die korrigierte Nase einer internsiven *Sonnenbestrahlung* nicht ausgesetzt werden. Sind sich Operateur und Patient sicher, daß eine **Nachkorrektur der Nase** erfolgen muß, so empfiehlt sich diese Zweitoperation entweder recht schnell nach Entfernung des Gipses oder erst *nach einem halben Jahr*. Zu einer frühen Nachoperation wird man sich leichter im Falle von Nachresektionen (z. B. parrots beak) entschließen, während Gerüstdefekte am besten erst nach abgeschlossenem Heilverlauf in Angriff genommen werden. Hier wird besonders deutlich, daß Versäumnisse beim Primäreingriff kaum oder nur mit übergroßem Aufwand im Zuge von Sekundärkorrekturen ausgeglichen werden können.

## 6 Typische Gefahren und Operationsfehler

Es versteht sich von selbst, daß eine Vielzahl von Fehlern und Deformierungen möglich ist, wenn die **Operationstechnik** nicht exakt beherrscht wird und die Resektionen, Verlagerungen oder Transplantationen nicht in dosierter Form und mit viel Erfahrung ausgeführt werden.

Bereits die **Auswahl der Patienten** birgt Gefahrenmomente, denn die Motive für den Operationswunsch sind oft nur schwer einzuschätzen. Nicht selten handelt es sich um Frauen, die Störungen der Nasenatmung vortäuschen, in Wirklichkeit aber nur die kosmetische Operation beabsichtigen.

Gerade bei den Patienten, die nach dem Eingriff Millimeter für Millimeter vor dem Spiegel nachkontrollieren, ist selbst der **psychologisch gerüstete Plastiker** nie vor Überraschungen sicher. Trotzdem bringt die regelmäßige Einbeziehung eines operativ unkundigen Psychologen keine Vorteile; denn das Vertrauen hat der Patient dem Operateur geschenkt und nicht einem etwa konsiliarisch hinzugezogenen Sachverständigen für psychische Fragen.

Aus morphologischer Sicht haben sich einige postoperative Deformierungen herauskristallisiert, die man als **typische Fehler bei der Nasenkorrektur** bezeichnet. Nur bei großer Erfahrung des Operateurs sind diese mit Sicherheit vermeidbar.

Als **Skelettspitze** (skeleton tip deformity) bezeichnet man ein bizarres Hervortreten der Alarknorpelteile im Bereich der Nasenspitze. Infolge einer Kontinuitätsunterbrechung der Flügelknorpel im Dom der Nase geht die gefällige Rundung der Nasenspitze verloren, und Sekundärkorrekturen gestalten sich weitaus schwieriger als sachgerecht und gefühlvoll ausgeführte Primäroperationen (Abb. 8).

Der wenig erfahrene Operateur kann im Zuge der Korrektur einer knorplig-knöchernen Höckernase leicht die **Papageienschnabelnase** (parrots beak

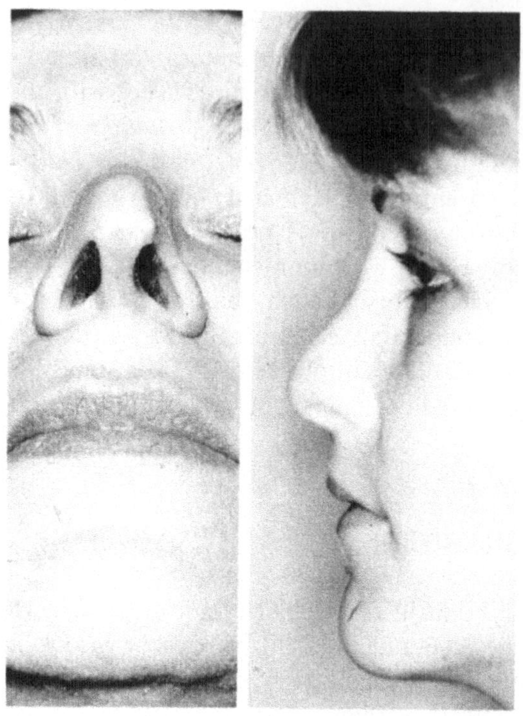

**Abb. 8.** Skelettspitze und „parrot's beak"

deformity) produzieren, wenn die knorplige Oberkante nicht exakt dem knöchernen Profil angepaßt wird. Dann verbleibt im Bereich des knorpligen Nasenrückens ein höckerartiger Gewebeüberschuß. Diese postoperative Nasenform wird sogar vom Durchschnittspatienten um ein vielfaches schlechter empfunden als seine Ausgangsform. Die Sekundärkorrektur ist relativ leicht, indem die Oberkante nachreseziert oder eine muldenartige Vertiefung im Septum angelegt wird, in der ein eventueller Gewebsüberschuß versenkt werden kann.

Ein übertrieben konkav gestalteter Nasenrücken charakterisiert die **Sprungschanzennase** (jump-deformity), hervorgerufen durch zu großzügige Abtragung des Knorpel-Knochenhöckers. Wenn man aufwendige Gerüsterhöhungen durch Knorpeltransplantation umgehen will, kann man durch **Senkung der Nasenspitze** versuchen, die Deformierung abzuschwächen.


## 7 Schlußbetrachtung

Der vorliegende Beitrag erhebt keinesfalls Anspruch auf Vollständigkeit. Er soll ein Versuch sein, das Gebiet der korrigierenden Rhinoplastik unter vorwiegend ästhetischen Aspekten zu beleuchten. Bekanntes Basiswissen und persönliche Erfahrungen fließen darin ein. Die Praxis gestaltet sich allerdings weit komplizierter, da gerade auf dem Gebiet vorwiegend ästhetischer Operationen jegliche Schematisierung falsch wäre und ein streng individuelles Vorgehen für jeden Einzelfall erforderlich ist.

## Literatur

Converse JM (1970) Reconstructive plastic surgery II. Saunders, Philadelphia London
Cottle MH, Loring RM, Fischer G, Gagnon IE (1958) The maxilla premaxilla approach to extensive nasal septum surgery. Arch Otolaryngol 68:301
Denecke HJ, Ey W (1984) Die Operationen an der Nase und im Nasopharynx. Springer, Berlin Heidelberg New York Tokyo
Denecke HJ, Meyer R (1964) Plastische Operationen an Kopf und Hals I. Korrigierende und rekonstruktive Nasenplastik. Springer, Berlin Göttingen Heidelberg
Ganz H (1982) Septumplastik oder Killian'sche Resektion. Eine kritische Betrachtung aus der Praxis. In: Ganz H, Schätzle W (Hrsg) HNO-Praxis Heute Bd 2. Springer, Berlin Heidelberg New York, S 83
Grabb WC, Smith JW (1973) Plastic surgery. Little Brown, Boston
Joseph J (1931) Nasenplastik und sonstige Gesichtsplastik nebst Mammaplastik. K. Kabitzsch, Leipzig
Killian G (1904) Die submuköse Fensterresektion der Nasenscheidewand. Arch Laryngol Rhinol (Berl) 16:362
Oeken FW, Krisch A (1978) Plastische Chirurgie in der Otorhinolaryngologie. Barth, Leipzig
Peck GC (1986) Nasenplastik. Ein Operationsatlas. Übersetzt von Heiden Chr. Thieme, Stuttgart New York

# Leitsymptom Schnarchen: vom fakultativen Schnarchen bis zum obstruktiven Schlafapnoe-Syndrom – Diagnostik, Behandlung, Ergebnisse

J. Schäfer und W. Pirsig



## 1 Definition

**Schnarchen** ist ein schlafbedingtes akustisches Phänomen, das als Folge eines erhöhten Widerstandes in den oberen Luftwegen durch Vibrationen in den Weichteilen des Oropharynx entsteht. Echtes Schnarchen ist immer an den Schlaf gebunden, obwohl auch willentlich Schnarchgeräusche sowohl beim Atmen durch den Mund als auch durch die Nase erzeugt werden können. Schnarchen kann auch mit Atempausen (= Apnoen) im Schlaf verbunden sein. International bezeichnet man die Schnarchkrankheit inzwischen als **Rhonchopathie,** worüber auch schon 2 Weltkongresse abgehalten wurden.


HNO Praxis Heute 10
H. Ganz, W. Schätzle (Hrsg.)

**Tabelle 1.** Einteilung des Schnarchens nach Klangcharakter, Lautstärke und Sauerstoffsättigung

| Schnarcher | | Obstruktiver Apnoiker | Kriterien |
|---|---|---|---|
| fakultativ | habituell | | |
| harmonisch ≪ 70 dB | sägend 60 – 70 dB | explosionsartig > 70 dB | Klangcharakter |
| unterschiedlich laut (über 95%) | konstant laut (85 – 95%) | unregelmäßig | Lautstärkemaximum |
| keine Abfälle | leichte Abfälle | periodische Abfälle | Sauerstoffsättigung |

Zu unterscheiden ist zwischen *fakultativem, habituellem* und *apnoischem Schnarchen.*

Wenn hier vom Schnarchen die Rede ist, so muß man sich immer vor Augen halten, daß *Schnarchen letztendlich ein Synonym für erhöhten Atemwegswiderstand* ist (Tabelle 1).

Beim **fakultativen Schnarchen** ist der Atemwegswiderstand zwar erhöht, der Luftweg bleibt aber so weit offen, daß es nicht zu Sauerstoffsättigungsabfällen kommt.

Beim **habituellen Schnarchen** treten während des Schnarchens Sauerstoffsättigungsabfälle auf, der Luftweg kollabiert dabei aber nicht vollständig.

Beim **apnoischen Schnarchen** kommt es hingegen zu periodischen, vollständigen Verschlüssen der oberen Luftwege.

Diese Atemwegsverschlüsse müssen mindestens 10 Sekunden lang sein und mehr als zehn Mal pro Stunde Schlaf auftreten, um als pathologisch zu gelten.

Für die letzte Gruppe wurde 1973 der Begriff „**obstruktives Schlafapnoe-Syndrom**" geprägt. Der italienische Neurologe Lugaresi hat 1975 die Hypothese aufgestellt, daß zwischen dem Gelegenheitsschnarcher und dem gefährdeten Schnarcher mit einem obstruktiven Apnoe-Syndrom nur ein quantitativer Unterschied besteht und daß dafür derselbe pathogenetische Defekt (wahrscheinlich eine Störung des Regelkreises zur Steuerung der Atmung im Gehirn) verantwortlich zu machen ist. Diese These Lugaresis ist inzwischen durch eine Reihe von wissenschaftlichen Untersuchungen untermauert worden.

## 2 Epidemiologie

Studien aus Italien, Finnland, Kanada und Japan haben ergeben, daß Schnarchen ein weitverbreitetes Phänomen ist, das nicht nur störende Auswirkungen auf die Umwelt, sondern auch gesundheitliche Konsequenzen für das Herz-Kreislauf-System des Schnarchers selbst haben kann.

Schnarchen wird *schon im frühen Kindesalter* beobachtet, wenn die vergrößerten Gewebe des lymphatischen Rachenringes eine Enge im Mundrachen erzeugen. Der genaue Prozentsatz der schnarchenden Kleinkinder ist jedoch nicht bekannt. Über die Häufigkeit im Kindes- und Erwachsenenalter ist die Untersuchung von Lugaresi und Mitarbeitern an 5713 Menschen aus der Republik San Marino repräsentativ (1975). Männer schnarchen demnach prinzipiell häufiger als Frauen. Erst nach der Menopause schnarchen Frauen auch mehr und mehr, da dann die Schutzfunktion des Progesterons, das als starkes Atemstimulans wirkt, zunehmend entfällt.

Zählen von den 30jährigen nur etwa 10% der Männer und weniger als 5% der Frauen zu den habituellen Schnarchern, so entdeckt man unter den 60–65jährigen mehr als 60% der Männer und um 40% der Frauen als chronische Schnarcher. Alle epidemiologischen Studien zeigen auch Zusammenhänge zwischen dem Auftreten von habituellem Schnarchen und der Zunahme an arteriellem Bluthochdruck, pulmonalem Bluthochdruck und einer erhöhten Kohlendioxidkonzentration im Blut. Allerdings ist bis heute nicht bewiesen, daß für diese pathologisch veränderten Herz-Kreislauf-Bedingungen Schnarchen wirklich als Ursache anzusehen ist.


## 3 Pathophysiologie

Schnarchgeräusche und obstruktive Apnoen spielen sich im Oropharynx ab, bedingt durch eine Störung im Regelkreis zwischen Atemzentrum und Kreislauforganen, der während des Schlafs automatisch für einen ausreichenden und stabilen Querschnitt im oberen Luftweg sorgt. Wir wissen nicht, warum und wie dieser Regelkreis gestört ist, aber wir kennen einige Störfaktoren, auf die später eingegangen wird. An einem oder mehreren Orten des oberen Luftweges kann eine funktionelle oder permanente Stenose von den Nares bis zur Glottis den Atemstrom einengen, so daß bei einer oder mehreren unvollständigen Engen Schnarchgeräusche im Rhythmus der Einatmung erzeugt werden. Ist die Enge im oberen Luftweg komplett, so resultiert eine obstruktive Apnoe, die durch Wachwerden des Patienten mit einem explosionsartigen Atemgeräusch beendet wird (Tabelle 2).

**Funktionelle Engen** werden durch den nachlassenden Muskeltonus im Schlaf hervorgerufen. Hierbei spielt besonders der *M. genioglossus* eine Rolle, der in Rückenlage nach hinten auf die Wirbelsäule absinkt und damit den Querschnitt im Oropharynx einengt. Beim Gesunden sorgt jedoch in allen Schlafstadien ein automatischer Antrieb vom Atemzentrum her dafür, daß immer noch soviel Muskeltonus verbleibt, um eine unbehinderte Atmung zu gewährleisten. Eine funktionelle Enge kann aber auch durch eine *chronisch*

**Tabelle 2.** Was geschieht während einer obstruktiven Schlafapnoe-Episode?

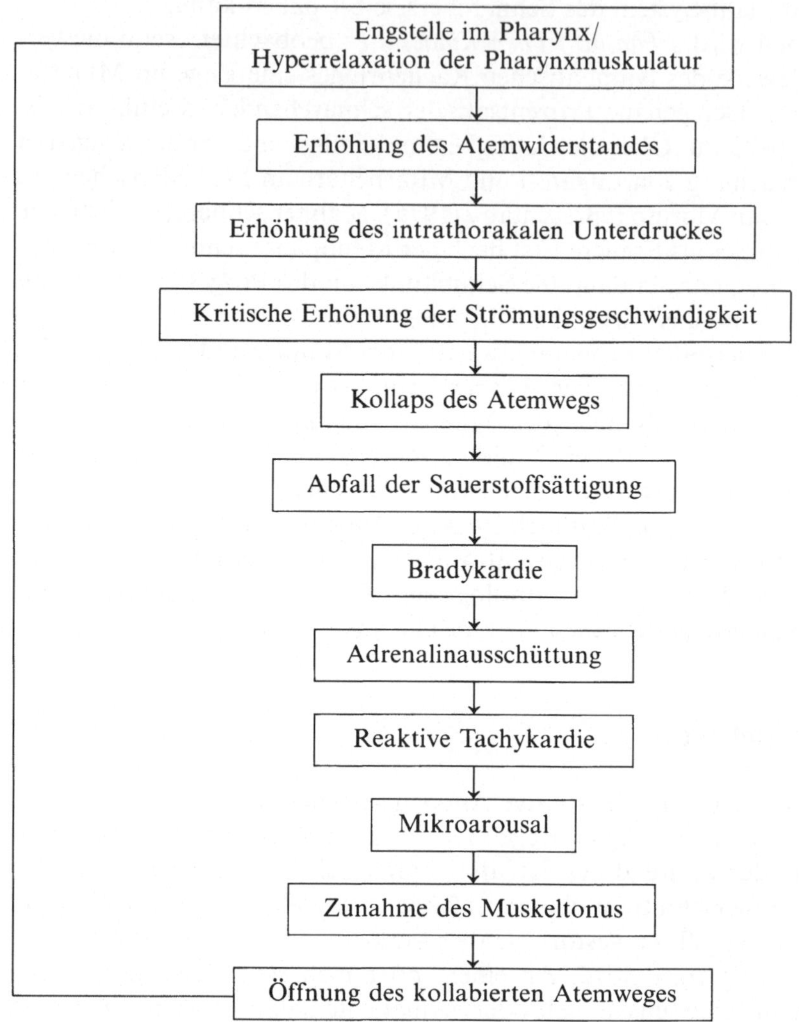


*entzündete Nasenschleimhaut* im Rahmen einer allergischen Rhinopathie auftreten.

**Permanente Engen** des oberen Luftweges können durch eine *Nasenseptumdeviation* oder eine *Polyposis nasi* ebenso wie durch eine *Adenoid-* oder *Tonsillenhyperplasie* bedingt sein. Auch eine *Retrognathie* kann beispielsweise den Oropharynx im Schlaf permanent einengen, weil automatisch auch eine normal große Zunge vom Unterkiefer in Richtung Wirbelsäule gedrückt wird.

Kommt es zu einem kompletten Verschluß im Oropharynx, so wird der Sauerstoff im Körper verbraucht, ohne daß durch die Lungen neuer Sauerstoff in das Blut gelangt. Brustmuskeln und Zwerchfell machen dann zwar noch rhythmische Atembewegungen, so daß der Unterdruck im Thorax während der Atempause ständig zunimmt, Frischluft kann jedoch durch den verschlossenen Oropharynx nicht in die Lunge eintreten. Damit steigt automatisch der Kohlendioxidgehalt im Blut. Wenn dieser eine bestimmte Konzentration erreicht hat, wird der Patient aus seinem Schlaf geweckt, wodurch die Muskelspannung zunimmt und sich die oberen Luftwege öffnen (Tabelle 2). Wenn solche Atemwegsverschlüsse mehrere hundert Mal pro Nacht auftreten, wird es verständlich, warum die apnoischen Patienten durch das ständige Erwachen kaum noch die Tiefschlafstadien erreichen und am nächsten Morgen völlig übermüdet sind. Diese Patienten mit obstruktiven Apnoeepisoden haben also als *Leitsymptom* außer ihrem jahrelangen *chronischen Schnarchen* zunehmend eine exzessive *Tagesmüdigkeit*.

Aus diesen Erläuterungen wird auch verständlich, warum bei einem jahrelang schnarchenden Menschen allmählich das Kehlkopfgerüst immer mehr in Richtung Brustkorb hinabgezogen wird. Dieses Phänomen konnten Cirignotta und Lugaresi sehr schön mit röntgenologischen Methoden nachweisen. Es wird von uns heute auch in der Diagnostik benutzt, wenn wir den Abstand des Zungenbeins von der Unterkieferkante im seitlichen Fernröntgenbild messen. Wandert nun der Kehlkopf nach lungenwärts, so gibt der Weichteilschlauch des Pharynx in seinem beweglichsten Teil, dem Oropharynx, rein mechanisch nach und verengt durch Streckung sein Lumen. Durch diese Enge wird nach dem Gesetz von Bernoulli der Luftdruck in diesem Abschnitt vermindert und die Strömungsgeschwindigkeit gleichzeitig erhöht, was ein weiteres Kollabieren der weichen Oropharynxwände bis zum völligen Verschluß fördert.

## 4 Faktoren, die das Schnarchen begünstigen

*Schlafposition.* Das Schlafen in Rückenlage begünstigt das Schnarchen insofern, als in dieser Körperposition der Atemweg leichter kollabiert als in anderen Körperpositionen. Dies wurde von den Australiern Issa und Sullivan durch überzeugende Messungen des Kollapsdruckes im Pharynx festgestellt. CT-Studien haben eine Einengung des Oropharynxquerschnitts um 20% durch die Rückenlage ergeben.

*Behinderte Nasenatmung.* Zu enge Nasenwege bewirken einen höheren Widerstand für die Atemluft. Um die gleiche Menge Luft in die Lunge zu transportieren, muß der negative Druck im Brustraum erhöht werden. Dadurch kommt es zu einer Erhöhung der Strömungsgeschwindigkeit der Atemluft und als deren Folge zur Entstehung von Schnarchgeräuschen im Oropharynx.

*Körpergewicht.* Epidemiologische Studien zeigen, daß Patienten mit erhöhtem Körpergewicht häufiger zum Schnarchen neigen. Als Extrembeispiel eines obstruktiven Schlafapnoe-Syndroms gilt das sog. **„Pickwick-Syndrom"**, das schon 1836 von Charles Dickens sehr eindrucksvoll mit allen Symptomen beschrieben wurde. Häufig kann eine *Gewichtsreduktion* das Schnarchen stark vermindern oder völlig zum Verschwinden bringen. Neueste Untersuchungen zeigen, daß durch Gewichtsabnahme der Querschnitt des oberen Luftweges vergrößert wird und auch Apnoezustände gebessert werden. Unsere eigenen Untersuchungen belegen einen hochsignifikanten Zusammenhang zwischen zunehmendem Körpergewicht und der Schnarchlautstärke, die umgekehrt wieder die Enge des oberen Luftweges widerspiegelt (Hoffstein et al. 1988).

Anhand eines Patienten, dem innerhalb von 3 Monaten eine Gewichtsabnahme um 15 kg gelang, konnten wir selbst die Auswirkungen des Körpergewichts eindeutig nachweisen: Der *Apnoe-Index* (Anzahl der obstruktiven Apnoen pro Stunde) sank von 72 auf 48, die Sauerstoffmindestsättigung stieg von unter 50 auf 76%. Darüber hinaus konnten wir an unserem eigenen Patientengut feststellen, daß das Durchschnittsgewicht bei Patienten mit obstruktivem Schlafapnoe-Syndrom um 15% höher liegt als bei Patienten mit habituellem Schnarchen. Diese Erkenntnisse dürfen aber nicht darüber hinwegtäuschen, daß wir viele Normalgewichtige unter unseren Patienten mit obstruktivem Schlafapnoe-Syndrom haben. Insofern unterscheidet sich unser Patientengut möglicherweise von dem amerikanischer Autoren.

*Alkohol.* Alkohol setzt den Muskeltonus herab und bewirkt damit eine vermehrte Neigung zum Schnarchen. In mehreren Studien konnte gezeigt werden, daß Alkoholgenuß vor dem Einschlafen den Nichtschnarcher zum Schnarcher machen kann und daß die Anzahl an Atempausen bei Patienten mit Apnoezuständen signifikant erhöht wird.

*Medikamente.* Zahlreiche Medikamente beeinflussen den normalen Schlafablauf und können Schnarchen auslösen. Dazu gehören Schlafmittel und besonders Barbiturate, Antihistaminika, Tranquilizer und Sedativa. Durch diese Medikamente wird nicht nur die Häufigkeit von Schnarchepisoden gesteigert, sondern auch die normale Schlafstruktur erheblich gestört.

*Rauchen.* Einige epidemiologische Untersuchungen haben auch Zusammenhänge zwischen starkem Nikotingenuß (über 20 Zigaretten/die) und damit verbundener verstärkter Neigung zum Schnarchen aufgezeigt. Man weiß allerdings im einzelnen noch nicht, wie das Nikotin den obengenannten Regelkreis beeinflußt. Bekannt ist lediglich, daß Nikotin – ebenso wie übermäßiger Kaffeegenuß – die Schlafstruktur verändert.

*Geschlecht und Alter.* Zu den schnarchfördernden Faktoren gehört zweifellos das Alter, wenn man auch bis heute noch nicht weiß, welche einzelnen Komponenten dabei den Ausschlag geben:

sind es hormonelle Veränderungen, ist es der nachlassende Muskeltonus, der geringere Atemantrieb oder sind es Alterungsvorgänge im Gehirn?

Auf die Rolle der *weiblichen Geschlechtshormone als Schutzfaktor* gegen Schnarchen wurde schon eingangs hingewiesen, so daß man sogar therapeutische Ansätze mit weiblichen Hormonen beim obstruktiven Apnoe-Syndrom unternommen hat.

*Veränderungen im Bereich des Gesichtsschädels.* Von großer Bedeutung sind anatomische Veränderungen im Kopf-Hals-Bereich, die zu einer Einengung der oberen Luftwege führen. Dazu gehören z.B. eine **Choanalatresie,** ein zurückverlagerter Oberkiefer, eine zu große Zunge (Extremform beim **M. Down**), ein unterentwickelter Unterkiefer (Extremfall: **Pierre-Robin-Syndrom**). Auch Erkrankungen wie die **Akromegalie** gehören letztlich in diese Gruppe, da sich bei dieser hormonellen Erkrankung die Einengung der Luftwege durch abnormes Wachstum im Kieferbereich, in der Zungenmuskulatur und in der Schleimhaut des weichen Gaumens sowie des Kehlkopfeinganges manifestiert.


# 5 Diagnostik

Während der fakultative oder habituelle Schnarcher lediglich durch sein Leitsymptom *störendes Schnarchen* auffällt, sucht der krankhafte Schnarcher mit pathologischen Apnoeepisoden in der Regel wegen weniger charakteristischer Beschwerden einen Arzt auf.

*Führende klinische Symptome sind:*
- Alteriertes Schlafverhalten, einschließlich lautem und unregelmäßigem Schnarchen, Enuresis, Schlafwandeln
- Exzessive Schläfrigkeit tagsüber
- Intellektueller Leistungsverfall
- Sexuelle Funktionsstörungen
- Persönlichkeitsveränderungen
- Morgendlicher Kopfschmerz
- Hypnagoge Halluzinationen und „automatic behaviour"
- Perimalleolare Ödeme, Belastungsintoleranz, Ruhe- und Belastungsdyspnoe
- Insomnie


## 5.1 Anamnese

Der konsultierte Arzt kann mit wenigen *Leitfragen* herausfinden, ob sein Patient ein harmloser Schnarcher ist oder zur Gruppe der gefährdeten Schnarcher gehört. Häufig können diese Fragen nur mit Hilfe des Schlafpartners beantwortet werden, der vor allem auch Angaben zur Art der Schnarchgeräusche machen kann, denn bekanntlich nehmen nur wenige Schnarcher ihre eigenen Geräusche wahr.

In Ulm verwenden wir einen 26 Fragen umfassenden Anamnesebogen, der sich für die Abschätzung des Schweregrades der Erkrankung bewährt hat. Die neun wichtigsten Fragen sind folgende:

1. Werden Personen in benachbarten Räumen durch Ihr Schnarchen gestört?
2. Schnarchen Sie jede Nacht?
3. In welchen Körperpositionen hat man Ihr Schnarchen beobachtet?
4. Überfällt Sie regelmäßig Müdigkeit am Tage?
5. Fallen Sie in Schlaf, wenn Sie nichts tun oder entspannt sind?
6. Fühlen sie sich üblicherweise tagsüber müde?
7. Wurden Sie durch Müdigkeit schon einmal in einen Autounfall verwickelt?
8. Fühlen Sie sich beim Erwachen frisch und ausgeruht?
9. Wie leicht fällt Ihnen das Aufstehen nach dem Schlaf?

Die weitere Abklärung sollte dann interdisziplinär erfolgen. Der Hals-Nasen-Ohren-Arzt kann in der Regel *Hinweise auf funktionelle und permanente Engen* des oberen Luftweges finden. Der Zahnarzt oder Kieferchirurg kann einen Fehlbiß diagnostizieren. Der Neurologe kann seltene neuromuskulär ausgelöste Ursachen feststellen, während der Internist und hier vor allem der Pulmologe bei schon manifesten Herz-Kreislauf-Erkrankungen hinzugezogen wird (Rühle 1987).

## 5.2 Hals-nasen-ohren-ärztliche Befunde

Bei *Kindern* wird der Hals-Nasen-Ohren-Arzt fast immer eine Adenoid- und/oder Gaumentonsillenhyperplasie finden. Nur selten ist beim Kind eine chronisch entzündete und meist durch Allergie bedingte Nasenschleimhaut als Schnarchauslöser zu finden. Sehr selten sind Fehlbildungen im Bereich des Gesichtsschädels.

Beim *Erwachsenen* werden Engen in der Nase durch früher vorausgegangene Frakturen des Nasenbeins und der Nasenscheidewand, durch eine Polyposis nasi und durch eine Nasenmuschelhyperplasie hervorgerufen. Mit Hilfe der *Rhinometrie* lassen sich die Engstellen reproduzierbar ausmessen. Am genauesten ist hier die neue Meßmethode der akustischen Rhinometrie, mit der sich alle Querschnitte der Nasenhöhle bestimmen lassen. Mit der gebräuchlicheren *Rhinomanometrie* kann der meist erhöhte Nasenwiderstand bei Schnarchern gemessen werden.

Bei der *Spiegeluntersuchung* kann der HNO-Arzt vor allen Dingen in der Ebene des weichen Gaumens typische Merkmale chronischer Schnarcher entdecken:

Die Uvula ist stark verdickt und meist verlängert und zeigt insbesondere morgens eine Querfältelung der Schleimhautoberfläche.

Typisch ist auch das sog. „**webbing**". Darunter versteht man eine exzessive Vergrößerung der hinteren Gaumenbögen, die wie eine Manschette wirkt und wahrscheinlich die Hauptursache für die tieffrequenten Schnarchgeräusche ist.

Auch beim Erwachsenen können zu diesen überschüssigen Geweben im weichen Gaumen noch übergroße Tonsillen und eine kraniokaudale Faltenbildung in der Oropharynxhinterwand den Oropharynx einengen.

Eine Hyperplasie der Zungengrundtonsille kann das Schnarchen ebenso begünstigen wie eine abnorm geformte oder weiche Epiglottis (s. Abschn. 5.4).

## 5.3 Fernröntgenseitlichbild und Kephalometrie

Erste Hinweise auf typische anatomische Veränderungen im Fernröntgenseitlichbild von Patienten mit obstruktivem Apnoe-Syndrom finden sich 1983 bei Riley. Mittlerweile hat sich in mehr als 40 Studien gezeigt, daß fast alle Patienten mit obstruktivem Schlafapnoe-Syndrom Veränderungen im Kephalogramm aufweisen.

Mit dieser Röntgentechnik kann man am wachen Patienten Aussagen über die Hypopharynxanatomie und die Morphologie des weichen Gaumens machen, deren Geometrie nicht durch das Mundöffnen während der direkten Inspektion verändert wird. In der Regel ist das Luftband zwischen Rachendach, Pharynxhinterwand, weichem Gaumen mit Uvula, Zungengrund, Epiglottis und Stimmlippenniveau gut zu erkennen und durch definierte Meßpunkte auch quantitativ gut zu erfassen (Abb. 1).

Beim aufrecht sitzenden Probanden wird unter standardisierten Bedingungen (Siemens, Orthocef 10) im Abstand von 1,1 m unter Verwendung eines Weichzeichenfilters ein Fernröntgenseitlichbild angefertigt. Die kephalometrische Analyse bezieht sich zentral auf die Länge und Position der Strecke Sellamitte zum Nasion (S – N). Die Position des Ober- und Unterkiefers ergibt sich aus den Winkeln SNA und SNB. Von der Norm abweichende Winkelgrade geben Auskunft darüber, ob einer der beiden Kiefer zu weit vor- oder zurückverlagert ist. Die sagittale Pharynxweite (PAS – „posterior airway space") ist definiert durch die Schnittpunkte des Luftbandes mit der Pharynxvorder- und hinterwand. Die Lage des Zungenbeins in seiner Relation zum Gesichtsschädel wird aus der Distanz zwischen Unterkiefertangente (MP) und der vorderen Oberkante des Hyoids (H) ermittelt.

Schnarchende Patienten zeichnen sich meist durch einen verlängerten weichen Gaumen (Strecke PM – Pg) und durch eine Einengung des Luftweges in Zungengrundhöhe (Strecke PAS) aus. Außerdem ist ein Tiefstand des Hyoids (MP – H), sowie eine Abweichung der Winkel SNA und SNB im Sinne eines maxillären bzw. mandibulären Defizites auffällig.

Die Aussagekraft der 5 Parameter PAS, PM – Pg, MP – H, SNA und SNB wird derzeit zur Beschreibung der kranio-mandibulären Veränderungen bei Schlafapnoepatienten am höchsten eingeschätzt.

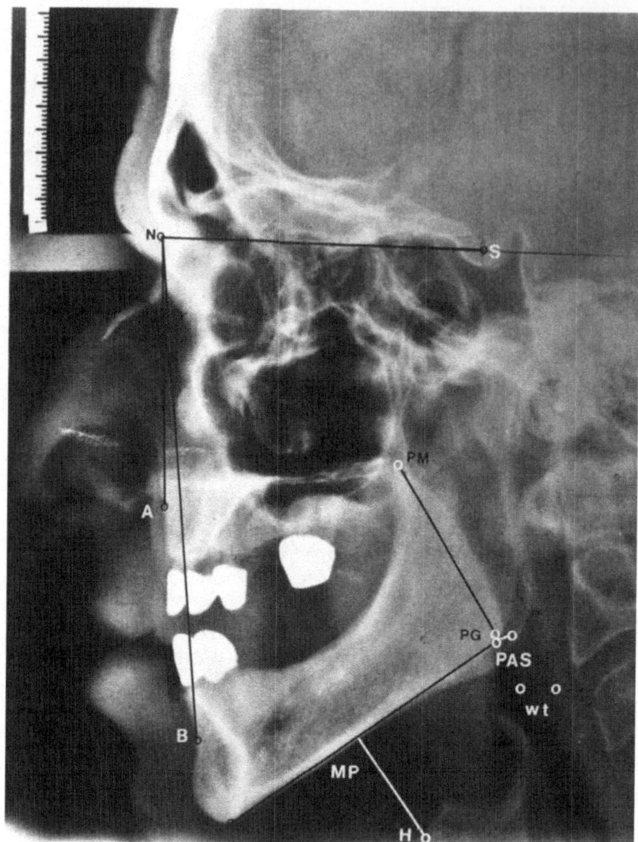


**Abb. 1.** Laterale Röntgenkephalometrie, Bezeichnung und anatomische Lokalisation der verwendeten Parameter. *wt,* Weichteilschatten Pharynx, Schleimhautüberschuß (s. S. 57)

| Parameter | Definition |
| --- | --- |
| *S* | Sella |
| *N* | Nasion |
| *A* | Subspinale |
| *B* | Supramentale |
| *PM* | Spina nasalis posterior |
| *MP* | Unterkiefertangente (mandibular plane) |
| *H* | vordere Oberkante des Hyoids |
| *PAS* | sagittale Pharynxdistanz |
| *Pg* | kaudalster Punkt der Uvula |

PAS      sagittale Pharynxdistanz in Zungengrundhöhe
PM-Pg    Abstand der Spina nasalis posterior zur Uvulaspitze
MP-H     Abstand von der Unterkiefertangente zum Zungenbein
SNA      Winkel Sella-Nasion-Subspinale
SNB      Winkel Sella-Nasion-Supramentale

Eine große Zahl weiterer Parameter wurde zwar untersucht, ihr diagnostischer Wert konnte bisher aber nicht verifiziert werden (deBerry-Borowiecki et al. 1988). In eigenen Untersuchungen konnten wir nachweisen, daß ein positiver Zusammenhang zwischen zunehmender Schnarchlautstärke und der Höhe des Hyoids besteht (MP–H) und daß mit zunehmendem Schweregrad der Veränderungen der kephalometrischen Strecken PAS, PM–Pg und MP–H das Schnarchgeräusch vom habituellen Schnarcher zum obstruktiven Apnoiker zunimmt (Schäfer et al. 1989).

Orientierend können diese Veränderungen leicht durch Bildung eines *Index der Abweichung* von den Normwerten der Parameter PAS, PM–Pg und MP–H quantifiziert werden. Hierbei wird die Tatsache berücksichtigt, daß bei der Entwicklung eines Apnoe-Syndroms fast immer eine Kombination kraniofazialer Veränderungen vorliegt.

Der Index wird wie folgt ermittelt:

$$\text{I-keph} = |\,\text{PAS}\,\%\,| + |\,\text{PM–Pg}\,\%\,| + |\,\text{MP–H}\,\%\,|$$

Dabei entspricht I-keph der Summe der Beträge der prozentualen Abweichung vom Normwert der einzelnen kephalometrischen Parameter. Berücksichtigt werden nur Abweichungen in der pathologischen Richtung.

Dieser Index ergab bei 77 untersuchten Patienten einen Durchschnittswert von 68 (0–132) für die habituellen Schnarcher (n = 44) und 103 (44–205) für die Patienten mit obstruktivem Apnoe-Syndrom (n = 33).

Mit Hilfe der Radiokephalometrie können also bereits wertvolle Hinweise auf das Vorliegen kraniofazialer Veränderungen gewonnen werden, die Rückschlüsse auf das Vorliegen und den Schweregrad eines obstruktiven Apnoe-Syndroms erlauben, obwohl die Möglichkeiten dieser Untersuchung erst in Ansätzen ausgeschöpft werden.

## 5.4 Videoendoskopie

Als ergänzende diagnostische Maßnahme hat sich die Endoskopie des Oropharynxbereichs mit einer beweglichen Optik bewährt (Schäfer et al. 1989). Hierbei werden mit einer 3,7 mm dicken Glasfiberoptik entlang dem Nasenboden die anatomischen Gegebenheiten des gesamten Rachens, vor allem aber seine Muskelwandbewegungen beobachtet und gefilmt. Der Patient liegt dabei auf dem Rücken und schnarcht willentlich. Da gezeigt wurde, daß die *Bewegungsabläufe beim willentlichen Schnarchen und beim nächtlichen Schnarchen ähnlich* sind, kann man mit dieser Methode zusätzliche Informationen über die Anatomie des Zungengrundes und der Epiglottis gewinnen.

Der *Vorteil der Videoendoskopie* besteht vor allem darin, daß der natürliche Bewegungsablauf der Pharynxwände beim Atmen, Schlucken, Sprechen und Schnarchen ohne Verzerrung wiedergegeben werden kann.

## 5.5 Schlaflabor

Anamnestische Angaben und Untersuchungsbefunde können zwar mit einer gewissen Wahrscheinlichkeit Hinweise auf das Vorliegen pathologischen Schnarchens geben, mit Sicherheit läßt sich die Unterscheidung zwischen harmlosem und pathologischem Schnarchen jedoch erst nach einer *nächtlichen Untersuchung des Schlafverhaltens* treffen. Weltweit üblich macht man dies seit etwa 30 Jahren in Schlaflaboren mit Hilfe der **Polysomnographie.** Diese Untersuchungen wurden ursprünglich von Neurologen zur Untersuchung des Schlafverhaltens entwickelt.

Da Patienten mit obstruktivem Apnoe-Syndrom in der Regel ein Tiefschlaf-Defizit aufweisen (Abb. 2), sind entsprechende EEG-Kanäle zur Ermittlung der Schlafstadien und ihrer prozentualen Anteile am Gesamtschlaf erforderlich. Mit Hilfe der EOG-Kanäle ( = Elektro-Okulographie) bestimmt man den REM-Schlaf.

Um obstruktive von zentralen Apnoephasen unterscheiden zu können, verwendet man Aufnehmer für Thoraxbewegungen und Atemluftbewegungen an Nase und Mund.

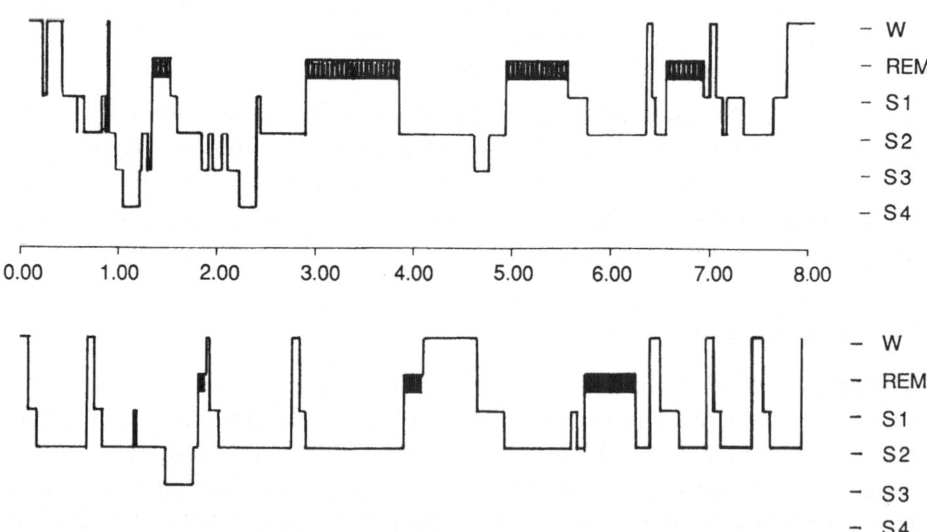



**Abb. 2.** Schlafprofile eines Patienten mit habituellem Schnarchen (*oben*) und mit obstruktivem Schlafapnoe-Syndrom (*unten*). Beachte die fast vollständig fehlenden Tiefschlafphasen (*S3 + S4*), den verminderten REM-Schlaf und die häufigen Wachphasen (*W*) beim Patienten mit obstruktivem Schlafapnoe-Syndrom

Zusätzlich können ggf. noch EMG (Muskeltonus am Kinn), EKG, Körpertemperatur, Körperposition, Ösophagusdruck und andere Parameter mit Hilfe von Elektroden und Sensoren erfaßt werden. Zur Dokumentation der Körperbewegungen wird häufig eine geeignete Kamera eingesetzt.

Die Aufzeichnung erfolgt mit analogen Mehrkanalschreibern, wobei pro Untersuchungsnacht mindestens 80 (!) Seiten Polysomnographiedaten anfallen. Zunehmend werden heute digitale Aufzeichnungsgeräte verwendet, die mit leistungsfähigen Personalcomputern betrieben werden können und eine schnellere Weiterverarbeitung der großen Datenmengen erlauben.

Trotzdem ist diese Untersuchung sehr personal- und zeitintensiv und kann deshalb nicht als Suchtest durchgeführt werden. Im Hinblick auf HNO-ärztliche Aspekte erbringt die Polysomnographie mit mehr als 3 Kanälen zudem nur geringe zusätzliche Aussagen, da sie *über den Ort der Atemwegsobstruktion keine Aussage* machen und deshalb auch keine Hilfestellung bei der Indikationsstellung zu operativen Eingriffen an der Nase, am weichen Gaumen, am Unterkiefer oder am Zungengrund geben kann. Auch bei der Therapiekontrolle oder bei der Bestimmung des Beatmungsdruckes der nasalen CPAP-Maske (s. Abschn. 6.3), kann die Anzahl der Ableitungen auf den akustischen Kanal, die Herzfrequenz und die Oximetrie reduziert werden, da weitere Kanäle keine notwendige Zusatzinformation erbringen.

Wir haben daher ein auf 3 Kanäle beschränktes, wesentlich einfacheres Verfahren angegeben (Schäfer 1988), bei dem nur das Schnarchgeräusch, die Sauerstoffsättigung im Blut (Abb. 3) und der Puls registriert werden. Diese Methode greift kaum in den natürlichen Schlafablauf des Patienten ein und ist deshalb für alle Schweregrade des Schnarchens geeignet. Dies kann man von der klassischen Polysomnographie nicht uneingeschränkt behaupten, da der Patient während der Nacht mit zahlreichen Elektroden und Druckaufnehmern beklebt ist.

Im Prinzip handelt es sich bei diesem **Screening-Verfahren** um eine auf Akustikkanal, Puls und Oximetrie reduzierte Polysomnographie.

Der **Akustikkanal** arbeitet analog und erfaßt das – außer der Tiefpaßfilterung unveränderte – Schnarchgeräusch ähnlich wie die Sprachsteuerung moderner Diktiergeräte: wird ein bestimmter Lautstärkepegel erreicht, schaltet sich das Gerät ein und nach einer bestimmten Laufzeit wieder ab. Die Einschaltschwelle ist regelbar. Das Mikrofon ist dabei in etwa 60 cm Abstand über dem Kopf des Patienten befestigt. Wahrscheinlich wird man in Zukunft modifizierte Diktiergeräte zur Screening-Untersuchung einsetzen können.

Prinzipiell lassen sich akustisch *2 Typen von Schnarchgeräuschen* unterscheiden:

das regelmäßige, harmonische und beim habituellen Schnarcher bis zum „Sägen" sich verschärfende Geräusch ohne Apnoen und

das explosionsartige Schnarchgeräusch, das am Ende einer obstruktiven Apnoeepisode die Wiedereröffnung des Atemweges widerspiegelt.

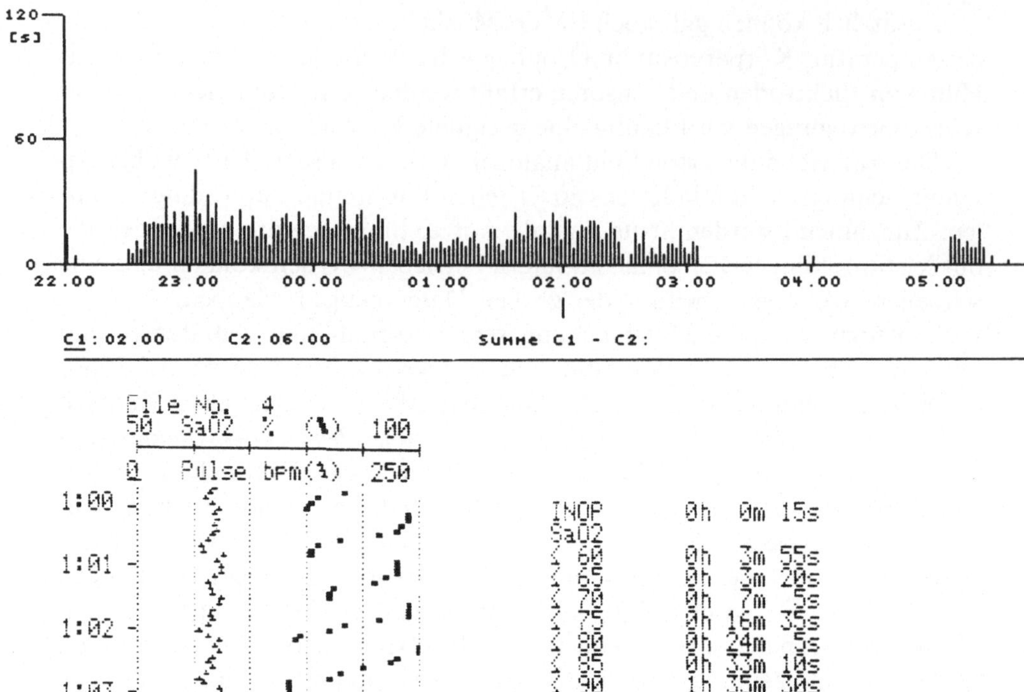

**Abb. 3.** Screening-Untersuchung. *Oben:* Akustikkanal. Aufgetragen sind die im Zeitraum von 22–6 Uhr erfaßten Geräusche mit mehr als 68 dB Lautstärke. *Links unten:* Ausdruck Pulsfrequenz und Sauerstoffsättigung im Zeitraum 1:00–1:07, Auflösung 5 Sek. *Rechts unten:* Statistik Sauerstoffsättigung und Pulsfrequenz. In der Sauerstoffsättigungsaufzeichnung sieht man periodische Absenkungen von etwa 98% auf unter 80% $O_2$-Sättigung, was obstruktiven Schlafapnoe-Episoden entspricht. Gleichzeitig treten Bradykardien auf (s. Tabelle 2)

Im *Frequenzspektrum* sieht man im 1. Fall vorwiegend tiefe Frequenzen mit einer unterschiedlichen Anzahl an Obertönen, im 2. Fall handelt es sich um ein Geräusch, das kaum Oberwellen, dafür aber höherfrequente Anteile enthält. Unsere Untersuchungen haben ergeben, daß unter den genannten Meßbedingungen bei Schnarchlautstärken über 70 dB mit hoher Wahrscheinlichkeit (p < 0,05) apnoisches Schnarchen vorliegt. Nur wenige habituelle Schnarcher ohne Apnoephasen erreichen derartige Lautstärken, fakultative Schnarcher überhaupt nicht. Zum Vergleich: ein Pegel von 30 dB wird unter gleichen Meßbedingungen von normalen Atemgeräuschen nicht überschritten. Die absoluten Lautstärkepegel sind im Prinzip aber ohne Bedeutung. Zur Therapiekontrolle wird die Einschaltschwelle entsprechend reduziert. Dabei sahen wir bei unseren bisherigen Kontrollen nach UPPP, daß die tieffrequenten harmonischen Komponenten des Schnarchgeräusches, wenn überhaupt noch nachweisbar, stark reduziert waren. Verbleibende höherfrequente Spektralanteile gehen deshalb mit hoher Wahrscheinlichkeit auf einen zweiten Stenoseort im Zungengrundbereich zurück.

Der Akustikkanal wird mit der **Pulsoximetrie** kombiniert, einer erst seit wenigen Jahren verfügbaren und in der Intensivmedizin bereits weitverbreiteten nichtinvasiven Methode zur Bestimmung der Sauerstoffsättigung im Blut. Mit ihr ist es möglich, im 5-Sekunden-Takt die Sauerstoffsättigung und Herzfrequenz des Patienten zu messen und aufzuzeichnen. Dadurch können Apnoephasen mit Sauerstoffsättigungsabfall erfaßt und hinsichtlich Dauer und Schweregrad quantifiziert werden. Die simultane Erfassung der Herzfrequenz dokumentiert Apnoe-assoziierte Brady- und Tachykardien. In Verbindung mit dem Akustikkanal kann fakultatives von habituellem Schnarchen unterschieden und können pulmologische Erkrankungen wie die chronische idiopathische alveoläre Hypoventilation (CIAH) ausgeschlossen werden. Die Kombination Akustikkanal plus Pulsoximetrie deckt die Fragestellungen im HNO-Gebiet also weitgehend ab. Eine mit unserer Hilfe entwickelte digitale Version dieser Einrichtung ist im Handel erhältlich.

Da viele Faktoren das Schnarchen auslösen oder begünstigen können, ist klar, daß es kein einheitliches Heilmittel für alle betroffenen Patienten geben kann. Erst nach eingehender Diagnostik können die Maßnahmen für den Einzelfall diskutiert werden. Wir unterscheiden konservative und operative Behandlungsmethoden.


## 6 Konservative Behandlung

Hierzu gehören:
- Gewichtsreduktion
- Alkohol- und Nikotinkarenz
- Ausreichender Schlaf
- Körperposition
- Weckapparate und Konditionierungstherapie
- Medikamentöse Behandlung
- Meiden von Sedativa, Tranquilizern, Schlafmitteln
- Esmarch-Bißschienen
- Nasale kontinuierliche Überdruckbeatmung (nCPAP)

## 6.1 Gewichtsreduktion und Alkoholkarenz

Die **Gewichtsreduktion** sowie die abendliche **Alkoholkarenz** sind sehr effektive Mittel gegen das Schnarchen. Sie erfordern jedoch ein hohes Maß an Selbstdisziplin. Die Erfahrungen aller Untersucher zeigen, daß mit diesen beiden Maßnahmen alle Schweregrade des Schnarchens erheblich beeinflußt werden können (s. Abschn. 4). Entsprechende Untersuchungen haben gezeigt, daß Schlafentzug ein obstruktives Schlafapnoe-Syndrom verschlimmern kann. Regelmäßiger und ausreichender Schlaf ist deshalb ein wichtiges Mittel, um das Schnarchen zu verringern.

## 6.2 Weckapparate

Weckapparate arbeiten nach dem Prinzip der Konditionierung. Schnarcht der Patient, so wird er beispielsweise durch einen Stromstoß geweckt und dreht sich auf die Seite. Da die meisten Menschen schon in den oberflächlichen Schlafstadien schnarchen, erreichen sie durch diesen Weckmechanismus nicht die Tiefschlafstadien 3 und 4. Diesen Mechanismus kann man deshalb nur bei fakultativem Schnarchen in Rückenlage therapeutisch ausnutzen und nicht länger als 3 Wochen erproben, da sonst eine Zerstörung der Schlafstruktur hervorgerufen wird.

## 6.3 Körperposition

Wer jemals eine akute Rhinitis hatte, weiß, daß er ohne Medikamente nachts unruhig schäft und häufig aufwacht. Die Ursache dafür ist der erhöhte Nasenwiderstand durch die Hyperämie der Schleimhäute. Mit abschwellenden Nasentropfen oder durch *Hochlagerung des Kopfes und Oberkörpers um etwa 30°* aus der Horizontalen läßt sich dieser erhöhte Nasenwiderstand stark verringern und somit der normale Schlafablauf wiederherstellen. Einige Patienten können mit dieser Änderung der Körperposition tatsächlich eine Reduktion ihres Schnarchens erreichen.

## 6.4 Medikamente

Leider ist es bis heute nicht gelungen, ein Medikament gegen das Schnarchen zu entwickeln. Atemstimulierende Medikamente wie Theophyllin wurden zwar beim obstruktiven Schlafapnoe-Syndrom eingesetzt, die Wirkung war aber gering.

Auch das weibliche Geschlechtshormon Medroxyprogesteron und trizyklische Antidepressiva wie Protryptylin wurden vereinzelt zur Reduktion von obstruktiven Apnoen angewendet. Ihre Wirkung ist aber auch gering, und es treten so viele Nebenwirkungen auf, daß sie nicht empfohlen werden können.


## 6.5 Bißschienen vom Esmarch-Typ

*Bei Patienten mit Bißanomalien* kann man in einzelnen Fällen mit Hilfe einer sog. Bißschiene die Schnarchhäufigkeit und die Anzahl der obstruktiven Apnoephasen erheblich reduzieren. Die nächtlich zu tragende Schiene arbeitet nach dem Prinzip des **Esmarch-Handgriffs,** d. h. sie bringt den Unterkiefer um 3–6 mm nach vorn und erweitert dadurch den Pharynxquerschnitt hinter dem Zungengrund. Die Anfertigung einer solchen Schiene erfordert sehr viel Erfahrung und kann bei jedem Patienten nur individuell und nur durch einen Kieferorthopäden erfolgen. In den letzten Jahren konnten in mehreren Zentren Deutschlands, so auch in Ulm, erste positive Resultate damit erzielt werden.


## 6.6 Nasale kontinuierliche Überdruckbeatmung (nCPAP)

Die Australier Sullivan and Issa haben 1981 herausgefunden, daß man den kollapsgefährdeten Oropharynx im Schlaf stabilisieren kann, wenn man über die Nase die Atemluft mit einem Überdruck zwischen 5 und 15 cm Wassersäule anbietet. Durch diese kontinuierliche Überdruckbeatmung kann man sowohl alle Schnarchgeräusche als auch alle obstruktiven Apnoeepisoden vollständig beseitigen, allerdings nur für die Dauer dieser Beatmung. Diese Therapie wird inzwischen weltweit von Internisten und Neurologen und auch von unserer Klinik durchgeführt. Langzeituntersuchungen haben ergeben, daß eine solche **Atemmaske,** die selbstverständlich im Schlaf den Mund völlig frei läßt, auf Dauer jedoch nur etwa von der Hälfte der Patienten mit Apnoephasen getragen wird (Katsantonis 1988).

Als wesentliche *Nachteile* haben sich gezeigt: Austrocknung der Atemwege und Anschwellen der Nasenschleimhaut insbesondere in den Nasenmuscheln, Bindehautreizung durch den ständigen Luftstrom, der von manchen Patienten wie auf einem Rennmotorrad empfunden wird, Druckstellen im Bereich der Maske besonders auf dem Nasenrücken, ständige Abhängigkeit von diesem Gerät an jedem Ort. Darüber hinaus produziert das Gerät dauernd ein lästiges Arbeitsgeräusch.

*Kontraindikationen* sind Linksherzversagen, körperliche oder geistige Unfähigkeit, das Gerät zu bedienen und eine behinderte Nasenatmung.

# 7 Operative Therapie

Häufig kann man aufgrund der Diagnostik mit einem Eingriff, z. B. der Adenektomie oder einer Septumplastik, das Schnarchen beseitigen. Bei vielen Rhonchopathen liegen *jedoch mehrere Engstellen* im oberen Luftweg vor. In diesen Fällen empfiehlt es sich, die notwendigen Operationen je nach Befund von der Nase bis zum Zungenbein absteigend vorzunehmen. Allerdings wird man in einzelnen Fällen von schwerstem Pickwick-Syndrom auch manchmal gezwungen, vor allen anderen Maßnahmen eine Tracheotomie als lebensrettenden Eingriff durchzuführen.

## 7.1 Eingriffe im Bereich der Nase

Durch eine Septum- oder Rhinoplastik, Muscheloperation oder Ausräumung chronisch-polypöser Schleimhaut kann bei etwa 10% der Schnarcher eine deutliche Reduktion des Schnarchens erzielt werden.

## 7.2 Tonsillektomie und Adenektomie

Diese Eingriffe beseitigen vor allem bei Kindern das Schnarchen und damit den erhöhten Atemwiderstand. Auch das zunehmend beobachtete obstruktive Schlafapnoe-Syndrom im Kindesalter infolge Hyperplasie des Waldeyerschen Rachenringes und der tödliche Ausgang infolge eines Cor pulmonale lassen sich bei rechtzeitiger Adenotonsillektomie vermeiden!

## 7.3 Uvulopalatopharyngoplastik (UPPP)

Die UPPP wurde in den sechziger Jahren gegen das Schnarchen und Anfang der achtziger Jahre als operative Therapie des obstruktiven Apnoesyndroms eingeführt (Fujita et al. 1981). In den USA schätzt man die Zahl der bisher durchgeführten Eingriffe auf etwa 10 000. Mit der UPPP kann dann ein guter Erfolg erzielt werden, wenn die Erhöhung des Atemwiderstandes vorwiegend im Bereich der velopharyngealen Ebene zustandekommt (Schäfer 1989). Dies ist bei fast allen fakultativen und bei den meisten habituellen Schnarchern der Fall. Deshalb werden bei diesen Patienten auch durchweg gute Operationsergebnisse erzielt. Bei obstruktivem Apnoesyndrom trifft dies laut Literatur nur auf etwa 40–60% der Patienten zu.

    Das *Operationsprinzip* besteht darin, die überschüssige Schleimhaut im Bereich der Gaumenbögen zu resezieren, die Uvula zu verkleinern und ggf. die Pharynxschleimhaut zu raffen. Dabei muß darauf geachtet werden, daß die *Muskulatur unberührt* bleibt, da es sonst zu den gefürchteten Komplikationen der velopharyngealen Insuffizienz mit Eintritt von Speise in die Nase und einer Rhinophonia aperta kommen kann.

Wir benutzen seit 3 Jahren eine modifizierte Technik der UPPP, die Fujita ursprünglich 1981 angegeben hat. Diese Technik hinterläßt keine Komplikationen für die Velumfunktion und führt zu vergleichbaren Erfolgsraten hinsichtlich der Reduktion des Schnarchens wie in der Literatur berichtet. Sie wurde vor kurzem ausführlich geschildert (Pirsig et al. 1989). Hier soll die Durchführung deshalb nur kurz skizziert werden.

Am sitzenden Patienten wird vorher die Lage des Gaumengrübchens bei Innervation des Levator veli palatini (A-Phonation) bestimmt (Abb. 4a). Die Schleimhautinzision im oralen Velumblatt sollte sich etwa 3–6 mm in Richtung Uvulaspitze von diesem Grübchen entfernt halten.

Der Patient liegt mit rekliniertem Kopf wie zur Tonsillektomie in Narkose. Die Tonsillektomie wird in jedem Fall beiderseits mit der UPPP durchgeführt.

Die Schleimhautinzision wird bogenförmig im oralen Blatt des vorderen Gaumenbogens von rechts über die Uvulabasis nach links geführt. Dann wird die Muskulatur des Palatoglossus aus der Schleimhautfalte abpräpariert. Nach der parauvulären Inzision im hinteren Gaumenbogen folgt die Tonsillektomie, wenn sie nicht schon früher gemacht wurde. Neben der Uvulabasis wird dann das Schleimhautblatt des hinteren Gaumenbogens gefaßt und nach lateral und oralwärts gezogen, so daß es sich über die Inzisionslinie des vorderen Gaumenbogens legt. Aus dem hinteren Blatt wird soviel Schleimhaut abgeschnitten, bis sich die Wundränder des vorderen und hinteren Gaumenbogens spannungsfrei aneinandernähen lassen. Parallele Schleimhautfalten der Oropharynxhinterwand in kraniokaudaler Richtung werden geglättet, indem man den Inzisionsrand im hinteren Gaumenbogen nach lateral spannt und vernäht.

Beide Schleimhautblätter werden genäht, wobei stets auch Muskulatur des Palotoglossus und Palatopharyngeus eingefaßt wird. Auf diese Weise wird die Fossa

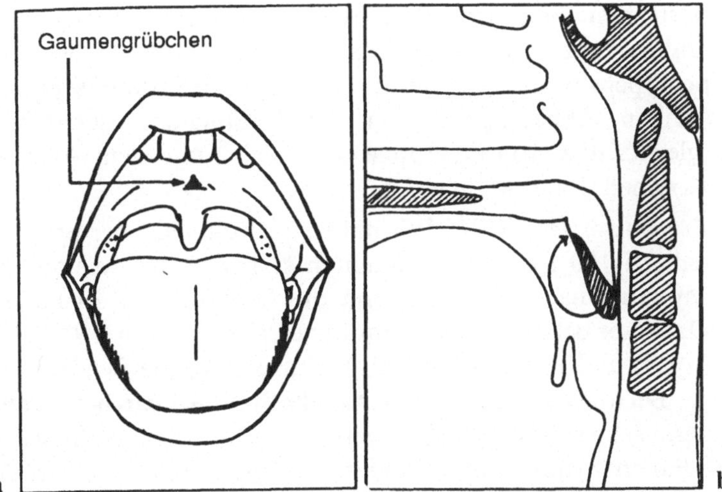


Abb. 4. a Resektionsgrenze bei der UPPP: Vom Gaumengrübchen (*Pfeil*) müssen 4–6 mm Abstand gehalten werden. b Schleimhautresektion im Bereich der Uvula unter weitgehender Schonung des M. uvulae

tonsillaris epithelisiert und die Gaumenbogenmuskulatur nach lateral verlagert. Die völlig befreite Uvula wird erneut gefaßt und oralwärts gezogen. Das nasale Schleimhautblatt der Uvula wird quer gedrittelt. Zwischen dem unteren und mittleren Drittel wird eine quere Schleimhautinzision im nasalen Blatt gemacht. Nun wird vom anfangs durchgeführten Schnitt im oralen Velumblatt an der Uvulabasis die Schleimhaut unter weitgehender Schonung des M. uvulae in Richtung Uvulaspitze abpräpariert und bis zur queren Schnittlinie auf der nasalen Uvulafläche entfernt (Abb. 4b). Nach Hochfrequenzkaustik der Arteria uvulae wird die nasale Kante der Restuvula in den oralen Schnittrand eingenäht. Dadurch bleibt der für den Gaumenabschluß wichtige M. uvulae im wesentlichen funktionell erhalten. Eine gewisse Schrumpfung im gesamten Wundgebiet muß einkalkuliert werden, sie wird erst 6–8 Wochen nach der UPPP definitiv beurteilbar.

*Anästhesie.* In der Prämedikation sind Sedativa aller Art kontraindiziert, um die pathologischen kardiopulmonalen Fehlregulationen nicht zu verstärken. Gemäß unseren eigenen Untersuchungen muß bei Patienten mit habituellem Schnarchen doppelt so häufig mit einer schwierigen Intubation gerechnet werden wie bei anderen Patienten in unserem Fachgebiet. Empfehlenswert ist auch, keinen dickeren Intubationstubus als 30 Charrière zu verwenden, da mit einem solchen Tubus leichter intubiert werden kann und mehr Raum in der geöffneten Mundhöhle zur Verfügung steht.

*Postoperativ* ist eine Überwachung auf der Intensivstation mit Kontrolle der Sauerstoffsättigung unbedingt empfehlenswert, da bei Apnoikern mit mehreren Obstruktionsorten im oberen Luftweg durch die UPPP allein ggf. nur eine geringfügige Verbesserung der Sauerstoffsättigung erreicht werden kann.

*Nachsorge.* Die bei fast allen Patienten auftretenden ziemlich starken Schmerzen in den ersten postoperativen Tagen werden mit Diclofenac-Suppositorien und später -Tabletten behandelt. Am 2. postoperativen Tag erhalten die Patienten flüssige Kost. Die Fäden werden zwischen dem 8. und 12. postoperativen Tag entfernt. Die Dauer des stationären Aufenthalts bewegt sich in Abhängigkeit von der Eßfähigkeit, der Größe des Eingriffs (gleichzeitige Tonsillektomie oder nicht) und dem Ausmaß der Schmerzen zwischen 3 und 8 Tagen.

*Ergebnisse der UPPP:* Wir haben im Rahmen einer prospektiven Studie von nahezu 100 operierten Patienten bisher 50 im Abstand von mindestens 3 Monaten nachuntersucht und die Befunde von 40 Patienten ausgewertet. Darunter befanden sich fakultative Schnarcher (n = 9), habituelle Schnarcher (n = 9) und Patienten mit obstruktivem Apnoe-Syndrom (n = 22).

Bei allen 9 Patienten mit **fakultativem Schnarchen** konnten die Schnarchgeräusche soweit reduziert werden, daß sie nicht mehr störten (< 45 dB). Bei 8 Patienten mit habituellem Schnarchen konnte dies ebenfalls erreicht werden (< 47 dB), bei einem habituell schnarchenden Patienten gelang allerdings nur eine Verminderung von 73 auf 63 dB Maximallautstärke; dieser Patient muß als Therapieversager eingestuft werden.

**Tabelle 3.** *Operationsergebnisse* nach UPPP bei 22 Patienten mit obstruktivem Schlafapnoe-Syndrom. Angegeben ist für jeden Patienten der prä- (*links*) und postoperative (*rechts*) Schweregrad der Erkrankung. Kriterium für den Therapieerfolg ist eine Verminderung der Sauerstoffsättigungsabfälle unter 10/h

| | | |
|---|---|---|
| Therapie-Versager | n =  6 | 4–4, 4–3, 4–3, 3–3, 3–3, 2–3 |
| Partielle Erfolge | n =  2 | 4–3, 3–2 |
| Therapieerfolg | n = 14 | 4–1, 4–1, 3–2, 3–2, 3–1, 2–2, 2–2, 2–1, 2–1, 2–1, 2–0, 2–0, 2–0, 1–0 |

**Tabelle 4.** Einteilung des Schweregrades obstruktiver Apnoe-Syndrome nach der Anzahl relevanter Sauerstoffsättigungsabfälle ($>4\%$) pro Stunde

| | |
|---|---|
| Grad 1: | Minimale Sauerstoffsättigung $>85\%$, weniger als 7 Sättigungsabfälle ($>4\%$) pro Stunde |
| Grad 2: | Minimale Sauerstoffsättigung $80-85\%$, $7-15$ Sättigungsabfälle pro Stunde |
| Grad 3: | Minimale Sauerstoffsättigung $60-80\%$, $15-30$ Sättigungsabfälle pro Stunde |
| Grad 4: | Minimale Sauerstoffsättigung $<60\%$, $>30$ Sättigungsabfälle pro Stunde |

Von den 22 Patienten mit **obstruktivem Apnoe-Syndrom** (Tabelle 3) von unterschiedlicher Ausprägung (Grad $1-4$; Tabelle 4) konnte bei 14 Patienten postoperativ ein Apnoe-Index unter 10/h erreicht werden, womit eine vollständige Heilung erzielt wurde. 6 Patienten müssen als Therapieversager eingestuft werden, 2 Patienten als Teilerfolge. Eine Analyse der Therapieversager ergibt, daß sich hierunter Patienten mit sehr hohem Apnoe-Index befinden, mit engem PAS, einige mit hohem Gewicht und mit erheblichem Fehlbiß. Eine statistische Analyse dieser Zahlen ist allerdings erst sinnvoll, wenn alle Patienten erfaßt sind. Bis heute ist leider noch kein Operateur in der Lage, mit Hilfe einzelner oder kombinierter typischer pathologischer Untersuchungsbefunde vorherzusagen, bei welchem Patienten mit obstruktivem Schlafapnoe-Syndrom ein Heilungserfolg durch die UPPP eintreten wird. Dies sollen die beiden folgenden Kasuistiken untermauern:

Patient S.K., 60 Jahre, relatives Gewicht 118%, seit 20 Jahren Schnarchen, Tagesmüdigkeit, präoperativer Apnoe-Index 39/h, Mindestsauerstoffsättigung 58%, kephalometrischer Index 135. Im Kephalogramm (Abb. 1) fallen die starke Einengung des PAS durch Schleimhautüberschuß (wt) und das verlängerte MP–H auf. Postoperativer Apnoe-Index 3/h, Mindestsauerstoffsättigung 89%: somit vollständiger Therapieerfolg.

Patient T.K., 49 Jahre, relatives Gewicht 95%, seit 10 Jahren Schnarchen, Tagesmüdigkeit, präoperativer Apnoe-Index 29/h, Mindestsauerstoffsättigung 57%, kephalometrischer Index 97. Im Kephalogramm (Abb. 5) fällt der starke Fehlbiß (SNA 71°) auf. Postoperativer Apnoe-Index 33/h, Mindestsauerstoffsättigung 72%: somit kein Therapieerfolg trotz Verschwinden der Tagesmüdigkeit und erheblicher subjektiver Besserung.

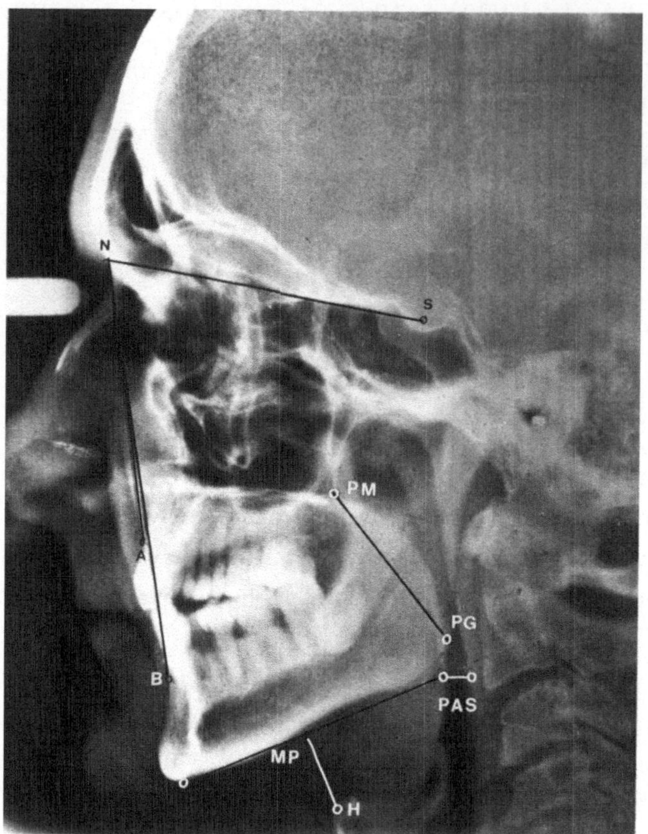


**Abb. 5.** Kephalogramm bei schwerer obstruktiver Apnoe (Patient T. K.)

Wenn man obstruktive Apnoiker mit einer UPPP behandelt hat, ist eine postoperative Kontrolle nach einigen Monaten unbedingt erforderlich, da die Tagesmüdigkeit bei vielen Patienten verschwindet, obwohl nach wie vor pathologische Apnoephasen auftreten. Warum dies so ist, ist nicht bekannt. Die Befürchtung, daß nur das Schnarchen „wegoperiert" wird, die Apnoephasen aber bleiben, ist allerdings unbegründet. Erfolglos operierte Patienten mit obstruktiven Apnoen weisen postoperativ noch z. T. sehr laute Atemgeräusche auf, da nach wie vor ein erhöhter Atemwegswiderstand besteht. Darüber haben wir kürzlich berichtet (Schäfer 1989).

*Komplikationen der UPPP:* Die in der Literatur berichteten nachteiligen *Folgen für die Velumfunktion* werden unserer Meinung nach nur dann beobachtet, wenn auch die Muskulatur des weichen Gaumens partiell mitreseziert wird. Ein solches radikales Resektionsverfahren unter Einbeziehung von Muskulatur birgt außer der Gefahr von Störungen beim Schluck- und Sprechablauf noch andere Risiken. Nach zu radikalen Resektionen am wei-

chen Gaumen kann eine nasale Überdruckbeatmung mit Hilfe einer Atemmaske (nasales CPAP) unmöglich werden, weil die Luft dann durch den
Mund entweicht. Bei falscher Operationstechnik kann es auch zur *Pharynx-stenose* in Velumhöhe kommen.

## 7.4 Erweiternde Maßnahmen am Zungengrund

Technisch wird hierbei eine Verkleinerung der Zungengrundtonsille oder Reduzierung der dorsalen Zungenmitte mit oder ohne partielle Entfernung der
Epiglottis durchgeführt. Diese Behandlungsmethode befindet sich noch in
einem experimentellen Stadium. Unsere Erfolge bei bisher 3 Patienten sowie
einzelne Mitteilungen aus der Literatur erscheinen allerdings vielverspre-
chend.

## 7.5 Kieferchirurgische Eingriffe

Bei Patienten mit einer Fehlbildung des Ober- oder Unterkiefers kann der
Kieferchirurg durch eine operative Verlagerung der Kiefer den eingeengten
Oropharynxquerschnitt vergrößern und damit zur Stabilisierung des Atem-
wegs beitragen (Riley et al. 1986).

## 7.6 Tracheotomie

Nach wie vor ist für den Patienten mit obstruktiven Apnoen die Tracheotomie die wirkungsvollste Behandlung. Durch diese Maßnahme verschwinden
alle Schnarchgeräusche und werden pathologische Apnoen beseitigt. Natürlich muß der Patient in Kauf nehmen, mit einem kleinen Tubus in seiner
Luftröhre zu leben. Da dieser Tubus aber nicht seine Fähigkeit zu sprechen
beeinträchtigt, ziehen Patienten mit schwerem Apnoe-Syndrom diese Form
der Behandlung oft auch einer Behandlung mit der Atemmaske mit ihren
unangenehmen Nebenwirkungen vor.
   Für den HNO-Arzt gilt es, nach entsprechender Diagnostik für den einzelnen Patienten zu entscheiden, ob ein konservatives Vorgehen (z. B. mit der
Atemmaske) oder eine operative Maßnahme empfohlen werden kann. Das
hängt auch vom Allgemeinzustand des Patienten ab: bei Menschen über 60
Jahren mit Vorschäden des Herzens wird man eher eine nCPAP-Therapie
indizieren als bei einem 35jährigen mit einem obstruktiven Apnoe-Syndrom,
der deutliche anatomische Veränderungen im oberen Luftweg aufweist. Es ist
auch nicht zu vertreten, daß Patienten mit erhöhtem Nasenwiderstand infolge einer Hyperplasie der unteren Muscheln eine Atemmaske verordnet
bekommen, wenn durch eine einfache Muscheloperation die Schnarchpro-

blematik eliminiert werden kann. Aus unseren Erfahrungen an über 250 Patienten mit Rhonchopathien können wir sagen, daß leider immer wieder die falsche Reihenfolge der Therapie empfohlen wird.


## Literatur

deBerry-Borowiecki B, Kukwa A, Blanks RH (1988) Cephalometric analysis for diagnosis and treatment of obstructive sleep apnea. Laryngoscope 98:226–234

Fairbanks NF, Fujita S, Ikematsu T, Simmons FB (1987) Snoring and obstructive sleep apnea. Raven, New York

Fujita S, Conway W, Zorick F (1981) Surgical correction of anatomic abnormalities in obstructive sleep apnea syndrome: uvulopalatopharyngoplasty. Otolaryngol Head Neck Surg 89:923–934

Hoffstein V, Chaban R, Cole P, Rubinstein I (1988) Snoring and upper airway properties. Chest 94:87–89

Katsantonis GP et al. (1988) Management of obstructive sleep apnea: comparison of various treatment modalities. Laryngoscope 98:304–309

Lugaresi E (1975) Snoring. Electroencephalogr Clin Neurophysiol 39:59–64

Pirsig W (1988) Schnarchen. Hippokrates, Stuttgart

Pirsig W, Schäfer J, Lenders H, Nagel J (1989) UPPP ohne Komplikationen. Eine Modifikation nach Fujita. Laryngol Rhinol Otol 68:585–590

Riley R, Guilleminault C, Herran J, Powell N (1983) Cephalometric analyses and flow-volume loops in obstructive sleep apnea patients. Sleep 6:303–311

Riley RW, Powell NB, Guilleminault C, Nino-Murcia G (1986) Maxillary, mandibular, and hyoid advancement: An alternative to tracheostomy in obstructive sleep apnea syndrome. Otolaryngol Head Neck Surg 94:584–588

Rühle KH (1987) Schlaf und gefährdete Atmung. Thieme, Stuttgart New York

Schäfer J (1988) Ein einfaches Verfahren zur quantitativen und zeitcodierten Erfassung von Schnarchgeräuschen bei Apnoikern und Schnarchern. Laryngol Rhinol Otol 67:449–452

Schäfer J (1989) Wie erkennt man einen Velumschnarcher? Laryngol Rhinol Otol 68:290–294

Schäfer J, Pirsig W, Lenders H, Mayer C (1989) Was bringt die nasopharyngeale Videoendoskopie für die Diagnostik von Schnarchern und Patienten mit obstruktiver Schlaf-Apnoe? Laryngol Rhinol Otol 68:521–528

Schäfer J, Sieron J, Pirsig W, Haase S, Lupberger A (1989) Radiokephalometrische Befunde und Schnarchdauer beim habituellen Schnarchen und obstruktiven Apnoe-Syndrom. Laryngol Rhinol Otol 68:163–168

Sullivan CE, Issa FG, Berthon-Jones M, Eves L (1981) Reversal of obstructive sleep apnoea by continuous positive airway pressure applied through the nares. Lancet I:862–865

# Die malignen Tumoren der Mundhöhle und des Mundrachens

M. Schedler und W. Schätzle



## 1 Einleitung

In vielen Lehrbüchern werden auch heute noch die Tumoren der Mundhöhle und des Mundrachens getrennt abgehandelt. Diese Trennung ist in unseren Augen nicht nur unnötig, sondern sie steht auch einer einheitlichen Betrachtungsweise dieser doch so eng benachbarten Tumorlokalisation im Wege. In


HNO Praxis Heute 10
H. Ganz, W. Schätzle (Hrsg.)
© Springer-Verlag Berlin Heidelberg 1990

der Tat stellen Mundhöhle und Oropharynx und in gewisser Hinsicht auch die Lippen eine funktionelle Einheit dar, die man synoptisch betrachten muß, um nicht nur ihre Funktionen, sondern auch ihre Pathologie zu verstehen. Eine strikte Trennung beispielsweise der Mundhöhlen- und der Oropharynxkarzinome als onkologisch differente Entitäten ist ähnlich nutzlos wie die Trennung der Karzinome des Lippenrots von denen der angrenzenden Lippenhaut (Schedler u. Federspil 1988).

Den ausgezeichneten Handbuchartikeln von Jahnke über das Zungenkarzinom (1978) und Rudert über die Tumoren des Oropharynx (1983) ist auch heute nur wenig hinzuzufügen. Es kann auch nicht die Aufgabe dieses Artikels sein, diese Beiträge zu rekapitulieren bzw. zusammenzufassen. Vielmehr haben wir uns zur Aufgabe gestellt, die für die tägliche Praxis bedeutsamsten Fakten in übersichtlicher Form darzustellen und zusätzlich besonders auf die Neuerungen und Fortschritte in Diagnostik und Therapie der Mundhöhlen- und Oropharynxkarzinome einzugehen.

Naturgemäß dominiert *histologisch gesehen* das **Plattenepithelkarzinom** bei beiden Lokalisationen. Die Angaben reichen von 66% (Rudert 1983) bis 94% (Cachin 1973). Somit stellen die Plattenepithelkarzinome die größte und wichtigste Gruppe sowohl der Mundhöhlen- als auch der Oropharynxtumoren. Ihre frühzeitige Erkennung und erfolgreiche Behandlung ist immer noch eine der großen Herausforderungen des HNO-Fachgebietes. Bei den übrigen malignen Tumoren dominieren insbesondere im Oropharynxbereich die **malignen Lymphome,** deren Häufigkeit zwischen 6% (Cachin 1973) und 28% (Rudert 1983) angegeben wird. Die nächste bedeutende Gruppe sind die **malignen Speicheldrüsentumoren,** deren Inzidenz jedoch lediglich bei ca. 5% liegt (Rudert 1983).

Bei den malignen Lymphomen wird vom HNO-Arzt allgemein nur die Diagnose gestellt, wohingegen die Therapie dieser Tumoren, auch wenn sich diese ausschließlich im Kopf- und Halsbereich manifestieren, schon immer eine Domäne der internistischen Onkologie war. Anders ist es bei den malignen Speicheldrüsentumoren; diese werden in aller Regel durch die HNO-Ärzte, in zunehmendem Maße jedoch auch von Kieferchirurgen behandelt. Die anderen Tumorformen spielen zahlenmäßig keine besonders große Rolle. Hier wären vor allem 2 wichtige Gruppen zu nennen: zum einen die verschiedenen **Sarkome,** also die bösartigen Geschwülste des Binde- und Stützgewebes, und die **malignen Melanome** der Mund- und Pharynxschleimhäute, die als onkologische Raritäten gelten können.

## 2 Anatomie

Die ungeheuere Vielfalt der anatomischen Strukturen der Mundhöhle und des Oropharynx kann hier natürlich nicht in extenso dargestellt werden.

Nichtsdestoweniger wird versucht, die für die Onkologie wichtigsten anatomischen Strukturen besonders hervorzuheben.

Die **Mundhöhle** wird nach vorne hin begrenzt durch die Lippen. Sie reicht bis zur sog. Lippenschlußlinie, welche die Grenze zwischen Lippenrot und der Lippenschleimhaut darstellt. Dies ist insofern wichtig, als die Tumoren des Lippenrots und der Lippenhaut eine onkologisch differente Einheit darstellen und sich in der Tumorbiologie sowie in der Prognose deutlich von den Mundhöhlenkarzinomen unterscheiden. Die seitliche Begrenzung der Mundhöhle sind die Wangen, unten wird sie durch den Mundboden mit der Zunge begrenzt, nach oben durch den harten und weichen Gaumen. Bei geöffneten Zahnreihen ist die Mundhöhle ein einheitlicher Raum. Bei Kieferschluß wird sie jedoch durch die Zähne und die Gingiva in die eigentliche Mundhöhle – Cavum oris proprium – und den Vorhof – Vestibulum oris – getrennt. Die Schleimhaut der Mundhöhle besteht aus einem mehrschichtigen unverhornenden Plattenepithel und einer Tunica propria, die ohne scharfe Grenze in die Submukosa übergeht.

Die **Wangen** zeigen eine ähnliche Schichtung wie die Lippen, nämlich außen Haut, innen Mundhöhlenschleimhaut, unter dieser die mukoserösen Speicheldrüsen (Glandulae buccales). An der **Zunge** unterscheidet man die Zungenspitze (Apex linguae), den Zungenrücken (Dorsum linguae) und die Zungenwurzel (Radix linguae), welche sich an den Zungenrücken anschließt. In ihrer Schleimhaut liegen die beiden Zungentonsillen (Tonsillae linguales), die lymphatisches Gewebe enthalten.

Das **Dach der Mundhöhle** wird vom harten und weichen Gaumen gebildet. Die Schleimhaut des harten Gaumens ähnelt in ihrer Struktur dem Zahnfleisch, haftet dem Periost fest an und enthält die mukösen Glandulae palatinae. Der weiche Gaumen, das Velum palatinum, der bewegliche Verschlußteil, mit dem jeweils die Mundhöhle gegen den oberen Nasenrachenraum oder der Rachenraum gegen die Mundhöhle abgeschlossen werden kann, gehört jedoch schon zum Oropharynx.

Der **Oro- oder Mesopharynx** reicht vom weichen Gaumen bis zu einer Horizontalebene, die durch den oberen Rand der Epiglottis läuft. Die vordere Grenze zur Mundhöhle wird durch die Schlundenge gebildet. Die vor der Epiglottis liegenden Valleculae glossoepiglotticae und der Zungengrund mit den Zungentonsillen werden, wie oben erwähnt, noch zum Gebiet des Mesopharynx gerechnet. Der Mesopharynx ist also die mittlere hinter dem Cavum oris gelegene Etage des Pharynx, die in Höhe des 2. und 3. Wirbelkörpers liegt. Die von der UICC festgelegte Begrenzung zum Nasopharynx wird von einer imaginären Linie gebildet, die durch den waagrecht gestellten weichen Gaumen senkrecht auf die Hinterwand des Pharynx gezogen wird.

Da dies onkologisch gesehen eine wenig praktikable Einteilung darstellt, haben wir den ohnehin an dieser Stelle gelegenen unteren Rand des *Passavantschen Wulstes* als Begrenzung des Mesopharynx festgelegt. Die Grenze

zum Hypopharynx und Larynx zieht sich genau entlang des freien Epiglottis-
randes bis in die Plicae glossoepiglotticae laterales und in deren Verlängerung
bis zur Höhe des Zungenbeins. Alle Strukturen, die unterhalb des Zungenbeins liegen, werden heute allgemein als zum Hypopharynx bzw. Laryngo-
pharynx gehörig bezeichnet. Schematisiert kann somit die untere Begrenzung
des Oropharynx als eine Schnittebene in Höhe des *Zungenbeins* angenommen
werden. Diese Linie ist keineswegs eine imaginäre Linie, da sie sich bei der
Spiegeluntersuchung sehr schön durch seitlichen Druck auf das Zungenbein
als Schleimhautvorsprung im Pharynx darstellen läßt.

Von besonderer Wichtigkeit ist das Vorhandensein *lymphatischer Organe*
im Oropharynx. Die Gaumen- und Zungentonsillen gehören dem die Grenzen des Oropharynx nach oben überschreitenden Waldeyerschen Rachenring
an. So ist es auch erklärlich, daß die malignen Lymphome nach dem Plattenepithelkarzinom die häufigste maligne Tumorform des Mesopharynx darstellen. Wahrscheinlich ist hierdurch auch das Auftreten der sog. lymphoepithelialen Karzinome, die im Kopf-Halsbereich ausschließlich im Bereich des
Waldeyerschen Rachenrings vorkommen, zu erklären.

Wichtige topographisch-anatomische Bezugspunkte sind der **Sulcus glos-
sotonsillaris,** auch S. amygdaloglossus genannt, und das zwar anatomisch
nicht mehr zum Oropharynx gehörende, aber für die Aufteilung der Tumoren
des vorderen Gaumenbogens und der Tonsillen wichtige **Trigonum retromolare,** welches zwischen vorderem Gaumenbogen und Wange liegt. Die laterale
Begrenzung des Trigonum retromolare bildet eine Falte, die von der bukkalen Oberfläche des letzten unteren Molaren nach oben zieht. Medial geht die
Region in den vorderen Gaumenbogen über.


## Lymphabfluß

Für uns bewährt hat sich die von Fisch (1966) gegebene Darstellung des
lymphatischen Abwehrsystems von Kopf und Hals.

1. Der **Waldeyersche Rachenring:** Tonsillae linguales, Tonsillae palatinae,
   Tonsillae tubariae, Tonsilla pharyngea.
2. Der **Lymphknotenring** am Übergang zwischen Kopf und Hals, der sog.
   „**Cercle de Cunéo**" der Franzosen: Nodi lymphatici submentales, sublin-
   guales, submandibulares, retropharyngei, retroauriculares, occipitales.
3. Die **zervikalen Lymphknoten** im engeren Sinne: Die medialen und lateralen
   oberflächlichen Halslymphknoten (Vena jugularis anterior und externa),
   die Lymphknotenkette des Nervus accessorius (Nodi lymphatici cervicales
   superficiales), die Lymphknotenkette der Vena jugularis interna (Nodi
   lymphatici cervicales profundi) und die supraklavikulären Lymphknoten
   (Nodi lymphatici supraclaviculares). Die zentrale Lymphknotenstation ist
   der proximale Lymphknoten der Nodi lymphatici cervicales profundi, der

sog. „**Küttnersche Hauptknoten**". Er ist die erste Station für die Lymph-
bahnen der Gaumenbögen, der seitlichen Oropharynxwände, der Tonsillen und der Zungenbasis.

Von praktischer Bedeutung ist hier vor allem die Tatsache, daß bei Tumoren
des Oropharynx, aber auch der Mundhöhle, im besonderen in der Nähe des
Trigonum retromolare, die retropharyngealen Lymphknoten bis hoch unter
die Schädelbasis befallen sein können. Über diese können auch die Nodi
lymphatici cervicales superficiales, die sog. Akzessoriuslymphknotenkette,
befallen werden und auf diesem Weg die Metastasierung bis ins Trigonum
colli laterale fortschreiten.


## 3 Epidemiologie

Die Karzinome der Mundhöhle und des Pharynx sind insgesamt relativ
selten. Der Anteil der Krebse von Mundhöhle und Pharynx an allen bösartigen Tumoren liegt im Weltdurchschnitt zwischen 2 und 5% (Rudert 1983). In
den USA wird die Zahl der Mundhöhlenkarzinome mit 19,4 bei Männern
bzw. 5,2 bei Frauen pro 100 000 Einwohner angegeben (Wynder et al. 1957).
Sisson (1969) schätzt ihre Zahl auf 3–5% aller bösartigen Tumoren. Langer
(1968) gibt die Häufigkeit mit 8% an, Spiessl (1962) mit etwa 5% für Mittel-
europa und etwa 2% für das Stadtgebiet von Hamburg. Weltweit gibt es
jedoch Regionen mit wesentlich höherer Inzidenz. In Südostasien, Teilen von
Zentralasien, Südamerika und der Karibik liegen die Inzidenzzahlen wesentlich höher. So beträgt in diesen Regionen der Anteil der Mundhöhlen- und
Pharynxmalignome bis zu 35% aller Krebserkrankungen (Hirayama 1966;
Jafarey et al. 1976; Paymaster 1964). Hierbei können regional oder kulturell
bedingte Faktoren eine bestimmte Rolle spielen, z. B. Betelnuß- oder Tabak-
kauen. So ist es auch zu erklären, daß die statistischen Angaben über Karzinome im Bereich der Mundhöhle als Todesursache stark mit der geographi-
schen Lage wechseln. Sie reichen von 1% aller Karzinomtodesfälle in den
USA bis 10% in Indien (Dockerty 1968). Nach den Angaben des Statistischen Bundesamtes in Wiesbaden starben im Jahre 1971 in der Bundesrepublik Deutschland 272 Patienten an Zungenkarzinomen.

30% der Karzinome der Zunge entstehen in Europa und in den USA am
Zungengrund, 70% in der mobilen Zunge (Frazell u. Lucas 1962; Hommerich 1976; Spiro u. Strong 1974). In Indien und Puerto Rico ist das Verhältnis
genau umgekehrt. Dort ist das Zungengrundkarzinom der häufigste Oropha-
rynxtumor überhaupt (Paymaster 1964). In diesen Ländern sind mehr als
90% der Malignome Plattenepithelkarzinome (Frazell u. Lucas 1962; Hommerich 1976; Mündnich 1960).

In eigenen Untersuchungen zur Inzidenz der Mundhöhlen- und Oropha-
rynx- sowie Kehlkopf- und Hypopharynxkarzinome können wir über 1117

Plattenepithelkarzinomträger berichten, die im Zeitraum von 1967–1986 an unserer Klinik behandelt wurden. Verglichen wurden die beiden Dekaden 1967–1976 sowie 1977–1986.

An Plattenepithelkarzinomen fanden sich in unserem Patientengut 448 Tumoren der Mundhöhle und des Oropharynx sowie 669 des Kehlkopfes und Hypopharynx. Die Mundhöhlen- und Oropharynxkarzinome machen somit insgesamt 40% des Gesamtkollektivs über 20 Jahre aus. Bei der Untersuchung der 1. Dekade waren die Verhältniszahlen 162 Mundhöhlen-Oropharynxtumoren zu 344 Kehlkopf-Hypopharynxtumoren, entsprechend einem Anteil von 32% an Mundhöhlen- und Oropharynxtumoren. Beim Vergleich der 2. Dekade standen 286 Mundhöhlen-Oropharynxtumoren 325 Kehlkopf-Hypopharynxtumoren gegenüber. Hier zeigt sich also nicht nur ein deutlicher absoluter Anstieg der Tumoren, sondern auch ein eindeutiger prozentualer Anstieg der Mundhöhlen-Oropharynxkrebse auf 47%, gemessen am Gesamtkollektiv. Diese Tendenz ließ sich im übrigen auch bei getrennter Bewertung der Oropharynx- und der Mundhöhlenkarzinome im Vergleich der Dekaden feststellen.

In unserem Kollektiv lag gemittelt über 20 Jahre der Median bei einem Alter von 58 Jahren. Beim Vergleich der beiden Dekaden zeigte sich ein deutlicher Rückgang von einem Medianwert von 61 Jahren in der 1. auf einen Medianwert von 55,5 Jahren in der 2. Dekade.

Erstaunlicherweise sank der Anteil der Frauen im gleichen Zeitraum von 22,45% in der 1. Dekade auf 15,95% in der 2., so daß die deutliche Zunahme der Gesamtinzidenz wohl hauptsächlich zu Lasten der Männer geht. Somit nähern wir uns den französischen Verhältnissen, wo der Anteil der Männer am höchsten liegt, nämlich bei über 90% (Ennuyer et al. 1972). Dies steht im Gegensatz zu den Verläufen in den USA, wo der Anteil der männlichen Patienten von 90% in den dreißiger Jahren kontinuierlich auf Werte unter 80% gesunken ist (Shumrick 1975), was de facto bedeutet, daß sich der Anteil der Frauen dort mehr als verdoppelt hat.

Nach unseren Untersuchungen liegt der Anteil des weiblichen Geschlechts deutlich unter den Angaben von Mündnich (1960), der einen hohen Anteil von 30–40% Frauen für das deutsche Krankengut angab. Die Gründe hierfür könnten zum einen in der überwiegend ländlichen Bevölkerung unseres Einzugsgebietes, andererseits aber auch in der Nähe und der Einflußmöglichkeit des französischen Kulturkreises liegen.

Nach Luce et al. (1988) machen die Karzinome der oberen Luft- und Speisewege ca. 12% aller *Krebstodesfälle* bei Männern aus, im Gegensatz zu lediglich 2% der Krebstodesfälle bei Frauen.

Nach den Untersuchungen der IARC (Weber et al. 1989) liegt die *Inzidenz* bei Männern zehnfach höher als bei Frauen, d. h. weltweit ca. 50 neue Fälle im Jahr pro 100 000 Männer und lediglich 5 neue Fälle pro 100 000 Frauen. Da das Plattenepithelkarzinom der bei weitem überwiegende Tumortyp ist, treffen alle genannten Verhältniszahlen im wesentlichen für diese Karzinomform zu.

Bei anderen Malignomen im Bereich von Mundhöhle und Oropharynx trifft dieses Geschlechtsverhältnis in der Tat nicht zu.

So konnten beispielsweise Weber et al. (1989) über 50 Tumoren der kleinen Mundspeicheldrüsen berichten. 19 dieser Tumoren entstanden in der Lippe, und zwar vorwiegend in der Oberlippe, und 31 in der Mukosa der Mundhöhle. 84,2% der Lippentumoren waren maligne. Bei den Mundhöhlentumoren handelte es sich in allen Fällen um Malignome. Das Geschlechtsverhältnis Männer zu Frauen betrug 2,8:1 für die Lippentumoren und erstaunlicherweise 1:2,9 für die Mundhöhlenmalignome.

*Genetische Faktoren* werden ebenfalls bei Karzinomen der oberen Luft- und Speisewege diskutiert (Lynch et al. 1979). Bhaskar et al. (1988) berichten sogar über einen Fall von Plattenepithelkarzinomen der Mundhöhle bei Zwillingsschwestern. Ein eindeutiges genetisches Risiko bzw. eine Heredität von Krebserkrankungen konnte jedoch bis auf den heutigen Tag noch nicht wissenschaftlich exakt nachgewiesen werden.


# 4 Ätiologie

## 4.1 Alkohol- und Nikotinkonsum

Viele epidemiologische Studien der letzten 30 Jahre haben auf die herausragende Rolle des Alkoholkonsums beim Entstehen von Karzinomen der oberen Luft- und Speisewege hingewiesen. Prinzipiell scheint Alkohol als ein Kokarzinogen zu wirken, das die Effekte des Tabakrauches verstärkt (Kabat u. Wynder 1989). Seit den ersten Untersuchungen von Wynder (1957) haben viele Autoren auf die karzinogene Bedeutung beider Noxen hingewiesen (Rothman et al. 1972; Wynder et al. 1976; Graham et al. 1977; Williams et al. 1977; Flanders et al. 1982; Olsen et al. 1985). Erst neueren Studien blieb es vorbehalten, die genaueren Zusammenhänge zwischen Art und Menge des Alkohol- und Tabakkonsums und dem Entstehen der Karzinome im Bereich der Mundhöhle und des Oropharynx aufzuzeigen (Luce et al. 1988; Kabat u. Wynder 1989; Notani 1988; Blot et al. 1988). Bis zu diesen neueren Untersuchungen (Blot 1988) war es schwierig, die verschiedenen Effekte der beiden Noxen zu unterscheiden, da die Alkoholtrinker häufig auch stark rauchten und umgekehrt.

Blot et al. (1988) untersuchten in einer groß angelegten Studie 1114 Patienten mit Tumoren der Mundhöhle und des Oropharynx und verglichen sie mit 1268 Personen der normalen Bevölkerung. Aufgrund der Größe der Studie konnte nachgewiesen werden, daß bei Nichttrinkern das Krebsrisiko mit der gerauchten Tabakmenge anstieg und umgekehrt, daß unter Nichtrauchern das Krebsrisiko analog der täglichen Alkoholmenge zunahm. Bei Rauchern und Trinkern zeigte sich, daß das Risiko, an oropharyngealem Krebs zu erkranken, überadditiv bis zum 35fachen der Normalbevölkerung betrug. Zigaretten-, Zigarren- und Pfeifenrauchen wurden getrennt untersucht, und es konnte erstmals gezeigt werden, daß unter diesen Gruppen die männlichen Filterzigarettenraucher ein etwas geringeres Risiko hatten.
Patienten, die mit dem Rauchen aufhörten, hatten bereits nach kurzer Zeit ein deutlich verringertes Krebsrisiko. Die Tatsache, daß sich kein eindeutiger Unterschied zwischen diesen Patienten und denjenigen, die 10 oder mehr Jahre aufgehört hatten,

fand, deutet darauf hin, daß die Rauchgewohnheit wahrscheinlich erst ein spätes Stadium der oropharyngealen Karzinogenese beeinflußt.

Was die Alkoholeinnahme anbetrifft, so zeigten sich in einigen Statistiken Risikoerhöhungen besonders bei denjenigen Patienten, die harte Getränke oder Bier zu sich nahmen im Gegensatz zu den Weintrinkern.

Wynder und Bross (1957) berichteten bereits, daß Whiskytrinker ein relativ höheres Krebsrisiko als Wein- oder Biertrinker hatten. Allerdings waren die damaligen Zahlen noch nicht für die Rauchgewohnheiten korrigiert. Tuyns et al. (1980) stellten nach der Korrektur für Tabakkonsum ebenfalls ein höheres Risiko für Trinker von scharfen Getränken fest. Diese Untersuchung zeigte ein zusätzliches Risiko bei Calvados- und Cidre-Trinkern. Im Gegensatz dazu stehen die Untersuchungen von Mashberg und Garfinkel (1981), die herausfanden, daß vornehmlich Bier- und Weintrinker ein höheres relatives Risiko hatten als Whiskytrinker, nachdem die Zahlen für Tabakkonsum korrigiert waren. Feldman und Kissin (1979) fanden keinen Unterschied im Krebsrisiko bei den verschiedenen alkoholischen Getränken, wenn für die Alkoholmenge korrigiert wurde. De Stefani et al. (1987) untersuchten Kehlkopfkarzinomträger und fanden heraus, daß Whisky- und Rotweintrinker ein relativ vergleichbares Risiko hatten.

Die Abschätzung eines relativen Risikos für die verschiedenen Trinkgewohnheiten ist allein schon aus dem Grunde schwierig, weil von den Alkoholtrinkern häufig verschiedene Typen von alkoholischen Getränken konsumiert werden (Martinez 1969; Smith 1979; Brugère et al. 1986). Kabat und Wynder, die in ihrer Studie, wie oben erwähnt, ein höheres Risiko bei Bier- und Schnapstrinkern fanden, nachdem für Gesamtalkoholkonsum, Rauchgewohnheiten, Alter, Erziehung und Religion korrigiert war, relativieren ihre Aussage gerade aufgrund dieser Tatsache und glauben, daß das *Hauptkarzinogen* in alkoholischen Getränken *der Äthylalkohol per se* sei. Dies wiederum steht im Gegensatz zu den Untersuchungen von Notani (1988), der annimmt, daß nicht der Alkohol selbst, sondern eher Verunreinigungen und Aromastoffe, die darin enthalten sind, karzinogen wirksam werden.

Für die erste These sprechen jedoch die Untersuchungen von Pourquier et al. (1978), die nachweisen konnten, daß die Verbreitung des Tonsillenkrebses dem Alkoholkonsum der einzelnen Landschaften (Bretagne, Normandie und der Westen Frankreichs liegen an der Spitze) entspricht. Diese Untersucher fanden *für das Tonsillenkarzinom einen Risikoanstieg gegenüber Nichtrauchern und -trinkern um den Faktor 250.*

Experimentelle Studien konnten bisher noch nicht nachweisen, daß Alkohol selbst als Karzinogen wirksam ist. Trotzdem kann er eine Promotion der Karzinogenese durch verschiedene Mechanismen bedingen: zum einen durch die Effekte von Verunreinigungen und Geschmacksstoffen in alkoholischen Getränken, zum anderen durch die Induktion von mikrosomalen Enzymen, die die metabolische Aktivierung von Tabak oder anderen Karzinogenen verstärken, oder die Fähigkeit des Alkohols, Karzinogene zu lösen und so ihre Penetrationsfähigkeit in die oropharyngealen Gewebe zu verstärken und nicht zuletzt durch die unweigerlich mit erhöhtem Alkoholkonsum verbundenen Ernährungsdefizite einschließlich des alkoholbedingten Vitamin-A-Mangels.

Die Zusammenhänge zwischen einer *Vitamin-A- bzw. betakarotinarmen Ernährung* und dem Risiko, an Karzinomen der Lunge, der Mundhöhle, des Kehlkopfes sowie der Blase und der Zervix zu erkranken, wurde von mehreren Autoren nachgewiesen (Marshall et al. 1983; Graham 1984; La Vecchia et al. 1984).

Klinisch bedeutsam ist die Tatsache, daß bei ca. ⅔ aller Plattenepithelkarzinomträger im Bereich der oberen und unteren Luft- und Speisewege ein manifester Vitamin-A-Mangelzustand vermutet wird (zur Vitamin-A-Behandlung s. Abschn. 10).

## 4.2 Viruserkrankungen

Zu wenig Beachtung wurde bisher wohl der **Herpes-simplex-(HSV)Infektion** im Zusammenhang mit der Ätiopathogenese der Lippen- und Mundhöhlenkarzinome geschenkt. Bereits Wyburn-Mason (1957) beschrieb 6 Patienten mit Herpes-simplex-Infektion der Lippen, die im Zeitraum von 6 Wochen bis zu 5 Jahren nach der Infektion Plattenepithelkarzinome entwickelten. Seit dieser Zeit berichteten weitere Autoren wie Kvasnicka (1965), Cassai et al. (1974), Hollinshead et al. (1974) sowie Sabin und Tarro (1973) über die Zusammenhänge zwischen Herpes simplex-I-Infektionen, Antikörpernachweis im Blut, Virusnachweis im Plattenpithelkarzinom und der Pathogenese von Lippen- und Mundhöhlenkarzinomen. Allerdings konnten jedoch auch die neueren Untersuchungen von Cassai et al. (1981) sowie Rotola et al. (1983) einen eindeutigen Zusammenhang zwischen Herpes simplex-Infektionen und der Genese von Plattenepithelkarzinomen im Kopf- und Halsbereich nicht beweiskräftig untermauern.

Allerneueste Untersuchungen von Kassim et al. (1988) zeigten allerdings, daß bei menschlichen Plattenepithelkarzinomen aus dem Mundhöhlenbereich in 72,4% der Fälle HSV-Proteine in den Karzinomzellen nachgewiesen werden konnten. Die bei einer Kontrollgruppe entnommenen Proben aus der Mundhöhle ergaben in keinem Fall einen Befall mit HSV-I-Proteinen. Da diese Untersuchung darauf hinweist, daß das Herpesvirus eine gewisse Rolle bei der oralen Karzinogenese spielen kann, sollten Patienten mit rezidivierendem Herpes im Bereich der Lippen und der Mundhöhle besonders dann streng kontrolliert werden, wenn noch zusätzliche Risikofaktoren wie beispielsweise starker Alkoholkonsum und Rauchen hinzukommen. Bekanntlich wurde der Zusammenhang zwischen Infektionen mit Herpes simplex-II-Infektionen und dem Zervixkarzinom der Frau bereits gesichert (Sabin u. Tarro 1973). Von klinischer Bedeutung ist die Tatsache, daß die Viren wahrscheinlich nicht während der infektiösen Phase karzinogen wirken, sondern paradoxerweise erst dann, wenn sie z. B. durch physikalische Noxen wie z. B. UV-Licht *inaktiviert* werden (Eskinazi 1987).

Neben der Herpes hominis-Gruppe sind es vor allem auch die Papillomaviren, die Zytomegalieviren sowie bestimmte Retroviren einschließlich HTLVIII, die in Zusammenhang mit der Entstehung von Mundhöhlenkarzinomen gebracht werden (Eskinazi 1987).

### 4.3 Weitere Risikofaktoren

Eine absolute *Rarität* stellen diejenigen Plattenepithelkarzinome der Mundhöhle dar, die im Zusammenhang mit dem **SIADH-Syndrom,** also einer mangelnden Sekretion des antidiuretischen Hormons, auftreten (Okutomi 1987; Hainsworth et al. 1983; Taylor et al. 1984; Robbinson et al. 1980). Häufiger als mit Plattenepithelkarzinomen ist dieses Syndrom mit dem kleinzelligen Bronchialkarzinom verknüpft (Hainsworth et al. 1983; Taylor 1984; Robbinson 1980).

Eine Vielzahl *weiterer Risikofaktoren* wird in der Literatur erwähnt, so z. B. die **Lues** (Wynder et al. 1957). Keller (1963) und Chierici et al. (1968) verneinen jedoch die Auffassung, daß die Lues kausal an der Entstehung von Lippen- und Mundhöhlenkarzinomen beteiligt ist. Candidamykosen bzw. Perlèche (Sonck 1969), Lichen ruber (Rhode 1966; Jänner 1971) sowie Tuberkulose und Lupus erythematodes werden ebenso als Risikofaktoren bei oropharyngealen Tumoren genannt (Hämäläinen 1955). Ihr Beitrag zum Gesamtrisiko, an diesem Karzinom zu erkranken, muß jedoch als gering eingestuft werden. Epidemiologisch bedeutsamer dürfte das **Plummer-Vinson-Syndrom** sein, das von Wynder (1971) als *Präkanzerose* betrachtet wird und somit bei der oralen Karzinogenese eine Rolle spielen soll. Ähnliches gilt möglicherweise für die verschiedenen Avitaminosen, welche sicherlich neben Krankheiten der Haut auch solche der Schleimhäute propagieren können. Gesicherte Zusammenhänge bestehen unter Gesamtsicht der vorliegenden Literatur wohl am ehesten für die **Vitamin-A-Hypovitaminose.**

## 5 Histologie

Unter allen Tumoren der Mundhöhle und des Oropharynx überwiegt das **Plattenepithelkarzinom** die anderen Tumortypen bei weitem. Wie oben bereits erwähnt, reichen die Häufigkeitsangaben von 66% – 94%. *Die Differenzierung der Plattenepithelkarzinome nimmt von den Lippen bis zur Rachenhinterwand kontinuierlich ab.*
Sonderformen des Plattenepithelkarzinoms sind die **verrukösen Plattenepithelkarzinome,** die **lymphoepithelialen Karzinome** und die **Transitionalzellkarzinome.**

Das **verruköse Karzinom** der Mundhöhle, das erstmals von Friedell und Rosenthal (1941) beschrieben wurde, zeichnet sich besonders durch sein langsames Wachstum aus. Es wächst überwiegend exophytisch und metastasiert extrem selten.

Die **lymphoepithelialen Karzinome** sind seit ihrer Erstbeschreibung durch Schmincke (1921) sowie Regaud und Reverchon (1921) als eigenständige Geschwulstformen nicht unumstritten. Besonders in der englischen und französischen Literatur werden sie als unreife Formen des Plattenepithelkarzinoms aufgefaßt. Hervorzuheben ist bei diesem Tumortyp seine hervorragende Strahlen- und Chemotherapiesensibilität.

Für das **Transitionalzellkarzinom** gilt Ähnliches. Der Tumor unterscheidet sich vom Lymphoepitheliom vor allem dadurch, daß die Zellen in dichteren membranförmigen Verbänden gelagert und gegen das lymphatische Gewebe gut abgegrenzt sind. Die Zellen sind durchschnittlich kleiner als beim Lymphoepitheliom und weisen wie dieses nur eine geringe bis mäßige Mitoserate auf (Döhnert 1977).

Das **anaplastische bzw. entdifferenzierte Karzinom** zeigt nur noch andeutungsweise Ansätze zur Ausbildung von plattenepithelialen Strukturen. Dieser Tumortyp zeichnet sich durch ein besonders aggressives, in manchen Fällen sogar foudroyantes Tumorwachstum aus, so daß gerade bei diesen Tumoren möglichst rasch eine adäquate antineoplastische Therapie in die Wege geleitet werden muß.

Der nächsthäufige Tumor ist sicherlich das **maligne Lymphom,** das bei einigen Autoren bis zu 37% relativer Häufigkeit angegeben wird (Bockmühl u. Herold 1967). Charakteristisch ist die Lokalisation im Bereich der Tonsillenregion und des Zungengrundes, also in der Nähe der lymphatischen Strukturen des Waldeyerschen Rachenringes. Nach Ennuyer und Bataini (1973) liegen die Gaumentonsillen mit 58% in der Befallshäufigkeit vorne. Dann folgt der Nasenrachenraum mit 23% und der Zungengrund mit 7% relativer Häufigkeit.

In Europa stellen die Non-Hodgkin-Lymphome des Waldeyerschen Rachenringes 30–50% aller malignen Non-Hodgkin-Lymphome, in den USA jedoch lediglich 7–12%. Somit stellt der Waldeyersche Rachenring zusammen mit den malignen Lymphomen des Magens die größte Zahl der extranodalen malignen Lymphome.

Eine weitere Gruppe von Malignomen stellen die **Tumoren der kleinen Speicheldrüsen** dar, über die in jüngster Zeit Weber et al. (1989) berichtet haben.

Aufgrund ihrer Seltenheit sind die **malignen Melanome** der Mund- und Wangenschleimhäute differentialdiagnostisch weniger bedeutend. Nichtsdestotrotz muß bei Vorliegen von charakteristisch gefärbten Läsionen im Mundhöhlenbereich an ein malignes Melanom der Schleimhäute gedacht werden.

# 6 Lokalisation und Klassifikation der Mundhöhlen- und Oropharynxkarzinome

Neben der Lokalisation und dem *Tumorstadium bzw. der TNM-Klassifikation* hat auch das histopathologische Grading bei der Diagnose und Behandlung maligner Tumoren wesentliche Bedeutung (s. auch Kap. 10).

## 6.1 Lokalisation

Die Mundhöhle und der Oropharynx werden nach der derzeit gültigen Form der UICC-Klassifikation in folgende anatomische Bezirke eingeteilt:

**Anatomische Bezirke und Unterbezirke**

**Mundhöhle**
1. Mundschleimhaut
   a) Schleimhaut der Ober- und Unterlippe (140.3, 4)
   b) Wangenschleimhaut (145.0)
   c) Retromolargegend (145.6)
   d) Sulcus buccomandibularis und -maxillaris (145.1)
2. Oberer Alveolarfortsatz und Gingiva (143.0)
3. Unterer Alveolarfortsatz und Gingiva (143.1)
4. Harter Gaumen (145.2)
5. Zunge
   a) Zungenrücken und Zungenrand vor den Papillae vallatae (vordere zwei Drittel) (141.1, 141.2)
   b) Zungenunterseite (141.3)
6. Mundboden (144)

**Mundrachen**
1. Vorderwand (glosso-epiglottisches Areal)
   a) Zunge hinter den Papillae circumvallatae (Zungengrund oder hinteres Drittel) (141.0)
   b) Vallecula (146.3)
2. Seitenwand (146.6)
   a) Tonsillen (146.0)
   b) Tonsillarfurche (146.1) und Gaumenbögen (146.2)
   c) Glossotonsillarfurche (146.2)
3. Hinterwand (146.7)
4. Obere Wand
   a) Vorderfläche des weichen Gaumens (145.3)
   b) Uvula (145.4)

## Regionäre Lymphknoten

Regionäre Lymphknoten sind die Halslymphknoten.

## 6.2 Klassifikation

### T = Primärtumor

TX　Primärtumor kann nicht beurteilt werden.

T0　Kein Anhalt für Primärtumor.

Tis　Carcinoma in situ.

T1　Tumor 2 cm oder weniger in größter Ausdehnung.

T2　Tumor mehr als 2 cm, aber nicht mehr als 4 cm in größter Ausdehnung.

T3　Tumor mehr als 4 cm in größter Ausdehnung.

T4　Lippe:　　　Tumor infiltriert Nachbarstrukturen wie kortikalen Knochen, Zunge oder Halshaut.

　　Mundhöhle:　Tumor infiltriert Nachbarstrukturen wie kortikalen Knochen, Außen-(Skelett-)muskel der Zunge, Kieferhöhle oder Haut.

### N = Regionäre Lymphknoten

Die Definitionen der N-Kategorien für alle Kopf- und Halsbezirke außer der Schilddrüse sind:

NX　Regionäre Lymphknoten können nicht beurteilt werden.

N0　Keine regionären Lymphknotenmetastasen.

N1　Metastase in solitärem ipsilateralen Lymphknoten, 3 cm oder weniger in größter Ausdehnung.

N2　Metastase in solitärem ipsilateralen Lymphknoten, mehr als 3 cm, aber nicht mehr als 6 cm in größter Ausdehnung, oder in multiplen ipsilateralen Lymphknoten, keine mehr als 6 cm in größter Ausdehnung, oder in bilateralen oder kontralateralen Lymphknoten, keine mehr als 6 cm in größter Ausdehnung.

N2a　Metastase in solitärem ipsilateralen Lymphknoten, mehr als 3 cm, aber nicht mehr als 6 cm in größter Ausdehnung.

N2b　Metastasen in multiplen ipsilateralen Lymphknoten, keine mehr als 6 cm in größter Ausdehnung.

N2c　Metastasen in bilateralen oder kontralateralen Lymphknoten, keine mehr als 6 cm in größter Ausdehnung.

N3　Metastase(n) in Lymphknoten, mehr als 6 cm in größter Ausdehnung.

### M = Fernmetastasen

Die Definitionen der M-Kategorien für alle Kopf- und Halsregionen sind:

MX　Das Vorliegen von Fernmetastasen kann nicht beurteilt werden.

M0　Keine Fernmetastasen.

M1　Fernmetastasen.

Die Kategorie M1 kann wie folgt spezifiziert werden:

| Lunge | PUL | Knochenmark | MAR |
|---|---|---|---|
| Knochen | OSS | Pleura | PLE |
| Leber | HEP | Peritoneum | PER |
| Hirn | BRA | Haut | SKI |
| Lymphknoten | LYM | Andere Organe | OTH |

**pTNM = Pathologische Klassifikation**

Die pT-, pN- und pM-Kategorien entsprechen den T-, N- und M-Kategorien.

Die TNM-Klassifikation der Mundhöhlen- und der Oropharynxkarzinome kann durchaus synoptisch für beide Bezirke betrachtet werden, da die TNM-Stadien absolut vergleichbar sind, besonders dann, wenn man für das Stadium T4 die Definition der Kurzfassung „Infiltration von Nachbarstrukturen" benutzt. Die Klassifizierung des N-Status, d. h. der regionären Lymphknoten, sowie des M-Stadiums der Fernmetastasen, aber auch die P TNM-Klassifikationen sind bei beiden Lokalisationen ebenfalls gleich. Das gleiche trifft auf die Stadiengruppierung zu, die im folgenden dem TNM-Stadium gegenübergestellt werden soll (Tabelle 1).

**Tabelle 1.** Stadiengruppierung im Vergleich zur TNM-Klassifikation

| Stadium 0   | Tis     | N0     | M0 |
|-------------|---------|--------|----|
| Stadium I   | T1      | N0     | M0 |
| Stadium II  | T2      | N0     | M0 |
| Stadium III | T3      | N0     | M0 |
|             | T1      | N1     | M0 |
|             | T2      | N1     | M0 |
|             | T3      | N1     | M0 |
| Stadium IV  | T4      | N0, N1 | M0 |
|             | jedes T | N2, N3 | M0 |
|             | Jedes T | jedes N | M1 |

## 6.3 Histopathologisches Grading

Das histopathologische Grading nach Broders bzw. nach UICC-Norm ist ein äußerst wertvoller Parameter, der zur Beurteilung der Prognose des Therapieerfolges und des Therapiemodus unbedingt beachtet werden muß. Seit Broders (1926) wissen wir, daß es hochdifferenzierte, im englischen Sprachgebrauch „low grade"-Karzinome, sowie Tumoren mit mittleren und schlechtem Differenzierungsgrad gibt bis hin zum undifferenzierten anaplastischen Karzinom. Die schlecht differenzierten und undifferenzierten Karzinome werden im englischen Sprachgebrauch auch als sog. „high grade"-Tumoren bezeichnet. Nachfolgend die zur Zeit gültige Form des histopathologischen Gradings der UICC:

**G: Histopathologisches Grading**
GX Differenzierungsgrad kann nicht bestimmt werden.
G1 Gut differenziert,
G2 Mäßig differenziert,
G3 Schlecht differenziert,
G4 Undifferenziert.

In der Tat scheinen für die sog. „high grade"-Karzinome andere Spielregeln zu gelten als für die übrigen besser differenzierten Tumoren der Mundhöhle und des Oropharynx. Auf diese Tatsache wiesen in letzter Zeit u. a. Bansberg et al. (1988) in einer groß angelegten Untersuchung der „high grade"-Karzinome der Mundhöhle hin. Es zeigte sich nämlich, daß nicht nur die Metastasierungs- und Rezidivquote bei diesen Tumoren wesentlich schlechter als bei den hochdifferenzierten Tumoren war, sondern daß auch die Überlebenskurven nach Kaplan-Meyer sowie die 2- und 5-Jahresüberlebensrate gegenüber den anderen Tumorgraden deutlich verschlechtert waren. Als Schlußfolgerung aus ihrer Untersuchung empfahlen die Autoren, prinzipiell ein kombiniertes chirurgisches und radiotherapeutisches Vorgehen anzuwenden.

## 7 Diagnostik und Befunderhebung

### 7.1 Diagnose

Die Diagnose eines Mundhöhlen- oder Oropharynxkarzinoms basiert im allgemeinen auf einer eingehenden Anamnese, der Erhebung des Inspektions- und Palpationsbefundes sowie vor allem einer möglichst frühzeitig durchzuführenden Probeexcision in Lokalanästhesie. Auf den ersten Blick erscheint die Diagnosestellung bei diesen Tumoren aufgrund ihrer besonders augenfälligen Lokalisation, zumindest was die Mundhöhlenkarzinome anbetrifft, einfach. Bei näherer Betrachtung fällt jedoch auf, daß ausgerechnet bei diesen Tumorlokalisationen die Diagnose häufig erst relativ spät bei weit fortgeschrittenen Tumorstadien gestellt wird. Es ist gar nicht selten, daß *diese Tumoren trotz ärztlicher Untersuchung solange unerkannt bleiben können, bis sie inkurable Dimensionen angenommen haben.*

Die Ursachen liegen nicht selten beim Patienten selbst, da er, wie der Lippenkarzinomträger, vom psychotypologischen Standpunkt her im allgemeinen ein indolenter Typ ist, der versuchen wird, die Möglichkeit einer malignen Erkrankung schnell zu verdrängen (Schedler u. Federspil 1988). Verniedlichte der Arzt bei der Erstuntersuchung den Befund oder gebrauchte er gar den Ausdruck „gutartig" oder „nicht bösartig", so ist dies für den Patienten ein weiterer Aufhänger, an dem er sich festklammert. Ein zusätzlicher wichtiger Punkt ist die Tatsache, daß gerade die **Zungenkarzinome** häufig nicht nur ein *geschwüriges Wachstum* zeigen, sondern auch äußerst *schmerzhaft* sind. Beide Faktoren können sowohl den untersuchenden Arzt als auch den Patienten zu der falschen Annahme verleiten, es könne sich lediglich um eine ulzerative Entzündung der Mundschleimhaut handeln. Auf die dann im allgemeinen erfolgende topische Behandlung, besonders aber auf eine Antibiotikagabe, kann es u. U. durchaus zu kurzfristigen leichten Besserungen insbesondere der Schmerzen kommen, was dann als weiteres Indiz dafür genommen wird, daß es sich nicht um eine maligne Erkrankung handele. In der Tat konnten wir in unserem eigenen Krankengut nachvollziehen, daß Patienten mit klinisch eindeutigen Halslymphknotenmetastasen bei Zungenkarzinomen anamnestisch angaben, daß sowohl der Lokalbefund als auch die Lymphknoten am Hals sich unter systemischer antibiotischer Gabe deutlich gebessert hätten.

Aus Obengesagtem muß folgender Schluß gezogen werden: **Jedes nicht spontan heilende Geschwür an der Zunge muß solange als Karzinom betrachtet werden, bis das Gegenteil durch eine repräsentative Probeexzision bewiesen ist.** Da die Symptomatologie der Mundhöhle, jedoch besonders auch der Oropharynxtumoren anfangs uncharakteristisch ist, kommt es nach unserer Erfahrung häufig zu einer *Verzögerung von etwa 4−6 Monaten zwischen dem Auftreten der ersten Beschwerden und der Diagnosestellung.* Meistens ist diese Verzögerung auf die Gleichgültigkeit, Unkenntnis oder Indolenz des Patienten zurückzuführen. In der Regel handelt es sich bei unseren Tumorpatienten bekanntermaßen um starke Raucher mit im allgemeinen erhöhtem Alkoholkonsum. Wie beim Lungenkarzinom besteht auch bei diesen Tumoren im Durchschnitt ein deutliches soziales Gefälle im Vergleich zu Trägern mit Karzinomen anderer Körperregionen. Die Untersuchungen von Pape (1972) konnten zeigen, daß infolge einer falschen bzw. nicht gestellten Diagnose durch den Arzt oder Zahnarzt sich eine zusätzliche Verzögerungszeit von durchschnittlich 2 Monaten bei diesen Tumoren ergibt. Spiessl (1962) konnte eine iatrogene Verzögerung infolge diagnostischer Unsicherheit bei 46% seiner Patienten feststellen.


## 7.2 Symptomatologie

Die *Frühsymptomatik* der Mundhöhlen- und Oropharynxkarzinome ist verschieden. Beim Mundhöhlenkarzinom bemerken die Patienten meist zuerst die schmerzhaften Veränderungen an der Zunge oder im Mund. Seltener ist ein vergrößerter Lymphknoten das Anfangssymptom. Als weitere Beschwerden treten Schmerzen beim Kauen und Sprechen auf. Es kann zu vermehrtem Speichelfluß oder zur Blutung aus dem Tumor bei mechanischer Belastung kommen. Bewegungseinschränkungen der Zunge, Fötor sowie Otalgien, welche auf eine Beteiligung des N. lingualis zurückzuführen sind, und vom Ganglion semilunare über den N. auriculotemporalis zum Trommelfell und äußeren Gehörgang geleitet werden, sind bereits *Zeichen eines fortgeschrittenen Tumorstadiums.* Beim Tonsillen-, Zungengrund- und Pharynxkarzinom treten in 60−80% geringfügige lokale Beschwerden (Kratzen im Hals) als *Erstsymptom* auf (Rudert 1983). Beschwerden bei der Nahrungsaufnahme in Form von Schluckschmerzen und Otalgien treten im allgemeinen erst später als bei den Mundhöhlenkarzinomen auf und weisen ebenfalls auf ein fortge-

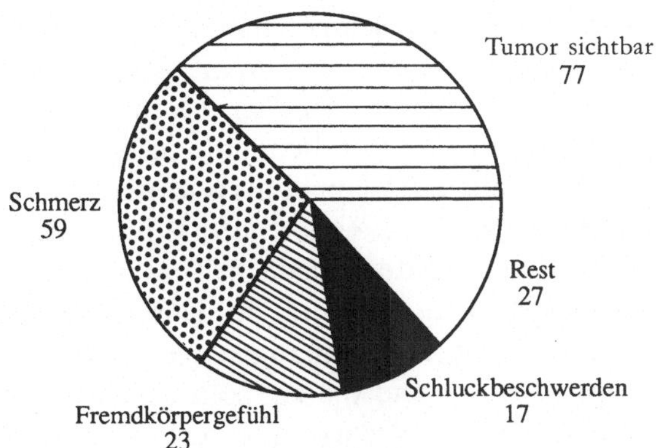


**Abb. 1.** Tumorsymptomatik der Mundhöhle

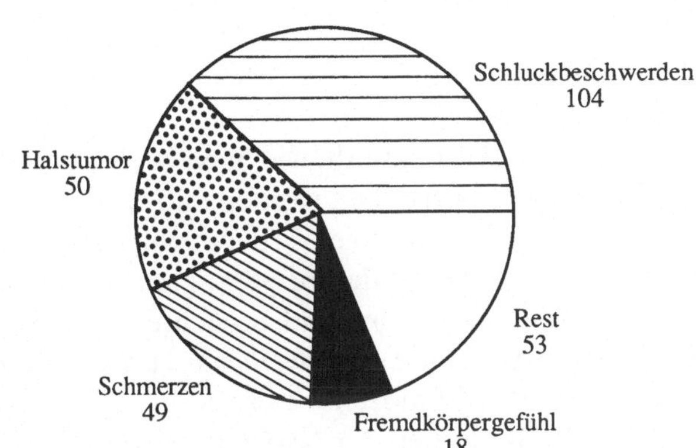


**Abb. 2.** Tumorsymptomatik des Oropharynx

schrittenes Tumorstadium hin. Bei dieser Lokalisation werden die *Ohren-schmerzen* durch die neurale Verbindung zwischen dem N. glossopharyngeus über das Ganglion petrosum zum N. tympanicus über die sog. Jacobsonsche Anastomose erklärt. Vergrößerte *Halslymphknoten* treten bei beiden Lokalisationen etwa gleich häufig in einer Prozentzahl von ca. 15–30% als Erstsymptome auf. Wegen der zahlreichen Schmerzrezeptoren werden Gaumentumoren im allgemeinen früher als Tonsillen- und Zungengrundtumoren bemerkt (Abb. 1 u. 2).

Kaufmann und Mitarbeiter (1980) gaben für die Symptomatologie der Oropharynxkarzinome folgende Häufigkeiten der einzelnen Symptome an:

| | |
|---|---|
| „Rauher Hals (Sore throat)“ | 57% |
| Dysphagie mit Schluckschmerzen | 37% |
| Vergrößerte Halslymphknoten | 35% |
| Rascher Gewichtsverlust | 25% |
| Für den Patienten sichtbarer Tumor | 22% |
| Intraoraler Schmerz | 18% |
| Otalgien | 18% |

Wichtig ist die statistisch gesicherte Feststellung, daß keine Korrelation zwischen Symptomdauer (Versäumnis des Patienten) und Tumorstadium besteht. Die Patienten des *Stadium I* hatten in 40% der Fälle ihre Symptome länger als **6 Monate** vor Behandlungsbeginn, während unter den *Stadium IV-Patienten* nur 20% länger als 6 Monate gewartet hatten, bevor sie sich in Behandlung begaben. Rudert (1983) interpretiert diese Feststellung dahingehend, daß die „Unterschiede im Tumorstadium mehr von Unterschieden in der biologischen Aggressivität des Tumors als vom Versäumnis der Patienten, den Arzt aufzusuchen, abhängen". Er stellt fest: „Falls diese Beobachtung bestätigt wird, so sind die zur Zeit sehr propagierten Früherkennungsprogramme der Krebsvorsorgeuntersuchungen im HNO-Fachgebiet wenig geeignet, die Heilungsergebnisse zu verbessern."

## 7.3 Befunderhebung

Der klinische Befund muß, wie oben bereits erwähnt, *sowohl inspektorisch als auch palpatorisch* erhoben werden und wird zusammen mit der Anamnese im Regelfalle eine eindeutige Verdachtsdiagnose ergeben. Wie andere Autoren empfehlen wir, wegen der ausgeprägten Begleitentzündung zur besseren Abgrenzbarkeit des Tumors und Erleichterung der Diagnostik und Behandlung eine *antibiotische und abschwellende Vorbehandlung* dieser fast immer bakteriell besiedelten Tumoren durchzuführen.

Eine Besonderheit der **oropharyngealen Tumoren** ist, daß sich die Patienten bei der Diagnosestellung signifikant häufiger als bei den Mundhöhlenkarzinomen in weit fortgeschrittenen Stadien befinden. Bei bis zu 60% können bereits palpable Halslymphknoten nachgewiesen werden.

## 7.4 Spezielle diagnostische Maßnahmen

Die diagnostischen Maßnahmen zur Beurteilung des Primärtumors hängen ganz wesentlich von der Größe und vom klinischen Erscheinungsbild desselben ab.

Bei Fehlen eines Primärbefundes, also Halslymphknotenmetastasen mit unbekanntem Primum sowie bei leukoplakischen Veränderungen der Mundschleimhäute hat sich die **Intravitalanfärbung mit Toluidinblau** als hervorragende diagnostische Maßnahme zur Erkennung dieser frühen Tumorstadien erwiesen, darauf wies in letzter Zeit Eliezri (1988) hin.

Dieser einfach durchzuführende Test geht ursprünglich auf den Gynäkologen Richart (1963) zurück. Er hat sich jedoch auch besonders im Bereich der Mundschleimhäute bewährt, was besonders durch die Untersuchungen von Mashberg (1980) sowie durch die älteren Untersuchungen von Shedd et al. (1967) nachgewiesen werden konnte.

Toluidinblau ist ein azidophiles metachromatisches Färbungsmittel für Nuklein-säuren. Es wird in jedem Gewebe, das einen hohen Anteil an nukleären Elementen und zytoplasmatischer RNS enthält, angereichert. Somit ist es *keine spezifische Fär-bung für Krebszellen.* Dennoch ist die Sensitivität des Toluidinblau hoch und ergibt zusammen mit der Anamnese, dem Lokalbefund und der Verdachtsdiagnose einen eindeutigen Hinweis auf die Dignität der angefärbten Veränderungen.

*Aufbringen der Lösung:*

Die ersten Schritte sollen die der Mukosa anhaftenden Schleim- und Epithelbeläge entfernen helfen.
1. Der Patient gurgelt mit warmem Wasser für etwa 20 Sekunden.
2. Anschließend gurgelt der Patient mit 1%iger Essigsäurelösung 20 Sekunden.
3. Die zu untersuchenden Areale werden vorsichtig, aber sorgfältig mit Tupfern oder großen Watteträgern soweit getrocknet, daß eine ausreichende Haftung der Tolui-dinblaulösung ermöglicht wird. Wichtig ist bei diesem Schritt, nicht die Mukosa mit dem Tupfer zu abradieren, da dies die Ergebnisse verfälschen kann.
4. Die 1%ige Toluidinblaulösung wird auf die Läsion sowie auf die benachbarten Schleimhautareale aufgetragen und kurz einwirken gelassen.
5. Der Patient gurgelt noch einmal mit 1%iger Essigsäurelösung, um sämtliche noch nicht zellgebundenen Färbereste zu entfernen.
6. Eine Minute Gurgeln mit Wasser.
7. Erneutes Trocknen der gefärbten Region.

Die *Interpretation des Tests* ist denkbar einfach. Zunächst muß beachtet werden, daß sich die meisten epithelialen Oberflächen nach der ersten Tolui-dinblauapplikation anfärben. Allerdings kommt es nach Spülung mit Essig-säurelösung zum Ablösen des Toluidinblaus von den normalen Schleimhäu-ten. Lediglich die färbepositiven Areale, die im allgemeinen präkanzerösen Veränderungen entsprechen, bleiben angefärbt. Die Färbung ist dann positiv, wenn eine gleichmäßig kräftige dunkle Färbung erreicht wurde oder eine ausgeprägte fleckige Färbung der Schleimhaut festzustellen ist. Der Test ist negativ, wenn die Färbung durch das Gurgeln mit Essigsäurelösung und Wasser entfernt werden kann. Falls leichtgefärbte Areale bestehen bleiben, so wird mit einem mit der Essigsäurelösung getränkten Watteträger noch einmal zart über die entsprechenden Schleimhautareale gestrichen. Kommt es dabei zur Entfärbung, so ist der Test eindeutig negativ.

Von enormer klinischer Bedeutung ist dieser Test deswegen, weil im allge-meinen multiple Areale der oropharyngealen Schleimhäute von *präkanzerö-sen Veränderungen* befallen sein können, die jedoch z.T. *noch nicht als Leuko-plakien sichtbar* geworden sind.

Die **Exfoliativzytologie** aus der Mundhöhle entsprechend der Papanikolaou-Klas-sifikation wird heute noch nicht allgemein als Diagnostikum anerkannt und scheitert wohl im wesentlichen an der Unerfahrenheit der meisten Ärzte mit dieser speziellen Diagnostik. Zur Zeit bestehen an unserer Klinik Bestrebungen in Zusammenarbeit mit unserer Gynäkologischen Klinik, die Relevanz solcher Exfoliativabstriche aus der Mundhöhle und von der Oberfläche von Tumoren festzustellen.

Allgemein wird die **Durchführung einer Biopsie** aus den verdächtigen Arealen als Diagnostikum der Wahl auch bei präkanzerösen Veränderungen empfohlen, zumal die Beurteilung der Epithelschichten ein wertvolles Dignitätskriterium darstellt. Die Problematik liegt hier jedoch im wesentlichen darin, daß sich ohne eine Toluidinblaufärbung nicht alle präkanzerös veränderten Schleimhautareale makroskopisch darstellen. Bei fortgeschrittenen bzw. manifesten Tumorleiden muß ohnehin als erste diagnostische Maßnahme die Biopsie aus dem tumorverdächtigen bzw. tumortragenden Areal in Lokalanästhesie erfolgen.

In letzter Zeit haben sich auch neuere Gesichtspunkte einer serologischen Tumordiagnostik ergeben, wobei hier als erstes das sog. Squamous cell carcinoma-Antigen (SCC-Antigen) genannt werden muß. Die diagnostische Wertigkeit des SCC-Antigens ist bis zum heutigen Tage allerdings noch umstritten.

## 7.5 Bildgebende Verfahren

Weitere wichtige diagnostische Hilfsmittel sind die B-Scan-Ultraschalldiagnostik und die Computertomographie im Kopf- und Halsbereich, welche in den letzten Jahren durch die Kernspintomographie ergänzt wurden.

Von besonderer Wichtigkeit ist neben der prätherapeutischen vor allem die posttherapeutische Ultraschalldiagnostik im Kopf- und Halsbereich.

Besonders zum Nachweis und der Beurteilung von Halslymphknotenmetastasen hat sich die **Ultrasonographie** auch an unserer Klinik als ein Diagnostikum von allerhöchstem Wert erwiesen. Routinemäßig führen wir bei allen unseren Tumorpatienten im Rahmen des prätherapeutischen Stagings die Erhebung eines ultrasonographischen Lymphknotenstatus durch. Im eigenen Krankengut ergeben sich für über 80% der Tumorpatienten hieraus therapeutische Konsequenzen, vor allen Dingen was die Indikationsstellung zu operativen Maßnahmen anbetrifft.

Aufgrund ihrer hohen Sensitivität bei geringer Spezifität wird der Wert der Ultraschalldiagnostik im Kopf- und Halsbereich zur Zeit noch kontrovers beurteilt. Wir können jedoch aus unserer Erfahrung die neueren Untersuchungsergebnisse von Heppt et al. (1989) bestätigen, die die herausragende Rolle der Ultraschalldiagnostik beweisen konnten. Die Ultrasonographie des Halses ist ein real time-Verfahren, das schnell und problemlos fast zu jeder Zeit durchführbar ist[1]. Die prinzipbedingten Nachteile dieses Verfahrens, die, wie oben erwähnt, in der geringen Spezifität bei hoher Sensitivität liegen, sind in der Hand eines erfahrenen Untersuchers als relativ unbedeutend einzustufen, wenn eine eindeutige Fragestellung und eine entsprechende Anamnese vorhanden sind. Aufgrund der hohen Sensitivität können höchstens

---

[1] Siehe auch Beitrag Ganz, S. 161

falschpositive Befunde erhoben werden, was letzten Endes nicht als so ungünstig eingestuft werden muß, als wenn es umgekehrt wäre. Immerhin lassen sich mit Ultraschall, aber auch mit dem CT, je nach Lage und Struktur Lymphknoten bereits ab einem Durchmesser von 2–3 mm erkennen. Bei der Kernspintomographie liegt die Nachweisgrenze heute bei ca. 8–10 mm. Die Palpation des Halses erbringt lokalisationsabhängig eine Nachweisgrenze bei 10–15 mm Durchmesser.

Was den *Primärtumor* angeht, so zeigt sich hier natürlich die deutliche Überlegenheit des **Computertomogramms** besonders in den Bereichen, wo es zu einem Mitbefall des Knochens gekommen ist. Die **Kernspintomographie** bleibt speziellen Fragestellungen, insbesondere der Ausdehnungsbestimmung im Weichteilgewebe vorbehalten. Die Ultraschalldiagnostik bringt lediglich bei Tumoren des *Mundbodens* zufriedenstellende Ergebnisse. Bei den übrigen Lokalisationen im Bereich der Mundhöhle und des Oropharynx ist sie praktisch wertlos.

## 8 Differentialdiagnose

Die Differentialdiagnose der Karzinome der Mundhöhlen- und Oropharynxregion kann relativ kurz abgehandelt werden, da *benigne Tumoren in diesem Bereich eher selten sind.*

Relativ häufig finden sich **Gefäßtumoren im Bereich der Zunge.** Histologisch handelt es sich dabei meistens um Hämangiome. Unterschieden werden kapilläre, kavernöse und gemischt kapillär-kavernöse Hämangiome. Das klinische Bild der Hämangiome ist vielgestaltig. Sie können als kleine Flecken oder Knötchen im Bereich der Zungenoberfläche auftreten oder sich als knotige Tumoren weit in die Muskulatur ausbreiten. Kommt es bedingt durch die Erkrankung zur Makroglossie, so können sekundär Ulzerationen, Blutungen und Infektionen mit Schluck-, Sprech- und evtl. Atembehinderung auftreten wie bei den Mundhöhlenmalignomen. Trotzdem kann aufgrund des charakteristischen Erscheinungsbildes die Diagnose im allgemeinen problemlos gestellt werden.

Für das **Lymphangiom** gilt im Prinzip das für das Hämangiom der Zunge Gesagte. Eine Sonderform ist das zystische Hygrom (Hygroma cysticum), das histologisch identisch mit dem Lymphangiom ist. Es handelt sich hierbei um eine mit Lymphe gefüllte Retentionszyste, welche vor allen Dingen im Bereich des Mundbodens lokalisiert ist.

Häufiger im Bereich von Mundboden und Zunge auftretende Veränderungen stellen die **Papillome** dar, die breitbasig oder gestielt häufig unter der Zungenspitze und im angrenzenden Mundboden sowie am weichen Gaumen auftreten können. Obwohl sie aufgrund ihres typischen Aussehens kaum mit einem Karzinom verwechselt werden können, empfiehlt sich die Abtragung und histologische Untersuchung, da insbesondere bei älteren Patienten die Möglichkeit der malignen Entartung größer sein soll.

Weitere gutartige Tumoren sind Fibrome und Lipome, aber auch das Chondrom und Osteom, welche jedoch ausgesprochene Raritäten darstellen. Im Bereich der gesamten Mundhöhle können verschiedene gutartige Tumoren im Bereich der kleinen Speicheldrüsen vorkommen, die im Prinzip den benignen Tumoren der großen Speicheldrüsen entsprechen und hier nicht näher dargestellt werden sollen.

Eine klinische Besonderheit stellt die sog. **Zungengrundstruma** dar, bei der es sich um eine Entwicklungsanomalie der Schilddrüse handelt. Klinisch bedeutsam ist die Zungengrundstruma wegen ihrer ausgesprochen starken Blutungsneigung, die nach einem vorausgegangenen Wachstumsschub besonders ausgeprägt ist.


## 9 Therapie

Die Therapie der Mundhöhlen- und Oropharynxkarzinome richtet sich in erster Linie nach dem TNM-Status bzw. dem *Tumorstadium*. Weitere wichtige Faktoren sind der *Karnowski-Leistungsstatus* sowie der *Ernährungszustand* des Patienten. Letzterer ist klinisch von besonderer Bedeutung, da bis zu ⅔ der Tumorpatienten in fortgeschrittenen Stadien der Erkrankung bei stationärer Aufnahme an einer Mangelernährung leiden.

Bei operierten Tumorpatienten muß das sog. „**Postaggressionssyndrom**", das wohl als Bestandteil des Selyeschen Adaptionssyndroms gesehen werden muß, mit in das Kalkül einbezogen werden. Operative Interventionen verursachen oder fördern eine katabole Stoffwechsellage und verstärken hierdurch bei inadäquater Ernährung eine bereits vorher existierende Mangelernährung. Konsequent durchgeführte parenterale oder enterale Ernährung in der perioperativen Phase bewirken eine Zunahme des Körpergewichts, eine positive Stickstoffbilanz sowie den Wiederaufbau verminderter Fettdepots und reduzierter funktioneller Körpermassen.


### 9.1 Chirurgische Therapie

#### 9.1.1 Operative Therapie der Tumorstadien T1 und T2

Art und Umfang der radikalen Exstirpation des Tumors richten sich in erster Linie nach dem TNM-Status. Zur Einschätzung der Tiefenausdehnung des Primärtumors und eines Befalls der Lymphknoten sollte nach unseren Erkenntnissen neben Anamnese und sorgfältigem Tastbefund besonders bei den Tumoren des Mundbodens die *Ultraschalluntersuchung* systematisch angewandt werden.

Die **Präkanzerosen** und das **Carcinoma in situ** werden, sofern es sich um lokalisierte Läsionen handelt, im Sinne einer erweiterten Probeexzision mit einem Sicherheitsabstand von 3–5 mm entfernt. Häufig finden sich leukoplakische Veränderungen im Bereich der mechanisch belasteten Mundschleimhäute, z. B. im Okklusionsbereich. Diese planen Leukoplakien sind in aller Regel benigne und können zunächst beobachtet werden. Leukoplakien an mechanisch nicht belasteten Stellen der Mund- und Oropharynxschleimhäute sind immer malignomverdächtig.

**Tumoren des Stadium T1** werden, sofern dies möglich ist, mit einem Sicherheitsabstand von 1 cm im Gesunden exstirpiert. Dies ist insbesondere bei den häufigen Zungenrandkarzinomen, aber auch bei den gut zugänglichen Tumoren des vorderen Mundbodens, im allgemeinen problemlos möglich. Schwieriger ist die Situation nahe dem Unterkieferknochen und im Bereich der Umschlagfalten.

Die **Tonsillenkarzinome** und **Tumoren des vorderen Gaumenbogens** der Stadien T1 und T2 werden durch die Tumortonsillektomie enoral exstirpiert. Auch hier sollte die Resektion in vivo 1 cm im Gesunden erfolgen. Ähnliches trifft auf die Tumoren des weichen Gaumens zu, welche sich ebenfalls sehr gut am hängenden Kopf exstirpieren lassen.

Die **Karzinome der bukkalen Mukosa** und des Trigonum retromolare haben manchmal die Tendenz, sich eher flächenhaft und weniger in die Tiefe auszubreiten. Diese Tumoren sind durch den normalen TNM-Status nicht korrekt zu erfassen, da sie manches Mal als rein oberflächliche Tumoren bereits über 4 cm in der größten Ausdehnung einnehmen. Ein Tumorstadium T3 kann in diesen Fällen trotzdem nicht angenommen werden, da diese oberflächlichen Tumoren bei adäquater chirurgischer Therapie eine ausgezeichnete Prognose haben. Hier ist die Intravitalfärbung mit Toluidinblau besonders wichtig, um sämtliche Tumorausläufer und evtl. weitere Tumorzellnester zu erkennen. Die radikale Exstirpation, die ebenfalls 1 cm im Gesunden erfolgen soll, hinterläßt größere Schleimhautdefekte, die möglichst plastisch z. B. durch Rotationsschwenklappen verschlossen oder zumindest verkleinert werden sollen. Eine Nachbestrahlung dieser oberflächlichen Tumoren ist obligat.

Eine wesentlich ungünstigere Prognose haben die **T1- und T2-Tumoren des Zungengrundes.** Hier sollte auf jeden Fall bei lateral gelegenen Läsionen eine partielle laterale Glossektomie erfolgen. Breitet sich der Tumor auch noch im Bereich der Zungengrundtonsille aus, so ist es auch für den Erfahrenen manchmal schwer, zwischen Tumorgewebe und lymphatischem Gewebe zu unterscheiden. Obligat ist hier die Lymphknotendissektion beiderseits.

### 9.1.2 Operative Therapie der Tumorstadien T3 und T4

Seit der Einführung der *muskelgestielten Insellappen* und der Möglichkeiten der mikrochirurgischen freien Lappentransplantation bzw. Darminterposi-

tion werden in zunehmendem Maße auch fortgeschrittene Tumorleiden, die
vor einigen Jahren als inoperabel galten, einer chirurgischen Therapie zugeführt. Eine hervorragende Bedeutung messen wir in diesem Zusammenhang
der Einführung des myopektoralen Insellappens zu, der an unserer Klinik
als Therapie der Wahl zur Defektdeckung großer tumorbedingter Resektionen im Bereich von Mundhöhle und Mundrachen betrachtet wird. Seit Einführung der Lappentechnik an unserer Klinik im Jahre 1979 hat sich die
Operationsfrequenz der Tumorstadien T3 und T4 bei uns fast verdreifacht
(Abb. 3–6).

Durch diese groß angelegten chirurgischen Resektionen gelingt es im
allgemeinen, das Tumorleiden lokal zu kontrollieren; trotzdem ist der an-

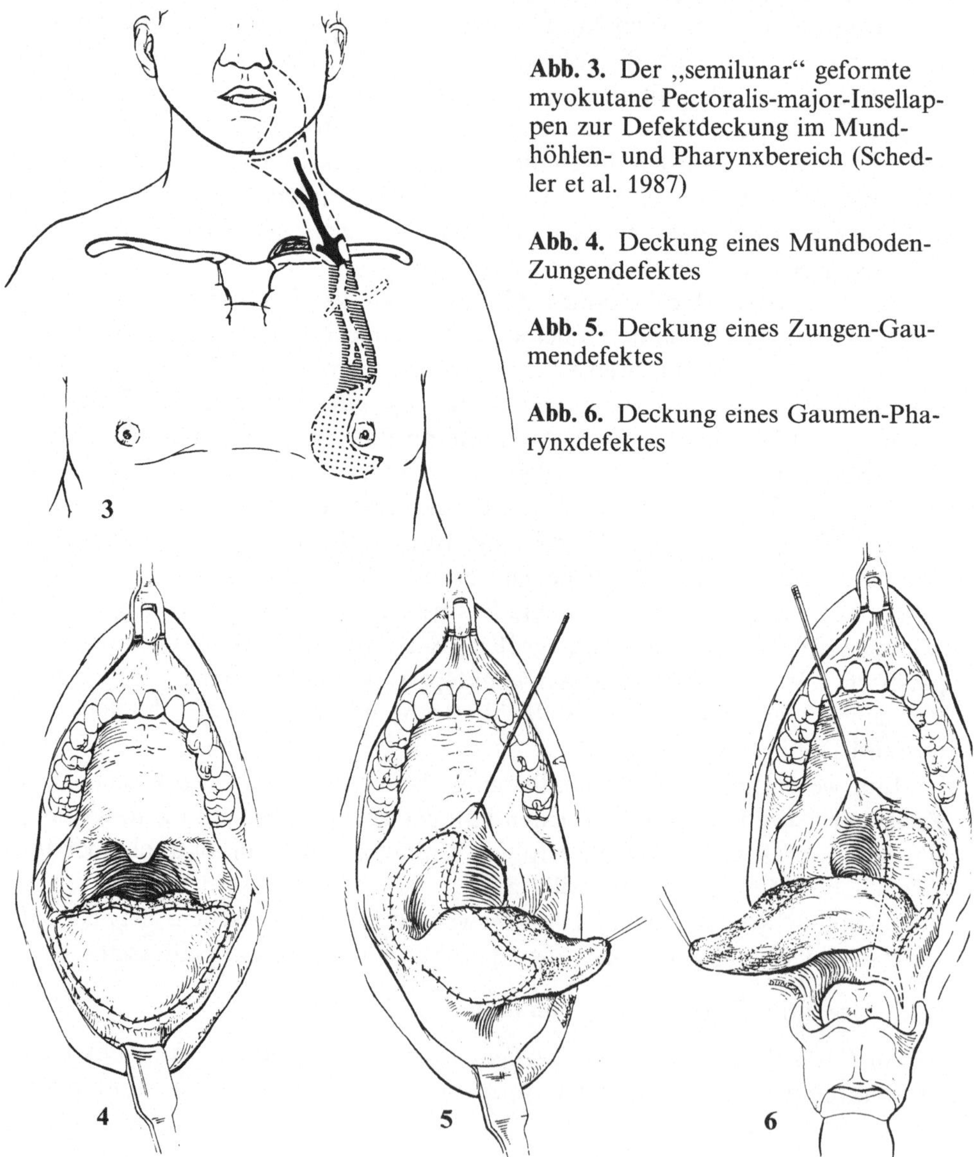

**Abb. 3.** Der „semilunar" geformte
myokutane Pectoralis-major-Insellap-
pen zur Defektdeckung im Mund-
höhlen- und Pharynxbereich (Schedler et al. 1987)

**Abb. 4.** Deckung eines Mundboden-
Zungendefektes

**Abb. 5.** Deckung eines Zungen-Gau-
mendefektes

**Abb. 6.** Deckung eines Gaumen-Pha-
rynxdefektes

fänglichen Euphorie mittlerweile eine gewisse Ernüchterung gefolgt, denn die Drei- und Fünfjahresheilungsquoten unserer Patienten ließen sich auch durch diese großen Eingriffe leider nicht signifikant verbessern.

### 9.1.3 Die Bedeutung des Lymphknotenstatus

Fast alle Autoren sind sich einig, daß auch bei den frühen Tumorstadien im Bereich der Mundhöhle eine einseitige suprahyoidale Lymphknotenausräumung der Tumorseite zu erfolgen hat. Bei medial gelegener Lokalisation muß auch bereits beim Tumorstadium T1N0 eine beidseitige Ausräumung erfolgen. Bei Tumoren der Bukkalregion im Stadium T1 und T2 könnte am ehesten auf die Lymphknotendissektion verzichtet werden.

Bei rostral gelegenen Läsionen im Bereich der **Zunge** und des **Mundbodens** der Stadien T1 und T2 reicht die ein- oder beidseitige suprahyoidale Lymphknotenausräumung bei klinisch negativem Lymphknotenbefall aus. Beim Befall des Zungengrundes bzw. des übrigen Oropharynx soll in jedem Fall, auch beim Stadium T1 bereits, die ipsilaterale konservative Neck dissection und kontralaterale funktionelle Neck dissection durchgeführt werden.

Bei den Tumorstadien T3 und T4 ist die ipsilaterale radikale Neck dissection und kontralaterale konservative Neck dissection obligat, dies auch in den seltenen Fällen, in denen bei diesen weit fortgeschrittenen Tumorstadien weder durch Palpation noch durch Ultraschall Halslymphknoten nachgewiesen werden können.

Den ausgedehntesten Lymphknotenbefall zeigen im allgemeinen die Zungengrundkarzinome, gefolgt von den Tumoren der Pharynxseitenwand und den Tonsillenkarzinomen. Besonders wichtig erscheint es, an dieser Stelle noch einmal auf die herausragende Rolle der Ultrasonographie zur Indikationsstellung der Lymphknotendissektion im Halsbereich hinzuweisen.

## 9.2 Strahlentherapie

Eine routinemäßige postoperative Strahlentherapie erfolgt prinzipiell bei histologisch nachgewiesenem Lymphknotenbefall bei allen Tumorstadien im Bereich von Mundhöhle und Oropharynx. Bei den Tumorstadien T3 und T4 hat ungeachtet des Nodalstatus ebenfalls routinemäßig eine postoperative Radiatio zu erfolgen. Bei den oropharyngealen Karzinomen empfehlen wir, dies bereits ab dem Stadium T2 auch dann durchzuführen, wenn sich im Neck dissection-Präparat kein Lymphknotenbefall nachweisen läßt.

Weitere Indikationen zur Strahlentherapie bestehen bei inoperablen Tumoren, oder wenn der Allgemeinzustand des Patienten eine ausgedehnte Resektion nicht mehr zuläßt bzw. wenn der Patient eine operative Therapie ablehnt. Die Strahlentherapie der Wahl stellt in diesen Fällen wohl die perkutane Telegammabestrahlung des Primärtumors und der Lymphabflußgebiete dar.

## 9.3 Palliative Therapie

### 9.3.1 Kryotherapie

Die Kryotherapie kann bei Präkanzerosen bis zum mikroinvasiven Karzinom im Bereich von Zunge und Mundboden sogar die Heilung bringen. Chilla und Opaitz (1982) behandelten Präkanzerosen im Bereich der Mundhöhle vor allem im Lippenbereich ebenfalls kryochirurgisch und berichteten über einen erfolgreich behandelten Fall eines Unterlippenkarzinoms. Bei inkurablen Tumoren kann die Kältechirurgie Schmerzen und Fötor günstig beeinflussen, mehr nicht (s. auch Ganz 1972, 1976).

### 9.3.2 Chemotherapie

Die Chemotherapie hat in unserer Klinik bereits eine lange Tradition und hat in den letzten 15 Jahren zunehmend an Bedeutung gewonnen.

Von vielen Autoren wird auch heute noch die Wirksamkeit der antineoplastischen Chemotherapie bei den Kopf- und Halstumoren in Frage gestellt. Die Gründe hierfür sind ausgeprägte toxische Nebenwirkungen der angewandten Zytostatika, schlechtes Ansprechen der Primärtumoren und insbesondere der Halslymphknotenmetastasen, Verschlechterung des Allgemeinzustandes der Patienten sowie fehlende Verbesserung der Überlebensrate. Bei Durchsicht der Literatur fällt jedoch auf, daß in den allermeisten Kliniken die Chemotherapie an die letzte Stelle, als „ultima ratio" aller Therapiemaßnahmen gestellt wird. Das Immunsystem dieser Patienten liegt häufig vollständig darnieder, der Allgemein- und Ernährungszustand ist im Regelfalle extrem schlecht. Werden diese bedauernswerten Patienten nun mit einer aggressiven antineoplastischen Chemotherapie behandelt, so ist in der Tat nicht mehr damit zu rechnen, daß eine Besserung des Tumorleidens auftreten könnte. Vielmehr wird sich der Zustand dieser Patienten rasch verschlechtern, und sie werden u. U. eher an der durchgeführten Therapie als an ihrem Tumorleiden zugrunde gehen.

Wir unterscheiden die Chemotherapie nach 3 grundsätzlich verschiedenen Indikationen. Als *unterste Stufe* bezeichnen wir die **rein palliative Form der Chemotherapie** bei „ausgebrannten Patienten". Hier hat das Hauptaugenmerk des Therapeuten auf der Verbesserung der Lebensqualität und weniger auf dem Erzielen einer verlängerten Überlebenszeit zu ruhen.

Die *nächste Stufe* ist eine **palliative Chemotherapie mit „potentiell kurativem Charakter"**. In diesen Fällen handelt es sich im allgemeinen um jüngere Patienten in körperlich deutlich besserer Verfassung als die 1. Gruppe, jedoch mit weit fortgeschrittenen Tumorleiden, die bereits erfolglos vorbehandelt worden waren. Bei dieser Gruppe wird in der Hoffnung auf eine verbesserte Überlebenszeit bewußt eine vorübergehende Verminderung der Lebensqualität in Kauf genommen werden müssen.

Die Verfahrensweise ist dergestalt, daß in diesen Fällen während und nach dem 1. Chemotherapiestoß evaluiert wird, in welchem Umfang der Tumor in Remission zu bringen ist und der Patient die Therapienebenwirkungen verträgt. Je nach der Beurteilung dieser Parameter entscheidet sich, ob der Patient weiter unter potentiell kurativer Intention aggressiv chemotherapiert wird, oder ob auf einen Therapiemodus analog Gruppe 1 übergegangen wird.

Die *3.* und in unseren Augen *wichtigste Gruppe* betrifft die **primär inkurablen Tumoren,** also Fälle, bei denen weder durch Operation noch durch Bestrahlung oder ein kombiniert chirurgisches und radiotherapeutisches Vorgehen mehr eine Heilung erwartet werden kann. Diese Patienten werden nach entsprechender sorgfältiger Aufklärung über Risiken und möglichen Nutzen der aggressiven Chemotherapie, sofern es ihre körperliche Verfassung zuläßt, einer *primären hochaggressiven antineoplastischen Chemotherapie zugeführt.* So erhalten alle Patienten dieser Gruppe als initialen Therapiestoß 110– 120 mg Cisplatin pro qm, 105 mg Bleomycin Gesamtdosis pro Therapiestoß sowie Vindesinsulfat 3 mg pro qm zum Abschluß des Therapiezyklus. Während und nach dem ersten Therapiestoß wird über das Ansprechen des Tumors entschieden. Die Therapieergebnisse werden in Gruppen eingeteilt (Tabelle 2).

Unser weiteres therapeutisches Vorgehen richtet sich nach dem allgemeinen Kräftezustand des Patienten sowie nach dem erzielten Remissionsgrad. Bei Vorliegen einer Vollremission oder einer Teilremission 1. oder 2. Grades stellen wir im allgemeinen bei guter Toleranz der Chemotherapie die Indika-

**Tabelle 2**

| Remissionsgrad | Kriterien | Ergebnis |
| --- | --- | --- |
| Vollremission (TR) | Vollständiges Verschwinden aller erfaßbaren Tumorparameter | sehr gut |
| Teilremission 1. Grades (PR 90) | Subtotales Verschwinden der erfaßbaren Tumormanifestationen | gut |
| Teilremission 2. Grades (PR 50) | Deutliche Tumorreduktion auf ca. die Hälfte des Ausgangsbefundes, nur im Zusammenhang mit Rückgang weiterer Tumorparameter z. B. Schmerzen | befriedigend |
| Geringes Ansprechen (MR) | Tumorrückbildung um 50% und weniger ohne Rückbildung von Schmerzen | ausreichend |
| Wachstumsstillstand (NC) | Vorübergehend gehemmtes Tumorwachstum, keine sichtbare Tumorprogression nachweisbar | schlecht |
| Tumorprogression (TP) | Weiteres, evtl. beschleunigtes Tumorwachstum unter Therapie | sehr schlecht |

tion zum 2. Chemotherapiestoß. Bei einem geringen oder gar schlechten
Ansprechen der Chemotherapie erfolgt die unmittelbare Überführung des
Patienten in die subsequente Radiotherapie.

Der 2. Chemotherapiestoß wird unter den gleichen Evaluationskriterien
wie der erste beurteilt und analog dazu verfahren. Nach dem 3. Chemotherapiestoß erfolgt automatisch die anschließende Radiatio mit einer Ge-
samtreferenzdosis von 60 gray.


## 10 Zusammenfassung und Darstellung des Homburger Therapiekonzeptes

Ziel einer kurativen Krebstherapie ist die restlose Vernichtung aktiven Tumorgewebes und die funktionelle Wiederherstellung der betroffenen Organe.
Was die Tumorstadien I und II nach UICC angeht, so sind diese Ziele
heutzutage auch bei Mundhöhlen- und Oropharynxtumoren im Regelfalle zu
verwirklichen.

Trotz der enormen Fortschritte der klassischen Tumortherapie mit „Stahl
und Strahl", die in den letzten Jahren zu verzeichnen waren, ist die anfäng-
liche Euphorie in der Behandlung der Tumorstadien III und IV weitgehend
einer Ernüchterung gewichen. Die Gründe hierfür liegen vor allem darin, daß
trotz radikaler chirurgischer Exstirpation und anschließender Bestrahlung
unter kurativer Intention *keine statistisch signifikante Verbesserung der Fünf-
jahresheilungsquote* zu erzielen war.

Große Hoffnungen wurden auch auf die **Chemotherapie** bei Plattenepithelkarzinomen des Kopf- und Halsgebietes gesetzt, da sie in zunehmendem
Maße therapeutische Erfolge bei diesen ursprünglich als therapierefraktär
angesehenen Tumoren erbrachte. Zweifelsfrei erscheint heute, daß die Chemotherapie eine antineoplastische Wirkung auf Plattenepithelkarzinome des
HNO-Fachgebietes hat. Unterschiedlich beurteilt werden sowohl die Thera-
pieerfolge als auch die Art und Weise, wie diese zustande kommen.

Natürlich werden auch in Zukunft **Operation und Strahlentherapie** das
Primat bei der Behandlung unserer Karzinome haben. Wir müssen aber auch
eingestehen, daß unsere klassischen Behandlungsmaßnahmen bei den fortge-
schrittenen Tumorstadien noch keine wesentliche Verbesserung der Prognose
gebracht haben. Tumoren der Stadien T3 und T4 sowie alle Tumoren mit
Nodalstatus N3 können in den meisten Fällen nicht mehr nach dem Prinzip
„Eradikation der letzten Tumorzelle" behandelt werden. In verstärktem
Maße trifft dies für die sog. „high grade"-Karzinome des UICC-Gradings
G3 und G4 zu. Hier handelt es sich um Malignome, die sich tumorbiologisch
wesentlich aggressiver verhalten, schneller wachsen und auch schneller meta-
stasieren. Da diese Tumoren im allgemeinen eine hohe Chemotherapie- und

Strahlensensibilität aufweisen, gilt hier: **je höher das Grading, um so unwichtiger der TNM-Status.**

Gerade bei den weit fortgeschrittenen Tumorstadien steht bei uns neben der Tumortherapie die Behandlung des *ganzen Tumorpatienten* im Vordergrund. Um Krebs wirksam zu bekämpfen, muß der tumortragende Patient *behandelt* und der Tumor „*mißhandelt*" werden. Wir beginnen die stationäre Behandlung mit der intensiven Beratung unserer Patienten und einer „**Ernährungstherapie**". Ziel der Ernährungstherapie ist die Beseitigung der Substratdefizite, Besserung des Allgemein- und Kräftezustandes und Reduzierung der Nebenwirkungen von Operationen, Strahlen- und Chemotherapie.

Zusätzlich behandeln wir, besonders bei den fortgeschrittenen Tumorstadien, mit einer sog. **Enzymtherapie** also proteolytischen Enzymen (Wobemugos, Wobenzym). Die primären *Ziele* sind, tumorbegleitende Entzündungen und Schwellungszustände, wie sie besonders im Bereich von Mundhöhle und Oropharynx auftreten, zu behandeln. Ein weiteres Ziel ist die Metastasenprophylaxe nach der Initialbehandlung.

Die Enzymtherapie wurde von uns zunächst nur bei inkurablen Tumorleiden und Patienten in sehr schlechtem Allgemeinzustand eingesetzt. Auffallend war hierbei die oftmals drastische Verbesserung des Allgemein- und Kräftezustandes, die Besserung der tumorbedingten Schwellungs- und Schmerzzustände sowie die Minderung der therapieinduzierten Nebenwirkungen.

Dies zeigte sich besonders intensiv bei der Chemotherapie mit dem Zytostatikum Bleomycin, dessen pulmotoxische Nebenwirkungen den dosislimitierenden Faktor darstellen. Im Verlauf der letzten 4 Jahre konnten wir kontinuierlich die Bleomycindosis von ursprünglich 60 mg pro Therapiestoß bis auf 105 mg in der kombinierten aggressiven Chemotherapie erhöhen. Trotz dieser hohen Dosen und zunehmender Frequenz der Chemotherapie in unserem Krankengut konnten wir im Verlaufe dieser 4 Jahre keinen einzigen Fall einer pulmonalen bleomycininduzierten Toxizität feststellen.

Eine weitere mögliche Erklärung unserer geringen Nebenwirkungen und guten chemotherapeutischen Ergebnisse könnte auch in der adjuvanten **Retinoid-Mega-Therapie** mit emulgiertem Vitamin A, die wir im gleichen Zeitraum einsetzten, zu suchen sein.

*Kontraindikationen der Retinoidtherapie* sind: Schwangerschaft, schwere Hypertonie, schwerer Diabetes mellitus, schwere Leber- und Nierenschäden und das Glaukom.

Ein weiterer wichtiger Faktor liegt im **psychosozialen Umfeld** unserer Tumorpatienten. Gerade bei den weit fortgeschrittenen Tumorstadien findet sich häufig eine ungünstige soziale Konstellation. Die Patienten sind in aller Regel starke Raucher und Trinker mit entsprechenden familiären Problemen. Wegen dieser speziellen Problematik gerade bei Tumorträgern im Kopf- und Halsgebiet begannen wir bereits vor 7 Jahren mit der Einrichtung eines

**psycho-onkologischen Arbeitskreises.** Außerdem wurden zwei Sozialarbeiter über ABM-Maßnahmen zur Mitbetreuung unserer Tumorpatienten eingestellt. Die bisherigen Ergebnisse sind ermutigend und tragen nach unseren Erfahrungen möglicherweise auch zur Rezidivprophylaxe bei.

Sicherlich stellt das Homburger Konzept hohe Anforderungen an Therapeuten, Pflegekräfte, Sozialarbeiter und nicht zuletzt auch an den Patienten. Dieses Therapiekonzept hat sich uns jedoch bewährt, und wir haben gelernt, daß es in der Tat keinen Tumorpatienten gibt, dem man nicht mehr helfen kann, und sei es auch nur, daß wir ihm den letzten noch verbliebenen Lebenszeitraum menschenwürdiger gestalten.

## Literatur

Bansberg SF, Olsen KD, Goffey TA (1989) High-grade carcinoma of the oral cavity. Otolaryngol Head Neck Surg 100(1):41–48

Bhaskar PD, Smith RG, Baughmann RA (1988) Oral squamous cell carcinoma in identical twins: Report of a case. J Oral Maxillofac Surg 46(12):1096–1098

Blot WJ, McLaughlin JK, Winn DM, Austin DF, Greenberg RS, Preston-Martin S, Berenstein L, Schoenberg JB, Stamhagen A, Fraumeni JF jr (1988) Smoking and drinking in relation to oral and pharyngeal cancer. Cancer Res 1/48(11):3282–3287

Bockmühl F, Herold HJ (1967) Die Behandlungsergebnisse der Tonsillenneoplasmen in der Deutschen Demokratischen Republik von 1954–1958. Z Laryngol Rhinol Otol 46:12

Broders AC (1926) Carcinoma grading and practical application. Arch Pathol 2:376–380

Brugère J, Guenel P, Leclerc A, Rodriguez J (1986) Differential effects of tobacco and alcohol in cancer of the larynx, pharynx, and mouth. Cancer 57:391–395

Cachin Y (1973) Tumeurs malignes de la glande palatine. In: Encyclopaedie médico-chirurgicale (Paris). J.T.Q.A., Les Martres, de Veyre

Cassai EN, Terni M, Califano A (1974) Caratterizzazione di un virus dell' herpes simplex isolato da un tumore labiale insorto sulla sede di recidive erpetiche. Tumori 60:325–336

Chierici G, Silverman S jr, Forsythe B (1968) A tumor registry study of oral squamous carcinoma. J Oral Med 23:91–98

Chilla R, Opaitz M (1982) Die Bedeutung der Kryotherapie für Behandlung benigner und maligner Mundschleimhautveränderungen. Laryng Rhinol Otol 61:445–448

De Stefani E, Correa P, Oreggia F, Leiva J, Rivera S, Fernandez G, Deneo-Pellegrini H, Zavada O, Fontham E (1987) Risk factors for laryngeal cancer. Cancer 68:3087–3091

Dockerty MB, Parkhill EM, Dahlin DC, Woolner LB, Soule EH, Harrison EG (1968) Tumors of the oral cavity and pharynx. In: Atlas of Tumor Pathology, Vol VI, Fasc. 10B. Armed Forces Institute of Pathology, Washington, DC

Döhnert G (1977) Über lymphoepitheliale Geschwülste. Sitzungsbericht Heidelberger Akademie der Wissenschaften, 3. Abh. Springer, Berlin Heidelberg New York

Eliezri YD (1988) The toluidine blue test: An aid in the diagnosis and treatment of early squamous cell carcinomas of mucous membranes. J Am Acad Dermatol 18(6):1339–1349

Ennuyer A, Bataini P (1973) Les lymphosarcomes des voies aérodigestives supérieures. Traitement radiothérapeutique. A propos de 461 cas, formes généralisées exceptées. Nouv Presse Med 1:175

Eskinazi DE (1987) Oncogenic potential of sexually transmitted viruses with special reference to oral cancer. Oral Surg 64(1):34–40 (96 ref)

Feldman JG, Kissin B (1979) Form and duration of drink and risk to head and neck cancer. In: Eys JV et al. (eds) Nutrition and cancer. Proceedings of the 18th Annual Meeting of the American College of Nutrition, June 9–10, Houston, Texas 1977, pp 263–275, SP. Medical and Scientific Books, New York

Fisch U (1966) Lymphographische Untersuchungen über das zervikale Lymphsystem. Fortschr Hals-Nasen-Ohrenheilkd 14

Flanders WD, Rothman KJ (1982) Interaction of alcohol and tobacco in laryngeal cancer. Am J Epidemiol 115:371–379

Frazell EL, Lucas JC jr (1962) Cancer of the tongue. Report of management of 1554 patients. Cancer (Philadel) 15:1085

Friedell HL, Rosenthal LM (1941) The etiologic role of chewing tobacco in cancer of the mouth. Report of 8 cases treated with radiation. J Am Med Assoc 116:2130

Ganz H (1972) Grundlagen und Anwendung der kryochirurgischen Technik, mit besonderer Berücksichtigung des HNO-Faches. HNO 20:191–197

Ganz H (1976) Kryochirurgie in der Hals-Nasen-Ohrenheilkunde. In: Ganz H (Hrsg) HNO-Fachalmanach. Lehmanns, München

Graham S (1984) Epidemiology of retinoids and cancer. J Natl Cancer Inst 73:1423–1428

Graham S, Dayal H, Rohrer J, Swanson M, Sultz A, Shedd D, Fischman S (1977) Dentition, diet, tobacco and alcohol in the epidemiology of oral cancer. J Natl Cancer Inst 59:1611–1617

Hämäläinen MJ (1955) Cancer of the lip. Ann Chir Gynaecol Fenn 44:6

Hainsworth JD, Workman R, Greco FA (1983) Management of the syndrome of inappropriate antidiuretic hormone secretion in small cell lung cancer. Cancer 51:161

Heppt W, Haels J, Lenarz T, Mende U, Gadmann G (1989) Nachweis und Beurteilung von Halslymphknotenmetastasen bei Kopf-Hals-Tumoren. Ein Methodenvergleich. Laryngol Rhinol Otol 6:327–332

Hirayama T (1966) An epidemiological study of oral and pharyngeal cancer in Central and South-East Asia. Bull WHO 34:41

Hollinshead AC, Tarro G, Foster WA, Siegel LJ, Jaffurs W (1974) Studies of tumor-specific and herpesvirus nonvirion antigens. Cancer Res 34:1122–1125

Hommerich CHP (1976) Über Zungenmalignome unter besonderer Berücksichtigung des Krankengutes der HNO-Universitätsklinik Köln in den Jahren 1948–1974 (115 Patienten). Inaug Diss

Jänner M (1971) Lichen amyloidosus bei generalisierter perkollagener Amyloidose und Plasmocytom, gemeinsames Vorkommen von Epithelioma adenoides cysticum Brooke und Spiegler Tumoren. Hautarzt 22:265–266

Jafarey NA, et al. (1976) Carcinoma of the oral cavity and oropharynx in Karachi (Pakistan). An appraisal. Trop Doct 6:63

Jahnke V (1978) Krankheiten der Zunge. In: Berendes J, Link R, Zöllner F (Hrsg) Hals-Nasen-Ohrenheilkunde in Praxis und Klinik, 2. Aufl, Bd 3. Thieme, Stuttgart

Kabat GC, Wynder EL (1988) Type of alcoholic beverage and oral cancer. Int J Cancer 15/43(2):190–194

Kassim KH, Daley TD (1988) Herpes simplex virus 1 proteins in human oral squamous cell carcinoma. Oral Surg 4/65:445–448

Kaufmann S, Grabar JC, Lore JM (1980) Symptomatology in head and neck cancer. A quantitative review of 385 cases. Am J Public Health 70:520

Keller AZ (1963) The epidemiology of lip, oral and pharyngeal cancers and the association with selected systemic diseases. Am J Public Health 53:1214–1228

Kvasnicka A (1965) Relationship between Herpes simplex and lip carcinoma. IV. Selected cases. Neoplasma 12:61

Langer E (1968) Morphologie des Mundhöhlenkarzinoms. In: Schuchardt K (Hrsg) Fortschritte der Kiefer- und Gesichtschirurgie, Bd XIII. Thieme, Stuttgart, S 1

La Vecchia C, Franceschi S, Decarli A, Gentile A, Fasoli M, Pampallona S, Tognoni G (1984) Dietary vitamin A and the risk of invasive cervical cancer. Int J Cancer 34:319–322

Luce D, Grenel P, Brugère J, Leclerc A, Point D, Rodriguez J (1988) Alcohol and tobacco consumption in cancer of the mouth, pharynx and larynx: a study of 316 female patients. Laryngoscope 98(3):313–316

Lynch HT, Lynch PM, Albano WA (1979) Hereditary cancer: Ascertainment and management. CA 40:217

Marshall JR, Graham S, Byers T, Swanson M, Brasure J (1983) Diet and smoking in the epidemiology of cancer of the cervix. J Natl Cancer Inst 70:847–851

Martinez I (1969) Factors associated with cancer of the esophagus, mouth, and pharynx in Puerto Rico. J Natl Cancer Inst 42:1069–1094

Mashberg A (1984) Screening for oral and oropharyngeal squamous carcinomas. CA Cancer J Clin 34:262–268

Mashberg A, Garfinkel L, Harris S (1981) Alcohol as a primary risk factor in oral squamous carcinoma. CA Cancer J Clin 31:146–155

Mündnich K (1960) Die malignen Tumoren des Mesopharynx. Arch Ohr Nas u Kehlk-Heilkunde 176:237

Notani PN (1988) Role of alcohol in cancers of the upper alimentary tract: use of models in risk assessment. J Epidemiol Community Health 42(2):187–192

Okutomi T, Sakata S, Tatematsu N, Oka N (1987) Squamous cell carcinoma of tongue and floor of mouth associated with syndrome of inappropriate secretion of antidiuretic hormone. J Oral Maxillo Facial Surg 45(5):447–449

Olsen J, Sabroe S, Ipsen J (1985) Effect of combined alcohol and tobacco exposure of risk of cancer of the hypopharynx. J Epidemiol Community Health 39:304–307

Pape HD (1972) Die Früherkennung der malignen Mundschleimhauttumoren unter besonderer Berücksichtigung der exfoliativen Cytologie. Hauser, München

Paymaster JC (1964) Cancer and its distribution in India. Cancer 17:1026

Purquier H, Guerrier Y, Guerrier B, Dubois JB (1978) Epidémiologie des cancers de l'amygdale. In: Les cancers de l'oropharynx, hrsg von J. Leroux-Robert, Y. Cachin Masson, Paris

Regaud C, Reverchon L (1921) Lymphoepitheliome de l'hypopharynx traité par la roentgentherapie. Bull Soc Oto Rhino Laryng (Paris) 34:209

Richart RM (1963) A clinical staining test for the in vivo delineation of dysplasia and carcinomas in situ. Am J Obstet Gynecol 86:703–712

Robbinson C, Jeffries RC, Walsh GC (1980) Inappropriate ADH secretion caused by oat cell carcinoma and relieved by lung resection. Thorax 35:635

Rohde B (1966) Zur Häufigkeit des Carcinoms der Mundschleimhaut und des Lippenrotes auf dem Boden eines Lichen ruber. Arch Clin Exp Derm 227:815–818

Rotola A, Gerna G, Di-Luca D, Virgili AR, Manserrigi R, Cassai E (1983) Herpes simplex virus and human cancer. III. Search for relationship of Herpes simplex antibodies and cervical dysplasia and labial neoplasia. Tumori 69:83–87

Rothman KJ, Keller AZ (1972) The effect of joint exposure to alcohol and tobacco in risk of cancer of the mouth and pharynx. J Chronic Dis 25:711–716

Rudert H (1983) Tumoren des Oropharynx. In: Hals-Nasen-Ohrenheilkunde in Praxis und Klinik, Bd 4, Tl 2. Thieme, Stuttgart

Sabin AB, Tarro G (1973) Herpes simplex and herpes genitalis viruses in etiology of some human cancers. Proc Natl Acad Sci USA 70:3225–3229

Schedler M, Federspil P (1988) Die bösartigen Tumoren der Lippen. In: Ganz H, Schätzle W (Hrsg) HNO-Praxis Heute, Bd 8. Springer, Berlin Heidelberg New York Tokyo, S 147–174

Schedler M, Federspil P, Schätzle W (1987) Ein modifizierter myopectoraler Insellappen zur Defektdeckung im Oropharynxbereich – Funktionelle und ästhetische Ergebnisse. Arch Ohr Nas u Kehlk-Heilkunde Suppl II 379–380

Schmincke A (1921) Über lymphoepitheliale Geschwülste. Beitr Pathol Anat 68:160

Shedd DP, Hukill PB, Bahn S (1967) Further appraisal of in vivo staining properties of oral cancer. Arch Surg 95:16–22

Shumrick DA (1975) Carcinoma of the tonsil and oropharynx. In Chambers: Cancer of the head and neck. Excerpta Medica, Amsterdam

Sisson GA, Goldstein JC (1969) Intraoral carcinoma; treated by composite resection. Arch Otolaryngol 89:646

Smith EM (1979) Epidemiology of oral and pharyngeal cancers in the United States: review of the recent literature. J Natl Cancer Inst 63:1189–1198

Sonck CE (1969) Candida-Cheilitis und Lippenkarzinom. Mykosen 12:291–296

Spiessl B (1962) Zur Klinik des Mundhöhlenkarzinoms. Münch Med Wochenschr 104:1205

Spiro RH, Strong EW (1974) Surgical treatment of cancer of the tongue. Surg Clin North Amer 54:759

Taylor HC, Fallon MD, Velasco ME (1984) Oncogenic osteomalacia and inappropriate antidiuretic hormone secretion due to oat cell carcinoma. Ann Intern Med 101:786

Tuyns AJ, Griciute LL (1980) Carcinogenic substances in alcoholic beverages. Exerpta Med Int Congr Ser 484:130–135

Weber RS, Palmer JM, El-Naggar H, McNeese MD, Guillamandegri OM, Byers RM (1989) Minor salivary gland tumors of the lip and buccal mucosa. Laryngoscope 99:6–9

Williams RR, Horm JW (1977) Association of cancer sites with tobacco and alcohol consumption and socio-economic status of patients: Interview study from the Third National Cancer Survey. J Natl Cancer Inst 58:525–547

Wyburn-Mason R (1957) Malignant change following Herpes simplex. Br Med J 2:615–616

Wynder EL (1971) Etiological aspects of squamous cancers of the head and neck. J Am Med Assoc 215:452

Wynder EL, Bross IJ (1957) A study of etiological factors in cancer of the mouth. Cancer 10:1300–1323

Wynder EL, Covey LS, Mabuchi K, et al. (1976) Environmental factors in cancer of the larynx. A second look. Cancer 38:1591–1601

# Schilddrüse und Hals-Nasen-Ohrenarzt –
# Iatrogene Kehlkopflähmungen

R. Chilla



## 1 Einführung

Nur aus der medizinhistorischen Entwicklung ist es zu verstehen, daß der
Hals-Nasen-Ohren-Arzt in Deutschland für die Diagnostik und Therapie
von Schilddrüsenerkrankungen nicht in erster Linie zuständig ist, obwohl die
Schilddrüse sozusagen mitten in seinem Fachgebiet lokalisiert ist und er,
ständig klinisch, endoskopisch und chirurgisch im Halsgebiet tätig, zwangsläufig auch mit Schilddrüsenerkrankungen konfrontiert wird.

Diese Konfrontation findet auf 3 verschiedenen Ebenen statt:

Der HNO-Arzt kann bei seiner routinemäßigen Untersuchung der Halsorgane, aber auch des Gesichts, der Schleimhäute und der Haut zuerst auf
Anzeichen von Schilddrüsenerkrankungen stoßen, die bis zu diesem Zeitpunkt nicht bekannt waren.

Darüber hinaus führen bisher nicht erkannte Schilddrüsenerkrankungen
den Patienten wegen ihrer HNO-(Neben)Symptomatik gelegentlich zuerst
zum HNO-Arzt.


HNO Praxis Heute 10
H. Ganz, W. Schätzle (Hrsg.)
© Springer-Verlag Berlin Heidelberg 1990

Schließlich wird der HNO-Arzt während seiner chirurgischen Tätigkeit im Halsgebiet immer wieder mit der Schilddrüse konfrontiert und hat sich diagnostisch und therapeutisch mit den Folgeerscheinungen der Schilddrüsenchirurgie auseinanderzusetzen. Dazu ist es notwendig, daß der HNO-Arzt die Grundzüge der Physiologie und Diagnostik dieses endokrin aktiven Organs kennt.

## 2 Physiologie der Schilddrüse

Die Hauptaufgabe der Schilddrüse ist die Synthese der Schilddrüsenhormone **Thyroxin** (Tetrajodthyronin $= T_4$) und **Trijodthyronin** ($T_3$). Das vom menschlichen Organismus benötigte Jod wird ganz überwiegend zur Biosynthese der Schilddrüsenhormone verwendet. Diese werden – gebunden an Thyreoglobulin – in den Schilddrüsenfollikeln gespeichert und von dort aus je nach Bedarf an die Blutbahn abgegeben. Die Hormonabgabe unterliegt einem Regelmechanismus, an dem Hypophyse und der Hypothalamus beteiligt sind: Das Neurosekret Thyreotropin-Releasing-Hormon (TRH), das im Hypothalamus gebildet wird, regt die Synthese sowie die Sekretion des TSH (Thyreoidea-stimulierendes Hormon) im Hypophysenvorderlappen an. TSH stimuliert wiederum die Synthese und die Sekretion von Schilddrüsenhormonen durch die Schilddrüse. $T_3$ und $T_4$ sind im Blut überwiegend an Transportproteine gebunden. Wirksam sind die freien Schilddrüsenhormonanteile, die mit den an Plasmaproteinen gebundenen inaktiven Anteilen im Gleichgewicht stehen. In Abhängigkeit von der Blutkonzentration der freien Schilddrüsenhormone wird die Abgabe von TSH gehemmt oder stimuliert. Auf der zellulären Ebene aktivieren die Schilddrüsenhormone den Stoffwechsel von Kohlenhydraten, Eiweißen und Fetten. Sie fördern das Wachstum, und dies erklärt die Entwicklungsstörungen bei pränatalem Hormonmangel. Die Schilddrüsenhormone sensibilisieren außerdem die adrenergen Rezeptoren an den Körperzellen gegenüber den Katecholaminen Adrenalin und Noradrenalin, wodurch die Erregbarkeitsschwelle im vegetativen Nervensystem herabgesetzt wird.

Dies erklärt viele Symptome einer hyperthyreoten Stoffwechsellage wie Tachykardie, Pupillenerweiterung, vermehrte Darmperistaltik und den feinschlägigen Tremor. Das $T_3$, das in geringeren Mengen synthetisiert wird als $T_4$, ist das biologisch aktivere Hormon.

Von den C-Zellen der Schilddrüse wird außerdem das Hormon **Calcitonin** gebildet, das den Kalziumspiegel im Blut verringert und das als Antagonist des von den Nebenschilddrüsen gebildeten Parathormons aufzufassen ist. Das Parathormon mobilisiert Kalzium aus den Kalziumspeichern und erhöht dessen Serumkonzentration.

## 3 Schilddrüsendiagnostik

Man kann heute eine Vielzahl von in vitro- und in vivo-Verfahren zur Schilddrüsendiagnostik einsetzen, wobei es eher darauf ankommt, in Abhängigkeit vom klinischen Untersuchungsbefund gezielt bestimmte Methoden einzusetzen und nicht sofort die ganze Palette der zum Teil kostenaufwendigen Verfahren zu veranlassen (Übersicht s. Pfannenstiel 1985).

*In vitro* kann man heute das „totale" $T_3$ und $T_4$ ($TT_3$ und $TT_4$) sowie das nicht an Protein gebundene „freie" $FT_3$ und $FT_4$ im Serum bestimmen, ebenso das **TSH.** Von besonderer Bedeutung für die Funktionsdiagnostik ist der Stimulationstest mit Thyreotropin-Releasing-Hormon (**TRH-Test**). Die Bestimmung von **Schilddrüsenautoantikörpern** hat ihre Berechtigung bei Verdacht auf Autoimmunentzündungen, beim M. Basedow und auch bei Schilddrüsenmalignomen. Mikrosomale Antikörper (MAK) und Thyreoglobulinantikörper (TAK) sind vor allen Dingen bei der Struma lymphomatosa Hashimoto erhöht. Schilddrüsenstimulierende Anti-TSH-Autoantikörper finden sich besonders beim M. Basedow. Dieser läßt sich dann von anderen Formen der Hyperthyreose abgrenzen.

Als relativ spezifischen Tumormarker kann man die Serumkonzentration des **Thyreoglobulins** verwenden, das bei Patienten mit differenzierten Schilddrüsenkarzinomen wie follikulären und papillären Karzinomen erhöht ist. Es eignet sich vor allen Dingen zur Überwachung der Patienten in der postoperativen Phase. Das **Calcitonin,** das von C-Zellen der Schilddrüse und der Nebenschilddrüse gebildet wird, ist bei den seltenen medullären C-Zellkarzinomen der Schilddrüse erhöht. Seine Serumkonzentration kann daher wichtig für die Diagnose eines solchen Tumors sein.

Zur *In vivo-Schilddrüsendiagnostik* gehören heute vor allen Dingen 3 Verfahren:

An allererster Stelle steht die wenig belastende **Ultraschalluntersuchung** der Schilddrüse, gefolgt von der **Szintigraphie** mit $^{123}J$ oder mit Technetiumpertechnetat ($^{99m}Tc$-$O_4$) (Abb. 1, 2). Das $^{131}J$ ist für diagnostische Maßnahmen weniger geeignet, da es in der üblichen Dosis eine zu hohe Strahlenbelastung der Schilddrüse darstellt.

Die **Feinnadelbiopsie,** gegebenenfalls in Kombination mit der Ultraschalluntersuchung, hat Operationen an der Schilddrüse aus diagnostischen Gründen weitgehend verdrängt. Radiologische Verfahren wie die Computertomographie können Aufschluß über die Größe der Schilddrüse und Verdrängungserscheinungen an Organen der Umgebung wie der Trachea und des Ösophagus geben. Eine Anleitung für den rationellen Einsatz der verschiedenen diagnostischen Verfahren ergibt sich aus den Tabellen 1 und 2.

**Tabelle 1.** Empfehlungen zur Diagnostik von Schilddrüsenfunktionsstörungen. [Entnommen den Empfehlungen der Sektion Schilddrüse der Deutschen Gesellschaft für Endokrinologie und gekürzt (Scriba et al. 1985)]

| Funktionsstörungen | Anamnese körperliche Untersuchung | In-vitro-Diagnostik | | Indirekter oder direkter Parameter für die freien Schilddrüsenhormone | TSH basal | TRH-Test |
|---|---|---|---|---|---|---|
| | | $TT_4$ | $TT_3$ | | | |
| Nachweis Euthyreose | | | – | – | – | – | || |
| Ausschluß Hyperthyreose | | | – | – | – | – | | |
| Nachweis Hyperthyreose | | | | | | | – | || |
| Ausschluß primäre Hypothyreose | | | – | – | – | – | || |
| Neugeborenen-Hypothyreose-Screening | (|) | – | – | – | | | – |
| Nachweis Neugeborenen-Hypothyreose | | | | | | | | – |
| Nachweis Hypothyreose | | | | – | | | || | ||| |

|, unbedingt erforderlich; ||, in zweiter Linie erforderlich; |||, diagnostische Ausweitung; –, nicht erforderlich

**Tabelle 2.** Empfehlungen zur Diagnostik von Schilddrüsenkrankheiten. [Entnommen den Empfehlungen der Sektion Schilddrüse der Deutschen Gesellschaft für Endokrinologie und gekürzt (Scriba et al. 1985)]

| Schilddrüsenkrankheiten | Anamnese körperliche Untersuchung | In-vitro-Diagnostik | | In-vivo-Diagnostik | | Szintigraphie | Feinnadelpunktion u. Zytologie | Rö | CT |
|---|---|---|---|---|---|---|---|---|---|
| | | MAK | TRAK | Sonographie (Volumetrie) | In-vivo-Funktionsdiagnostik Kurztest z. B. $^{123}$I-Aufn. | | | | |
| Ausschluß einer Schilddrüsenkrankheit | \|ª | – | – | \| | – | \|\|\| | | – | – |
| Ursache einer Hypothyreose (Nachweis Tab. 1) | | | | | | | | | |
| Primäre Hypothyreose | | | | | | | | | |
|   erworben | \| | \| | – | \|\| | \|\|\| | \|\|\| | \|\|\| | – | – |
|   angeboren | \| | – | – | – | – | \|\| | – | \| | – |
| Ursache einer Hyperthyreose (Nachweis Tab. 1) | | | | | | | | | |
| Morbus Basedow | \| | \|\| | \|\| | \| | \|\|\| | \|\| | \|\|\| | \|\|\| | – |
| Autonomes Adenom und multifokale/disseminierte Autonomie | \| | \|\|\| | \|\|\| | \| | \|\| | \| | \|\|\| | – | – |
| Chronische Thyreoiditis | \| | \| | | \| | – | – | \| | – | – |
| Akute/subakute Thyreoiditis | \| | \|\| | – | \| | – | \|\|\| | \| | – | – |
| Struma maligna | \| | \|\|\| | – | \| | – | \| | \| | \|\| | \|\|\| |
| Struma | | | | | | | | | |
|   diffusa | \| | \|\|\| | – | \| | – | \|\|\| | \|\|\| | – | – |
|   nodusa | \| | \|\|\| | – | \| | \|\|\| | \| | \|\| | \|\|\| | (\|\|\|) |

ª Erklärungen s. Tabelle 1

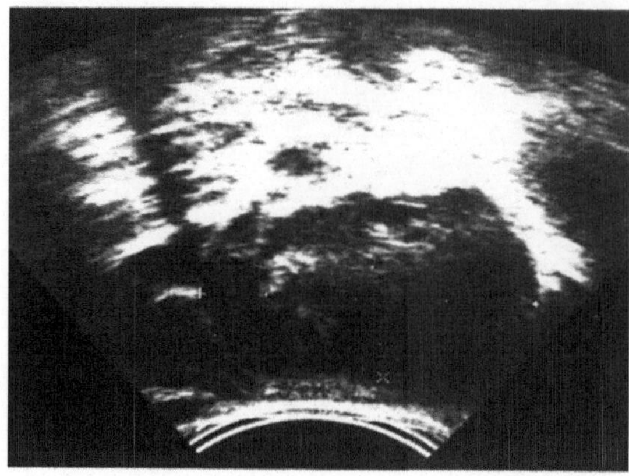

**Abb. 1.** Sonogramm einer
großen Schilddrüsenzyste

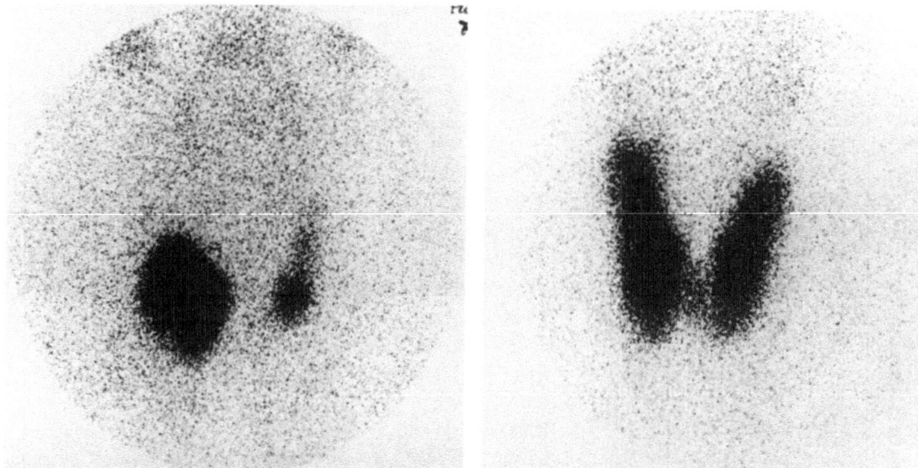

**Abb. 2.** Szintigramme der Schilddrüse. *Links:* Vergrößerter rechter Schilddrüsenlappen bei Rezidivstruma. *Rechts:* Beidseits diffus vergrößerte Schilddrüse

## 4 HNO-Untersuchung und Schilddrüse

Jede routinemäßige Hals-Nasen-Ohren-ärztliche Untersuchung sollte auch
die Inspektion und Palpation der Halsorgane mit umfassen. Dazu muß der
Hals von einengenden Kleidungsstücken wie Krawatten etc. befreit werden!
Die *normal große Schilddrüse* ist am Hals kaum sichtbar. Ihre Konsistenz
ist weich und entspricht in etwa der Konsistenz des Parotisparenchyms.
Durch ihre natürlichen Verwachsungen mit Kehlkopf und Trachea verschiebt
sich die Schilddrüse beim Schlucken nach kranial. Dieses Verhalten kann
dann eine diagnostische Hilfe sein, wenn man entscheiden will, ob z. B. ein

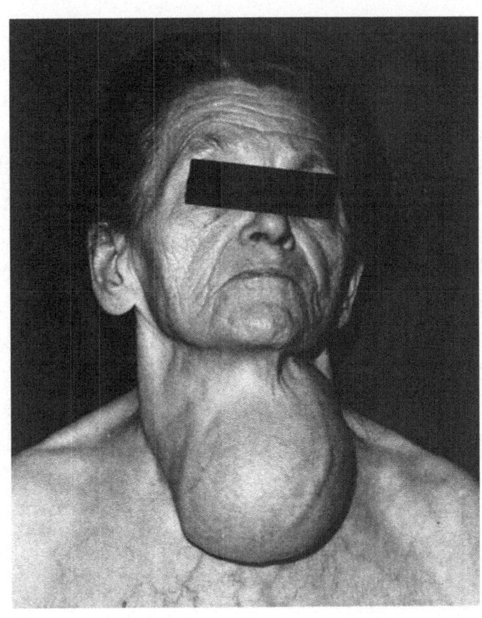

**Abb. 3.** Große Knotenstruma

Knoten der Schilddrüse zuzuordnen ist oder ob es sich um einen neben der Schilddrüse liegenden Lymphknoten handelt. Ist die Schilddrüse nicht oder kaum schluckverschieblich, muß man an entzündliche oder tumoröse Verwachsungen mit der Umgebung denken.

Eine *vergrößerte Schilddrüse,* d. h. eine Struma, kann diffus, einknotig oder mehrknotig vergrößert sein (Abb. 3). Zu achten ist auf die Verdrängung von Nachbarorganen wie des Kehlkopfes und der Trachea und auf Lymphknotenvergrößerungen bei vorhandener Struma. Eine venöse Einflußstauung spricht für eine große, vor allem sich substernal ausbreitende Struma. Auskultiert man ein schwirrendes Geräusch über einer Struma, spricht dies für eine stark durchblutete Basedow-Struma. Eine Druckempfindlichkeit der Schilddrüse bemerkt man vor allem bei Schilddrüsenentzündungen.

Achtet man als HNO-Arzt bei der Untersuchung der Halsorgane auf die Schilddrüse, wird man häufig zuerst auf Symptome einer bisher nicht bemerkten Schilddrüsenerkrankung stoßen, allen voran auf die vergrößerte Schilddrüse, die **Struma.**

Eine Schilddrüsenvergrößerung kann verschiedene *Ursachen* haben. Am häufigsten ist die **euthyreote Struma,** die sich in den meisten Fällen als Anpassungshyperplasie an einen chronischen Jodmangel (Jodmangelstruma) entwickelt.

Seltener beruht eine Schilddrüsenvergrößerung auf einem **Schilddrüsenkarzinom.** Der Verdacht muß aber entstehen, wenn eine Schilddrüsenvergrößerung mit anderen pathologischen Untersuchungsbefunden einhergeht, z. B. einer ätiologisch unklaren Stimmlippenlähmung und auch einem atypischen Tumor im Bereiche der vorderen Trachea oder der Kehlkopfvorderwand. Tritt eine Struma mit vergrößerten noch beweglichen Lymphknoten auf, so sollte man an das Vorliegen eines Schilddrüsenmalignoms denken. Gerade die hochdifferenzierten papillären Schilddrüsenkarzinome metastasieren frühzeitig in die regionären Halslymphknoten. Oft ist es die Lymphknotenmetastase, die das Erstsymptom eines papillären Schilddrüsenkarzinoms darstellt. Der Primärtumor in der Schilddrüse kann dabei noch so klein sein, daß er selbst mit Untersuchungsmethoden wie der Szintigraphie und der Sonographie nur schwer oder gar nicht zu entdecken ist. Der HNO-Arzt hat somit die Gelegenheit, zur Frühdiagnose der Schilddrüsenmalignome beizutragen. Er sollte deshalb auch Grundkenntnisse über diese Tumoren, ihre Prognose und ihre Therapie besitzen. Daher soll in den Abschnitten 4.1 und 4.2 auf die euthyreote Struma und auf die Schilddrüsentumoren näher eingegangen werden.

## 4.1 Euthyreote Struma

Die häufigste Form einer Schilddrüsenvergrößerung ist die euthyreote Struma. Ihre Hauptursache ist der endemische Jodmangel. Es handelt sich sozusagen um eine *fehlgeleitete Anpassungshyperplasie* der Schilddrüse bei latent fehlendem Jod für die Hormonproduktion. Die durch Jodmangel verringerte Hormonproduktion führt zu einem Abfall des Hormonspiegels im Blut und damit zu einem Reiz im Hypophysenvorderlappen, der vermehrt TSH ausschüttet. Dadurch wird das Schilddrüsenwachstum stimuliert, wobei nur zeitweise bei vorhandenem Jod genügend Schilddrüsenhormon produziert werden kann. Diese *Entwicklung einer euthyreoten Struma verläuft phasenhaft,* so daß im Serum normale TSH-Spiegel und normale Hormonwerte zu erwarten sind.

Bei einer Struma kann das Schilddrüsengewebe diffus vermehrt sein (Struma diffusa) oder es nimmt eine knotige Beschaffenheit an (Knotenstruma). Die Knoten erklären sich durch regressive Vorgänge im Schilddrüsenparenchym bis hin zu Zysten und Verkalkungen. Die WHO schlägt folgende Größeneinteilung von Strumen vor:

| | |
|---|---|
| Stadium 0 | Keine Struma |
| Stadium I | Tastbare Struma |
|     Stadium I a | Bei normaler Kopfhaltung ist die Struma nicht sichtbar. |
|     Stadium I b | Die Struma wird bei voll zurückgebeugtem Hals sichtbar – oder: kleiner Strumaknoten bei sonst normal großer Schilddrüse. |
| Stadium II | Struma bei normaler Kopfhaltung bereits sichtbar. |
| Stadium III | Sehr große Struma mit lokalen Stauungs- und Kompressionszeichen. |

*Differentialdiagnose*

Eine euthyreote Struma muß von anderen Schilddrüsenvergrößerungen abgegrenzt werden. Dazu gehören die chronischen und akuten Entzündungen der Gl. thyreoidea, Tumoren der Schilddrüse und Strumen, die mit einer Überfunktion oder Unterfunktion der Schilddrüse einhergehen.

Die fortschreitende Entwicklung einer euthyreoten Struma kann zu ortsständigen und hormonal bedingten **Komplikationen** führen. Dazu gehört

- die diffuse oder disseminierte **Schilddrüsenautonomie,** d. h. innerhalb der Struma entwickeln sich diffus verteilt oder in Form von umschriebenen Arealen (autonome Knoten) hormonproduzierende Zellen, die nicht mehr auf die TSH-Regulierung ansprechen. Bei weiter bestehendem Jodmangel spielt dies funktionell häufig keine Rolle, da weiterhin nicht vermehrt Schilddrüsenhormon produziert wird (latente Autonomie). Manifest wird diese Autonomie erst dann, wenn dem Körper plötzlich größere Jodmengen zugeführt werden (jodhaltiges Kontrastmittel, stärker jodhaltige Nahrung), da dann die autonomen Bezirke in der Schilddrüse sofort in der Lage sind, vermehrt Schilddrüsenhormone zu bilden.

Am wichtigsten sind für den HNO-Arzt

- **die lokalen Komplikationen** einer endemischen Struma. Durch Druck auf die Organe der Umgebung kann eine Struma verständlicherweise ein *Globusgefühl* induzieren. Größere Strumen engen nicht selten die Trachea ein (Stenose häufig in Form einer **Säbelscheidentrachea**) und führen zu einer Ausdünnung der Trachealwand (**Tracheomalazie**) (Abb. 4). Auch der Schluckakt kann rein mechanisch durch eine große Struma behindert sein, ebenso der venöse Rückfluß zum Herzen (obere Einflußstauung).

Es ist umstritten, ob in Gebieten, in denen der Kropf endemisch ist, vermehrt **Schilddrüsenmalignome** auftreten. Gesichert ist aber die Beobachtung, daß die Abnahme der endemischen Struma durch Jodprophylaxe mit einer Abnahme der schlecht differenzierten Schilddrüsenkarzinome einherging, während die höher differenzierten Formen zunahmen (Vollenweider u. Hedinger 1981).

Die *Behandlung einer euthyreoten Struma* hängt von deren Schweregrad ab. Kleinere und mittlere Strumen wird man medikamentös durch die Gabe von Jod oder Schilddrüsenhormonen behandeln, größere Strumen mit lokalen Verdrängungserscheinungen müssen chirurgisch verkleinert werden, in Sonderfällen, z. B. bei hohem Operationsrisiko, ist auch eine Verkleinerung der Struma durch Radiojodgaben möglich.

## 4.2 Tumoren der Schilddrüse

**Gutartige Tumoren** der Schilddrüse treten ganz überwiegend im Rahmen einer Struma auf und sind Folge der Anpassungshyperplasie der Schilddrüse

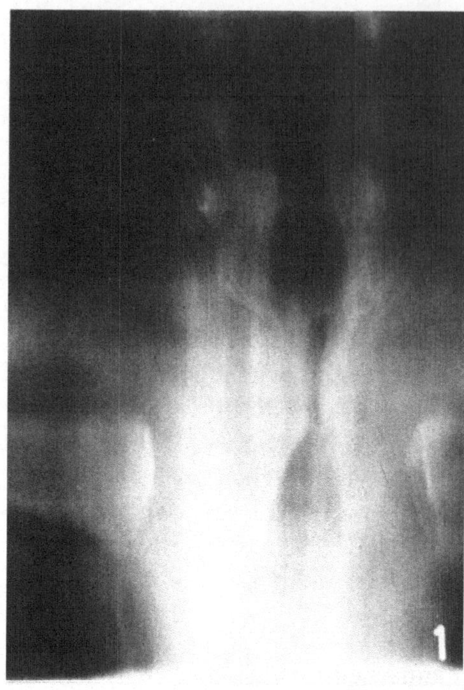

**Abb. 4.** Trachealstenose durch eine
Struma (Tomographie)

an einen Jodmangel oder Folge von degenerativen Veränderungen in dieser
Drüse. Dazu gehören die **Schilddrüsenadenome,** die einzeln oder multipel
beobachtet werden können und die **Schilddrüsenzysten.**

**Die malignen Schilddrüsentumoren** verhalten sich, abhängig von ihrem
Differenzierungsgrad, klinisch und prognostisch sehr unterschiedlich (Schu-
mann 1987). *Die höher differenzierten Formen haben eine deutlich bessere
Prognose als die wenig differenzierten Karzinome.*

Neben den beiden Hauptgruppen, nämlich den wenig differenzierten und
hochdifferenzierten Formen, kann man in der Gruppe der hochdifferenzierten Karzinome verschiedene histologische Typen unterscheiden, die sich auch
klinisch unterschiedlich verhalten:

**Niedrigdifferenzierte Schilddrüsenkarzinome:**
Anaplastisches Karzinom
**Hochdifferenzierte Schilddrüsenkarzinome:**
Papilläre Schilddrüsenkarzinome
Follikuläre Schilddrüsenkarzinome
Karzinome der C-Zellen (medulläres Karzinom).

Das **undifferenzierte** oder **anaplastische Karzinom** der Schilddrüse kommt
gewöhnlich im höheren Lebensalter vor und hat eine äußerst ungünstige

Prognose. Die Patienten überleben trotz intensiver therapeutischer Maßnahmen diese Erkrankung meist nicht. Die *Lebenserwartung* beträgt nach Stellung der Diagnose selten über 2 Jahre.

**Die höher differenzierten Karzinome** haben eine deutlich bessere Prognose. Hier liegen die 5-Jahresüberlebensraten zwischen 80 und 90%. Dabei spielen nicht nur der histologische Typ, die Ausdehnung des Karzinoms, seine Metastasierung in die Lymphknoten oder Fernmetastasen eine bedeutende prognostische Rolle. Interessanterweise ist die Prognose auch in hohem Maße vom Lebensalter und vom Geschlecht abhängig. Eine junge Frau mit einem papillären Schilddrüsenkarzinom hat die besten Heilungsaussichten. Diese verschlechtern sich bei einem älteren Mann mit dem gleichen Tumortyp rapide.

Die papillären und die follikulären Karzinome gehen vom Schilddrüsengewebe selbst aus. Sie sind sehr viel häufiger als das C-Zellkarzinom, das sich von den parafollikulären C-Zellen ableitet, die das Calcitonin produzieren. C-Zellkarzinome treten gelegentlich im Rahmen der multiplen endokrinen Neoplasie vom Typ des **M. Sipple** auf. Man findet dann eine Kombination des C-Zellkarzinoms mit Tumoren der Nebenniere und auch der Nebenschilddrüse.

*Metastasierung*
Während die papillären Karzinome vorwiegend lymphogen metastasieren, bevorzugen die follikulären Karzinome den hämatogenen Metastasierungsweg. Die lymphogene Metastasierung eines papillären Schilddrüsenkarzinoms kann schon sehr frühzeitig auftreten. Ein papilläres Karzinom wird häufig erst durch seine Lymphknotenmetastasierung am Halse diagnostiziert, wobei der Primärtumor noch sehr klein ist. Als Mikrokarzinom kann er der szintigraphischen und sonographischen Untersuchung entgehen.

Tabelle 3. Prognostischer Index für Schilddrüsenkarzinome nach Byar et al. 1979. Gesamtpunktzahl = Alter in Jahren + Punkte der Tabelle. Je höher die Gesamtpunktzahl, desto schlechter ist die Prognose

| Alter (Jahre) | |
| --- | --- |
| +10 | C-Zellkarzinom oder führender Zelltyp ist follikulär und wenig differenziert; T3-Tumor |
| +12 | Männlich |
| +15 | Wenigstens ein metastatisch befallenes Organ; bei zusätzlich multiplem Organbefall |
| +45 | Führender Zelltyp ist anaplastisch |

Für die *Diagnostik* der Schilddrüsenkarzinome ist die **klinische Untersuchung** am wichtigsten. Da der HNO-Arzt routinemäßig den äußeren und den „inneren" Hals untersucht, kann er entscheidend zur (Früh-)diagnose dieser Tumoren beitragen. Auf die Lymphknotenmetastase am Hals als Erstsymptom eines papillären Schilddrüsenkarzinoms wurde soeben hingewiesen. Die **Feinnadelbiopsie** mit zytologischer Untersuchung des aspirierten Materials kann gewöhnlich die diagnostische Lymphknotenexstirpation ersetzen. Korreliert ein verdächtiger Palpationsbefund der Schilddrüse mit einem nichtspeichernden („kalten") Knoten im Szintigramm und weist dieser Knoten gegenüber dem umliegenden Schilddrüsenparenchym eine verminderte Echogenität im Sonogramm auf, besteht zumindest der Verdacht auf ein Malignom. Diesem Verdacht muß unbedingt nachgegangen werden. Am einfachsten gelingt die Diagnose wiederum mit Hilfe der Feinnadelbiopsie, ggf. unter Ultraschallkontrolle.

Die *Therapie* der hochdifferenzierten Schilddrüsenkarzinome unterscheidet sich von der Therapie der Karzinome anderer parenchymatöser Organe dadurch, daß man in der **Radiojodtherapie** über eine zusätzliche Behandlungsmöglichkeit verfügt. Die hochdifferenzierten Schilddrüsenkarzinome speichern gewöhnlich Jod, und zwar sowohl der Primärtumor als auch seine Metastasen. Nicht immer läßt sich die Jodspeicherung bei noch weitgehend intakter Schilddrüse, die das Jod bevorzugt aufnimmt, nachweisen. Nach Entfernung der Schilddrüse wird dann die Jodaufnahme des Tumorgewebes manifest. Deshalb ist bei allen fortgeschrittenen hochdifferenzierten Schilddrüsenkarzinomen die **komplette Schilddrüsenentfernung** anzustreben, um die Voraussetzungen für eine postoperative Radiojodtherapie zu verbessern.

Das therapeutische Vorgehen besteht daher in der kompletten Schilddrüsenentfernung, der Entfernung der Halslymphknoten im Rahmen einer funktionellen oder radikalen Neck dissection bei Lymphknotenmetastasen und in der Nachbehandlung mit Radiojod. Bei fortgeschrittenen Karzinomen kann man auch eine zusätzliche externe Bestrahlung einsetzen.

Die Entfernung beider Schilddrüsenlappen ist nicht nur wegen der günstigeren Voraussetzungen zur postoperativen Radiojodtherapie, sondern auch aufgrund des Metastasierungsverhaltens der hochdifferenzierten Schilddrüsenkarzinome anzustreben. Man hat relativ häufig **intraglanduläre Metastasen** von einem Schilddrüsenlappen in den anderen nachweisen können.

In den letzten Jahren ist die Tendenz zu beobachten, daß man kleine hochdifferenzierte Schilddrüsenkarzinome besonders bei jungen Frauen nicht nach dem standardisierten radikalen Verfahren behandelt und sich nur mit der Resektion des den Tumor tragenden Schilddrüsenanteiles, z. B. mit der Hemithyreoidektomie, ggf. kombiniert mit einer funktionellen Neck dissection begnügt. Auf eine elektive Neck dissection bei nicht nachweisbaren Lymphknotenmetastasen verzichtet man gewöhnlich bei den hochdifferenzierten Schilddrüsenkarzinomen.

## 5 HNO-Symptome bei Schilddrüsenerkrankungen

Beschwerden, die von einer Schilddrüsenerkrankung ausgehen, werden von Patienten und auch gelegentlich von Ärzten nicht unbedingt der Schilddrüse zugeordnet. Eine **Dysphonie,** eine **Dysphagie** und eine **Dyspnoe** sind Symptome, die den Patienten häufig zum HNO-Arzt führen. Es kann sich dabei um Symptome einer Schilddrüsenerkrankung handeln.

Die Ursache einer **Dysphonie** kann eine **Stimmlippenlähmung** sein. Gilt es eine Stimmlippenlähmung abzuklären, so muß man in allererster Linie an Schilddrüsenerkrankungen denken. Der Zusammenhang ist meist eindeutig, wenn eine **Strumektomie** vorausgegangen ist (Gabriel u. Chilla 1975). Stimmlippenlähmungen können aber gelegentlich auch das Erstsymptom eines **malignen Schilddrüsentumors** sein (s. Abschn. 4.2). Eine Drucklähmung des Rekurrensnervs, z. B. durch eine Jodmangelstruma, haben wir noch nie beobachten können. In allen solchen Fällen ließ sich schließlich doch ein Schilddrüsenmalignom nachweisen.

**Eitrig-abszedierende Entzündungen** der Schilddrüse hingegen können zu Rekurrenslähmungen führen, genau wie die eitrige Parotitis gelegentlich Facialislähmungen zur Folge hat.

**Tiefliegende Schilddrüsenmalignome** können den Kehlkopf durchbrechen und eine Stimmstörung hervorrufen. Dieses Einwachsen eines Schilddrüsentumors in den Kehlkopf, der dann als Kehlkopftumor erst im Bereiche der vorderen Kommissur oder im vorderen Bereich der Subglottis imponiert, kann manchmal die Erstmanifestation eines solchen Malignoms sein.

Die Schilddrüsenüber- aber auch die Schilddrüsenunterfunktion kann von hyperfunktionellen und auch von hypofunktionellen Dysphonien begleitet sein. Eine rauhe heisere Stimme ist bei einer Hypothyreose als Folge eines **Myxödems** der Kehlkopfschleimhäute häufig zu beobachten.

Eine inspiratorische **Dyspnoe** ist typisch für die beiderseitige Stimmlippenlähmung in Paramedianstellung. Meist treten diese neurogenen Paresen in Zusammenhang mit der Schilddrüsenchirurgie auf. Aber auch Schilddrüsenkarzinome können, meist aber erst im fortgeschrittenen Stadium, zu beiderseitigen Stimmlippenlähmungen Veranlassung geben, ohne daß schon ein operativer Eingriff erfolgt ist. Häufiger ist die Atembehinderung durch Trachealstenosen oder durch eine Tracheomalazie als Folge einer großen Struma. Hier gibt der laryngoskopische Befund weniger Aufschluß. Man muß ihn tracheoskopisch und röntgenologisch erheben, wenn der Verdacht auf eine Tracheomalazie bei Schilddrüsenvergrößerung besteht. Schwerwiegender ist eine Dyspnoe dann, wenn sie auf Schilddrüsenkarzinome zurückzuführen ist, die in den Kehlkopf oder die Trachea eingebrochen sind. Die Prognose ist in diesen Fällen äußerst ungünstig.

Eine **Dysphagie** kann als mechanische Schluckbehinderung bei großen Strumen auftreten, wenn diese den Ösophagus komprimieren. Schilddrüsen-

karzinome greifen nicht selten auf den Ösophagus über und führen auf diese
Weise zu einer Stenosierung.

Weniger schwerwiegend ist das **Globusgefühl,** bei dessen multifaktorieller
Genese auch Schilddrüsenvergrößerungen wie -erkrankungen eine Rolle spielen können. Es ist ein sehr häufiges Symptom, das in den meisten Fällen nicht
auf ein organpathologisches Geschehen hinweist. Diese Annahme sollte aber
immer nur das Ergebnis einer Ausschlußdiagnostik sein. Besondere Vorsicht
ist geboten, wenn der „Globus" nicht in die Mitte des Halses auf den Schildknorpel projiziert wird, sondern rein lateral und möglicherweise dann noch
mit zum Ohr hin ausstrahlenden Schmerzen angegeben wird. Es müssen dann
vor allen Dingen Tumoren des Zungengrundes, des Kehlkopfes und des
Hypopharynx ausgeschlossen werden. Bei diesen Untersuchungen zum Aus-
schluß einer organischen Genese sollte man sein Augenmerk aber auch immer auf die Schilddrüse lenken: Schon eine einfache Struma kann verständlicherweise durch ihr verdrängendes Wachstum ein Globusgefühl auslösen.
Eine Überfunktion der Schilddrüse erhöht die allgemeine Sensibilität auch
für das Globusgefühl, und die Hypothyreose, verbunden mit trockener Haut
und trockenen Schleimhäuten, ist ebenfalls in Erwägung zu ziehen.

Besteht eine angeborene oder frühkindlich erworbene **Schallempfindungsschwerhörigkeit,** so muß man bei der Ursachenforschung auch an Schilddrüsenerkrankungen denken. Das in diesem Zusammenhang zu nennende **Pendred-Syndrom** beschreibt die Kombination einer konnatalen Hypothyreose
mit einer Schwerhörigkeit. Doch auch die Hypothyreose im Erwachsenenalter ist häufig mit einer Schwerhörigkeit kombiniert.

**Schmerzen,** die ein Patient in die Halsmitte projiziert, können, wenn auch
meist erst im fortgeschrittenen Stadium, durch Schilddrüsenmalignome hervorgerufen werden. Häufiger sind **Schilddrüsenentzündungen** die Verursacher.
Sind bei einer solchen Entzündung auch sensible Äste des N. vagus tangiert,
können die Schmerzen bis in das Ohr hin ausstrahlen. Die HNO-ärztliche
Untersuchung wird dann weiteren Aufschluß geben.

Bei den akuten eitrigen Entzündungen ist die Schilddrüse geschwollen
und druckdolent. Bei den chronischen Entzündungen ist der Untersuchungsbefund oft weniger auffällig.

Globusgefühl und Halsschmerzen können den schilddrüsenkranken Patienten somit zuerst zum HNO-Arzt führen. Als Folge einer gesteigerten
Sensitivität oder als Folge einer Schleimhautsekretionsstörung kann das Globusgefühl bei einer Hyper- aber auch bei einer Hypothyreose auftreten,
während die entzündete Schilddrüse Schmerzen verursacht. Daher sollen an
dieser Stelle die Funktionsstörungen der Schilddrüse und die Entzündungen
dieses Organs näher besprochen werden.

## 5.1 Hyperthyreose

Eine Hyperthyreose beruht auf der vermehrten Produktion von Schilddrüsenhormonen und deren Stoffwechselwirkung. Die beiden bei weitem häufigsten Ursachen für eine Hyperthyreose sind der M. Basedow und die thyreoidale Autonomie.

Die klassische Hyperthyreose entspricht dem **M. Basedow.** Man weiß heute, daß es sich hierbei um eine *Autoimmunerkrankung* handelt. Das körpereigene Immunsystem bildet Antikörper gegen Schilddrüsengewebe. Diese Autoantikörper haben eine hohe Affinität zu den TSH-Rezeptoren der Thyreozyten und werden daher auch als TSH-Rezeptor-Autoantikörper (=TRAK) bezeichnet. Unabhängig vom Schilddrüsen-Hypophysen-Regelmechanismus stimulieren diese Autoantikörper über die TSH-Rezeptoren die Schilddrüsenhormonproduktion. Andere Autoimmunmechanismen können bei einem M. Basedow zur *endokrinen Ophthalmopathie mit Exophthalmus* führen. Wird bei einer Hyperthyreose eine solche endokrine Ophthalmopathie beobachtet, handelt es sich immer um einen M. Basedow und nicht um eine Hyperthyreose bei thyreoidaler Autonomie (Abb. 5).

Die **thyreoidale Autonomie** entwickelt sich als Folge einer Jodmangelstruma diffus, disseminiert oder lokalisiert in Form eines autonomen Adenoms. Autoimmunphänomene spielen hierbei keine Rolle. Die Schilddrüsenautonomie kann man sich als Folge einer fehlgeleiteten Anpassungshyperplasie der Schilddrüse an den Jodmangel erklären. Im Rahmen dieser Anpassungshyperplasie können in der Schilddrüse Zellverbände entstehen, die das stoffwechselaktivere $T_3$ unabhängig vom Hypophysen-Schilddrüsen-Regelkreis produzieren. In den Anfangsstadien der Autonomie ist diese gewöhnlich noch latent und wird erst dann manifest, wenn durch vermehrte Jodauf-

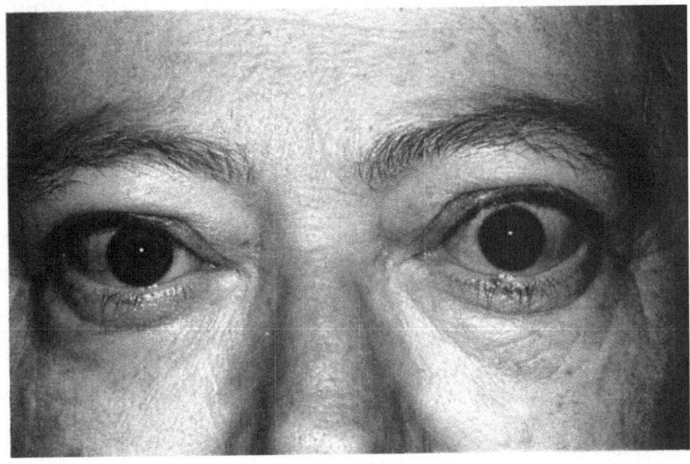

**Abb. 5.**
Exophthalmus bei
Basedow-Struma

nahme plötzlich genügend Jod zur Hormonproduktion zur Verfügung steht. Im Extremfall kann eine latente thyreoidale Autonomie durch starke Jodzufuhr (z. B. Kontrastmittelinjektion) in Form einer *thyreotoxischen Krise* manifest werden. *In Kropfendemiegebieten ist die thyreoidale Autonomie fast für die Hälfte aller Hyperthyreosen verantwortlich.*

Die *Symptomatik der Hyperthyreose* erklärt sich durch die Stoffwechselwirkungen des $T_3$ und des $T_4$, die im Übermaß produziert werden. Die Patienten haben meist an Gewicht abgenommen, sie wirken ängstlich, unruhig bis hin zur Schlaflosigkeit. Die Herzfunktion ist gesteigert. Auffällig ist eine Tachykardie. Neben der Bewegungsunruhe fällt häufig ein feinschlägiger Tremor auf, die Haut ist feucht und warm. Die Temperaturen sind häufig subfebril. Besteht gleichzeitig eine stark vaskularisierte Struma (auskultatorisch schwirrende Gefäßgeräusche) und findet sich eine Augensymptomatik im Sinne der endokrinen Orbitopathie mit Exophthalmus, so ist die Diagnose eines M. Basedow klinisch so gut wie gesichert. Schwieriger zu diagnostizieren sind die subklinischen Formen einer Hyperthyreose.

Meist wird die klinische Symptomatik zur Verdachtsdiagnose einer Hyperthyreose führen und entsprechende **labordiagnostische Maßnahmen** veranlassen. Die Bestimmung von $T_3$ und $T_4$ im Serum, ggf. auch der freien, d. h. nicht proteingebundenen Hormone $FT_3$, $FT_4$ und der TRH-Test geben Aufschluß über die Stoffwechsellage der Schilddrüse. Zur Differenzierung zwischen einer thyreoidalen Autonomie und einem M. Basedow lohnt es sich, Schilddrüsenantikörper wie TRAK bestimmen zu lassen.

Eine *lebensbedrohliche Komplikation einer Hyperthyreose* stellt die **thyreotoxische Krise** dar. Sie kann unvermittelt im Rahmen einer jeden Hyperthyreose auftreten. Eine thyreotoxische Krise kann aber auch durch eine plötzliche Jodaufnahme (z. B. Kontrastmittel) ausgelöst werden. *Typisch* ist eine *Hyperthermie* bedingt durch die starke Stoffwechselsteigerung. Dadurch kommt es zu großen *Flüssigkeitsverlusten.* Es besteht gleichzeitig eine *Tachyarrhythmie* mit schnell beginnender kardialer Dekompensation. Die psychomotorische *Unruhe* und Verwirrtheit weicht schließlich einer *Somnolenz und dem Koma.*

Die *Behandlung* einer thyreotoxischen Krise muß umgehend und möglichst unter Intensivbedingungen erfolgen. Das Grundprinzip der Behandlung stellt die Gabe von Flüssigkeit, Beta-Blockern, Thyreostatika und Kortison dar.

Die Behandlung eines M. Basedow erfolgt heute in Abhängigkeit von seinem Schweregrad durch Thyreostatika, durch eine Operation oder durch Radiojod. Eine Hyperthyreose infolge thyreoidaler Autonomie wird auf Dauer nicht mit Thyreostatika behandelt. Hier besteht die Hauptindikation für ein operatives Vorgehen.

## 5.2 Hypothyreose

Die Hypothyreose ist durch einen Mangel an Schilddrüsenhormonen im Körper gekennzeichnet. Dieser Mangel kann verschiedene Ursachen haben. Man unterscheidet primäre und sekundäre Formen der Hypothyreose:

Wenn die Schilddrüse trotz ausreichender Stimulierung durch den Hypophysenvorderlappen nicht genügend Hormon produziert, liegt die Ursache an der Drüse selbst (= **primäre Hypothyreose**).

*Jodmangel,* eine *Jodfehlverwertung* oder der *Mangel an Schilddrüsengewebe* (z. B. Aplasie) können die Ursachen sein. Auch kann das Schilddrüsenparenchym durch Entzündungen, durch Operationen oder durch eine Bestrahlung zerstört, entfernt oder inaktiviert sein. Schon aus diesen Ursachen geht hervor, daß eine Hypothyreose mit oder ohne Struma auftreten kann.

Eine **sekundäre Hypothyreose** entsteht durch eine ungenügende Stimulierung der Schilddrüse durch den Hypophysenvorderlappen. Dieser kann zum Beispiel durch Tumoren zerstört sein.

Wichtig für die *Auswirkungen eines Schilddrüsenhormonmangels* ist der *Zeitpunkt* seines Auftretens. Besteht eine Hypothyreose schon im Wachstumsalter, oder sogar schon praenatal, dann hat sie schwerwiegende Folgen für die weitere Entwicklung.

Die angeborenen Formen der Hypothyreose (**konnatale Hypothyreose**) können mehrere *Ursachen* haben. Es handelt sich überwiegend um primäre Hypothyreosen infolge von Schilddrüsenaplasien oder -hypoplasien, Jodmangel oder Jodverwertungsstörungen, von denen verschiedene Typen bekannt sind. Die angeborene Hypothyreose oder frühkindliche Fälle einer Hypothyreose sind an typischen *Wachstumsstörungen* und auch an *Intelligenzdefekten* zu erkennen, die trotz späterer genügender Hormonzufuhr *irreversibel* sind. Die angeborene Hypothyreose trat in Jodmangelgebieten endemisch auf (endemischer Kretinismus). In diesem Zusammenhang ist die Kombination einer angeborenen Hypothyreose mit einer Innenohr-Hörstörung interessant (**Pendred-Syndrom**).

Tritt eine **Hypothyreose** erst **im Erwachsenenalter** auf, ist die *klinische Symptomatik* in ausgeprägten Formen ebenfalls typisch: Die Haut ist trokken, meist durch verstärkte Einlagerung von Flüssigkeit in die Unterhaut verdickt (**Myxödem**). Es besteht eine *Kälteempfindlichkeit,* eine *Adynamie* bis hin zur Lethargie. Der Appetit nimmt ab, dennoch nimmt das Gewicht infolge von Wasserretention und allgemeiner Inaktivität zu. *Stimmveränderungen* sind bei einer Hypothyreose nicht selten. Die Stimme wird tiefer und rauh, die Sprache kloßig, da häufig die Zunge vergrößert ist. Bei der konnatalen Hypothyreose ist die *Makroglossie* geradezu ein Leitsymptom.

Zur *Diagnose* einer hypothyreoten Stoffwechsellage eignen sich die Bestimmung von $T_3$ und $T_4$ im Serum sowie des TSH-Spiegels und evtl. auch der TRH-Test. In der Ursachenforschung der Hypothyreose wird man die

Verfahren einsetzen, die sich heute zur Untersuchung der Schilddrüse bewährt haben, besonders die Sonographie und die Feinnadelbiopsie.

Die *Behandlung der Hypothyreose* wird natürlich über die Zufuhr von Schilddrüsenhormonen erfolgen müssen. Das **hypothyreotische Koma** ist das Endstadium einer nicht behandelten Schilddrüsenunterfunktion. Es kann durch allgemeine Belastung, durch sedierende Pharmaka und durch operative Eingriffe ausgelöst werden. Neben der Applikation von Schilddrüsenhormonen bedürfen die Folgen des Hormonmangels im Stadium des Komas einer intensivmedizinischen Betreuung: So muß die respiratorische Azidose durch *Hyperventilation* evtl. mit künstlicher Beatmung und entsprechenden ausgleichenden *Infusionen* behandelt werden.

## 5.3 Schilddrüsenentzündungen

Die Schilddrüsenentzündungen kommen in drei Hauptverlaufsformen vor. Man unterscheidet die akuten von den akut-subakuten und den chronischen Formen.

Die **akute bakterielle Thyreoiditis** nimmt den typischen Verlauf einer bakteriellen Entzündung bis hin zur eitrigen Einschmelzung und muß daher antibiotisch, bei Abszeßbildungen auch chirurgisch, behandelt werden. Sie spricht auf diese Therapie meist sehr schnell an, ohne daß bleibende Folgen für den Hormonstoffwechsel resultieren.

Die **akut-subakute Thyreoiditis** ist höchstwahrscheinlich eine virale Erkrankung und tritt häufig in Folge eines viral-grippalen Infekts auf. Die Schilddrüse ist bei dieser Form der Entzündung mehr oder minder stark diffus, zum Teil kleinknotig geschwollen und äußerst druckschmerzhaft. Die Schmerzen können über Äste des N. vagus bis in das Ohr ausstrahlen.

*Histologisch* und zytologisch findet sich häufig das Bild der **Thyreoiditis de Quervain.** Antikörper gegen Schilddrüsenglobulin oder Mikrosomen (TAK, MAK) sind nur selten nachweisbar und dann auch nur gering erhöht. Die Erhöhung dieser Antikörper ist häufiger bei der chronisch-lymphozytären Form der Thyreoiditis.

*Die Therapie* besteht in der Gabe von Antiphlogistika und bei den schwereren Formen auch von Glukokortikoiden. Die Schilddrüsenhormonwerte sind zu kontrollieren, und gegebenenfalls ist eine Substitution notwendig.

Die **chronische Thyreoiditis** nach **Hashimoto** gehört zu den Autoimmunerkrankungen. Man nimmt den gleichen Immundefekt wie bei einem M. Basedow an. So sind auch Übergänge zwischen diesen beiden Krankheitsformen beschrieben worden. Die *klinische Symptomatik* ist oft so gering, daß der Verdacht auf das Vorliegen dieser Erkrankung erst durch die von ihr induzierten hormonellen Störungen erhoben wird. Die Hashimoto-Thyreoiditis geht im Anfangsstadium nicht selten mit einer passageren Hyperthyreose einher. Im Verlaufe der Erkrankung stellt sich aber fast immer eine Hypothyreose ein. So ist die *Hauptursache der Hypothyreose im Erwachsenenalter die chronische lymphozytäre Entzündung* der Schilddrüse.

Die Hashimoto-Thyreoiditis geht selten mit einer Struma einher. Im Verlaufe der Erkrankung lassen sich häufig erhöhte Schilddrüsenantikörper (MAK, TAK) nachweisen. Der definitive Beweis ist nur morphologisch, z. B. über eine Feinnadelbiopsie möglich. Die Langzeittherapie der chronischen Thyreoiditis besteht in der Gabe von Schilddrüsenhormonen.

Eine *Sonderform der chronischen Thyreoiditis* stellt die **Riedel-Thyreoiditis** dar, die dadurch gekennzeichnet ist, daß die sklerosierende Entzündung auf die Nachbarorgane übergreift und zu Kompressionserscheinungen führt.

**Spezifische Entzündungen** der Schilddrüse sind selten.


# 6 HNO-Arzt und Schilddrüsenchirurgie

Wenn auch die Schilddrüsenchirurgie in Deutschland fester Bestandteil der Allgemeinchirurgie ist, so wird doch der HNO-Arzt täglich mit dieser Schilddrüsenchirurgie oder deren Folgen konfrontiert. Einerseits tangiert eine Vielzahl von HNO-ärztlichen Routineeingriffen die Schilddrüse mehr oder minder stark, andererseits muß er sich mit den Komplikationen allgemeinchirurgischer Schilddrüsenchirurgie an Kehlkopf und Trachea beschäftigen.


## 6.1 HNO-Eingriffe und Schilddrüse

Jede **Tracheotomie** ist mehr oder minder auch Schilddrüsenchirurgie. Der Schilddrüsenisthmus muß verdrängt, gespalten oder reseziert werden, da er die Trachealvorderwand überlagert. Bei Strumen kann sogar eine partielle Strumektomie notwendig werden, um die Trachea zu erreichen. Das gleiche gilt für andere Eingriffe an der Trachea wie die Behandlung von **Trachealstenosen** und für **Eingriffe am Kehlkopf** von außen bei Stenosierungen und im Rahmen der Tumorchirurgie.

Die **Exstirpation** einer **medianen Halszyste** bzw. **-fistel** oder die Entfernung der viel selteneren **Zungengrundstruma** bedeutet für den HNO-Arzt Chirurgie an Schilddrüsengewebe (Abb. 6, 7). Während ihrer *embryonalen Entwicklung* unterliegt die Schilddrüse nämlich einem Descensus. Sie „wandert" vom Zungengrund zu ihrer endgültigen Lage neben der Trachea. Auf diesem Wege können Reste besonders am Zungengrund oder Spuren wie die medianen Halsfisteln zurückbleiben, die auch aktives Schilddrüsengewebe enthalten können. Gelegentlich kann die eigentliche Schilddrüse nicht angelegt sein und die ganze Hormonproduktion erfolgt über dieses ektopische Drüsengewebe. Ist es präoperativ besonders stark ausgeprägt und läßt sich

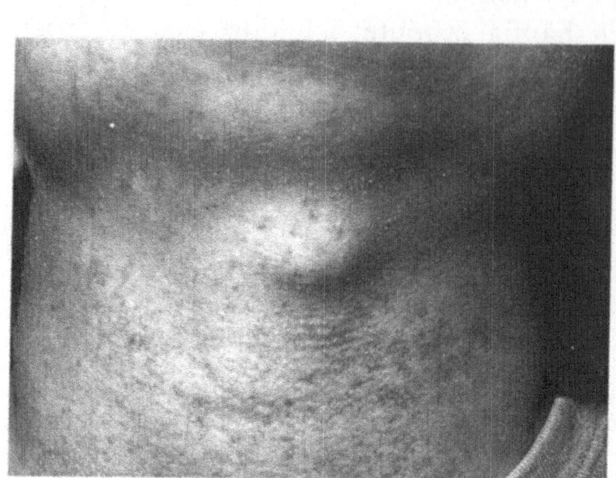

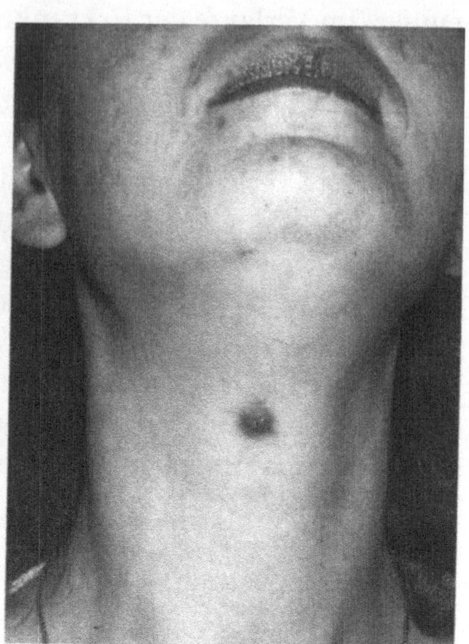

**Abb. 6.** Mediane Halszyste                    **Abb. 7.** Mediane Halsfistel

die Schilddrüse nicht sicher tasten, sollte man *szintigraphisch die Lokalisation aktiven Schilddrüsengewebes feststellen,* damit man unter Umständen nicht die einzige Produktionsstätte von Schilddrüsenhormon exstirpiert.

Bei jeder Entfernung eines **Zenkerschen Divertikels** muß die Schilddrüse verlagert und auf den N. recurrens geachtet werden, damit er nicht verletzt wird. **Hypopharynx-** und **Kehlkopfkarzinome** können in die Schilddrüse metastasieren oder in sie einbrechen, so daß die Schilddrüsenentfernung notwendig wird. Umgekehrt können **Schilddrüsenkarzinome** in den Kehlkopf und die Trachea durchbrechen, so daß hier eine enge Zusammenarbeit zwischen dem Allgemeinchirurgen und dem HNO-Arzt erforderlich wird. Im Rahmen einer jeden **Neck dissection** wird auch die Schilddrüse tangiert und sie muß, wenn dies wegen der Ausbreitung der Lymphknotenmetastasen notwendig ist, operativ mitbehandelt werden.

## 6.2 Die Strumektomie

Eine besondere Situation ergibt sich aus der Lagebeziehung zwischen Schilddrüse, Trachea und den Rekurrensnerven für die Zusammenarbeit zwischen dem Allgemeinchirurgen und dem HNO-Arzt. Bei jedem Eingriff an der Schilddrüse muß festgestellt werden, ob vielleicht eine große Struma zu einer Trachealeinengung geführt hat und ob eine Schädigung der Rekurrensnerven, z. B. durch eine maligne Struma, vorliegt. Aus diesem Grunde ist *vor einer jeden Strumektomie eine HNO-ärztliche Voruntersuchung und nach dem Eingriff eine HNO-ärztliche Kontrolluntersuchung* zu fordern.

Der N. laryngeus inferior, der Rekurrensnerv, ein Ast des N. vagus, hat engen Kontakt zur Schilddrüse. In wechselnder Lagebeziehung zur A. thyreoidea inferior zieht er seitlich zwischen Ösophagus und Trachea in der hinteren Schilddrüsenkapsel zum Kehlkopf (Abb. 8). *Die Strumektomie* ist denn auch *die häufigste Ursache für neurogene Stimmlippenlähmungen,* wobei die typische Rekurrenslähmung zu einem Stimmlippenstillstand in Paramedianstellung führt (Gabriel u. Chilla 1975, 1978). Mit irreversiblen Schädigungen des Nerven muß man in etwa 1% der Strumektomien rechnen, reversible Schädigungen durch Druck und Zerrungen des Nerven liegen um einige Prozent höher. Die Rate der Rekurrenslähmungen bei Strumektomien ist natürlich abhängig vom Krankengut. Sind maligne Tumoren besonders stark vertreten, ist die Rate höher als in einem Krankengut, das sich vorwiegend aus kleineren euthyreoten Strumen oder Zysten zusammensetzt. Besonders gefährdet ist der Rekurrensnerv bei *Rezidivstrumektomien.* Hier werden Pareseraten von über 10% angegeben, was fatal sein kann, wenn schon eine einseitige Rekurrenslähmung vorbesteht, denn eine beidseitige Lähmung mit beidseitigem Stimmbandstillstand in Paramedianstellung bedeutet für die meisten Patienten, daß eine Tracheotomie notwendig wird, um die Atemfunktion aufrechtzuerhalten. Wer viele Kehlkopfnachuntersuchungen bei Strumektomien durchführt, wird aber immer wieder feststellen können, daß der paramediane Stimmlippenstillstand nicht die einzige Pareseform nach Rekurrensläsionen im Rahmen von Strumektomien darstellt. Besonders bei den reversiblen Paresen findet man gar nicht so selten Zwischenstufen zwischen der Intermediärstellung und dem paramedianen Stimmlippenstillstand, obwohl es sich aufgrund des Läsionsmechanismus nur um Schädigungen der Kehlkopfinnervation im Gebiet der Schilddrüse handeln kann.

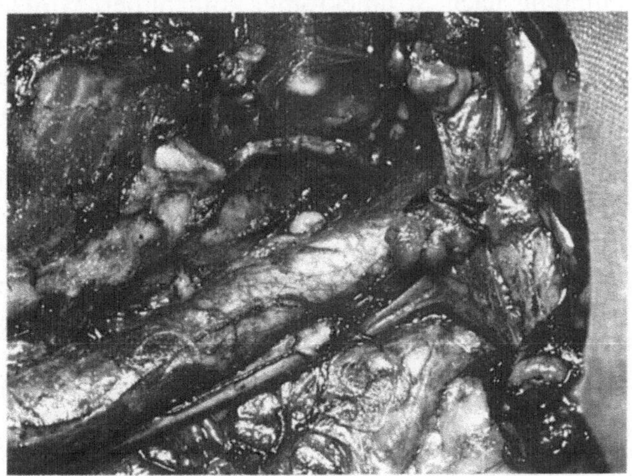

**Abb. 8.** Darstellung des Rekurrensnerven nach totaler Strumektomie. Operationssitus. Es erfolgte die totale Strumektomie wegen eines metastasierenden papillären Schilddrüsenkarzinoms. Der Nerv liegt oberhalb der Arteria carotis communis der Trachea bzw. dem Ringknorpel an

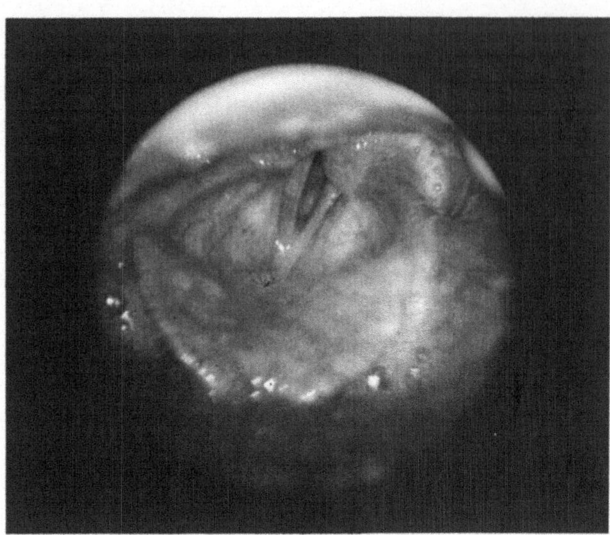

**Abb. 9.** Kehlkopfspiegel-
bild bei rechtsseitiger
Rekurrensparese nach
Strumektomie. Stimm-
bandstillstand in Parame-
dianstellung

Viel häufiger als früher gedacht, wird auch der **N. laryngeus superior** bei
Eingriffen an der Schilddrüse geschädigt. Ob eine Mitschädigung dieses Nerven immer verantwortlich für Positionen der gelähmten Stimmlippe ist, die
von der Paramedianstellung abweichen, bezweifeln wir, da Abduktionsposi-
tionen auch ohne Schädigung des N. laryngeus superior beobachtet wurden.

Diagnose und Therapie der iatrogenen Stimmlippenlähmungen sind ur-
eigenste Aufgaben des Otorhinolaryngologen sowie seiner Spezialdisziplin
Phoniatrie. Dies rechtfertigt die nachstehende ausführlichere Besprechung.

## 6.2.1 Diagnose und Prognose iatrogener Kehlkopflähmungen

Wie verhält sich nun der HNO-Arzt, wenn er mit einer frischen Stimmlippenlähmung nach Strumektomie konfrontiert wird? Die bei weitem häufigste
Pareseform ist der **Stimmlippenstillstand in Paramedianstellung** (Abb. 9).
Wird er unmittelbar nach einer Strumektomie beobachtet, kann man von
einer neurogenen Parese ausgehen, besonders dann, wenn man den Patienten
präoperativ laryngoskopiert hat.

Ist diese *Diagnose* einmal gestellt, so interessiert vor allen Dingen die
*Prognose:* Handelt es sich um eine irreversible oder reversible Lähmung?

Das *laryngoskopische Bild* gibt auf diese Fragestellung meist keine Antwort. Sollte man allerdings noch eine gewisse Restbeweglichkeit der betroffenen Stimmlippe feststellen, ist dies ein prognostisch sehr günstiges Zeichen.
Findet man *stroboskopisch* noch eine Randkantenverschiebung bei der Phonation, so ist ebenfalls mit einer guten Prognose zu rechnen [1]. In diesen Fällen

---

[1] Siehe auch Beitrag Barth in Band 7 (1987).

ist die Stimmlippe nicht vollständig gelähmt. Entweder war die neurogene Schädigung nur partiell oder es hat bereits wieder eine Reinnervation stattgefunden.

Durch eine *Kehlkopfelektromyographie* kann man die Prognose von Stimmbandlähmungen objektiver beurteilen. Bei diesem Verfahren werden kleine speziell geformte Elektroden auf indirekt laryngoskopischem Wege in den M. vocalis oder andere Kehlkopfmuskeln appliziert. Dazu ist eine Lokalanästhesie des Kehlkopfes notwendig. Wenn Patienten diesen Applikationsweg nicht tolerieren, kann man auch unter indirekter laryngoskopischer Sicht die Elektromyographienadeln transkutan in die Stimmlippenmuskeln einführen. Dieses Verfahren ist aber nicht so variabel und erlaubt auch nur Ableitungen vom M. vocalis selbst. Mit Hilfe der Elektromyographie kann man neurogene von arthrogenen Störungen differenzieren, die z. B. als Folge der Luxation des Stellknorpels oder einer Ankylose im Stellknorpelgelenk entstehen können (Abb. 10). Die Elektromyographie gibt auch auf die Frage Antwort, ob eine Lähmung komplett oder inkomplett ist, und sie läßt Rückschlüsse auf den Schweregrad der Parese zu (Neurapraxie, Axonotmesis). Verfügt man über das Verfahren der Elektromyographie der Kehlkopfmuskulatur, so kann man in vielen Fällen den Patienten und natürlich auch den Operateur beruhigen, wenn man z. B. feststellt, daß eine reine **Neurapraxie** vorliegt. Kann der HNO-Arzt auf die Elektromyographie nicht ohne weiteres zurückgreifen, so reicht bei einer einseitigen Lähmung auch die indirekte Laryngoskopie und die Stroboskopie aus. Das aber nur, wenn es sich um typische Paramedianstellungen der Stimmlippe unmittelbar nach Strumektomie handelt. Findet man aber einen ungewöhnlichen Stillstand wie eine deutliche Abduktionsstellung mit Exkavation des freien Stimmlippenrandes sowie einer Schrägstellung des Stellknorpels in das Kehlkopflumen hinein, muß eine Elektromyographie vorgenommen werden, um eine arthrogene Störung

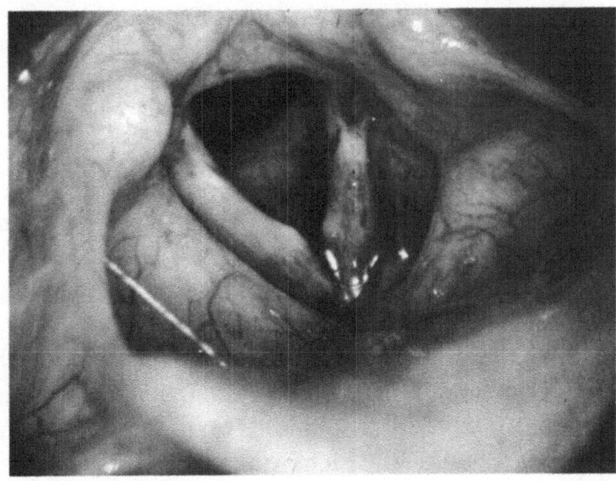

**Abb. 10.** Stimmbandstillstand links durch Stellknorpelgelenkfixation infolge intubationsbedingter Luxation des Stellknorpelgelenkes mit anschließender Ankylose

von einer neurogenen zu differenzieren. Es kommt durchaus einmal vor, daß
durch die Intubation der Stellknorpel luxiert wird. Handelt es sich bei einem
darauf folgenden Eingriff um eine Strumektomie, wird naturgemäß auf eine
operativ bedingte Rekurrensläsion rückgeschlossen. Die Stellknorpelluxa-
tion hat aber eine ganz andere Therapie als die neurogene Stimmlippenlähmung: Hier sollte auf jeden Fall ein Repositions- oder Remobilisationsver-
such erfolgen.

Die **beidseitige Rekurrensläsion nach einer Strumektomie** hat sehr viel
schwerwiegendere Folgen als eine einseitige Lähmung. In den meisten Fällen
resultiert ein beidseitiger paramedianer Stimmlippenstillstand, der mit einem
inspiratorischen Stridor einhergeht. Gelegentlich werden aber auch andere
Stimmlippenpositionen beobachtet wie z. B. Abduktionsstellungen der
Stimmlippen bis hin zur Intermediärposition (s. o.). Kann man aufgrund des
laryngoskopischen Befundes (Restbeweglichkeit) oder der Stroboskopie
(Randkantenverschiebung) keine prognostische Aussage tätigen, sollte bei
der beidseitigen Stimmlippenlähmung mit ihren schwerwiegenden Folgen
elektromyographiert werden. Auch eine zusätzliche Parese des N. laryngeus
superior läßt sich sehr leicht elektromyographisch diagnostizieren, denn der
M. cricothyreoideus ist transkutan abzuleiten.

Allerdings hat auch die *Aussagekraft der Kehlkopfelektromyographie* ihre
*Grenzen.* Das betrifft vor allem das Anfangsstadium der neurogenen Stimmlippenlähmungen. Hier lassen sich irreversible Paresen von den schwergradigen reversiblen Lähmungen nicht unterscheiden. Letzteren liegt meist als
Folge einer starken Druckschädigung eine **Axonotmesis** der Nervenfasern
zugrunde, ohne daß die anatomische Nervenkontinuität unterbrochen ist. In
diesen Fällen ist mit einer Regenerationszeit von etwa ½ Jahr zu rechnen.
Dieser Zeitraum ergibt sich aus der speziellen Lokalisation der Schädigung
des Nerven bei Strumektomien und der daraus resultierenden Strecke, die die
aussprossenden Nervenfasern bis zum Wiedereinwachsen in die Kehlkopfmuskulatur zurücklegen müssen. *Dieser Halbjahreszeitraum sollte immer beachtet werden, bevor man sich zu irreversiblen operativen Maßnahmen bei
Stimmlippenlähmungen entschließt.*


## 6.2.2 Therapie iatrogener Kehlkopflähmungen

Nach der Diagnosestellung wird der HNO-Arzt zur Therapie der Stimmlippenlähmungen gefragt werden.

Bei einer **einseitigen Stimmlippenlähmung** in Paramedianstellung sollte
möglichst bald eine *logopädische Stimmtherapie* begonnen werden. Mit Hilfe
dieser Stimmtherapie läßt sich die nach plötzlicher Stimmlippenlähmung
immer auftretende Dysphonie leichter und sehr viel schneller kompensieren.
Außerdem werden falsche Adaptationsmechanismen bei der Stimmbildung
verhindert. Dies gilt nicht nur für die irreversiblen, sondern auch für die

schwergradigen reversiblen Lähmungen, die man am Anfang selbst elektromyographisch nicht voneinander unterscheiden kann und bei denen man mit einer mehrmonatigen Paresedauer rechnen muß.

Nur wenn es sich um **leichtgradige Stimmlippenlähmungen** handelt, bei denen eher mit einer Regeneration zu rechnen ist, kann man ganz bewußt auf eine Stimmübungstherapie verzichten. Ein *Hinweis* auf eine leichtgradige Lähmung ist immer die feststellbare Restbeweglichkeit der Stimmlippen sowie der stroboskopische Befund mit noch nachzuweisender Randkantenverschiebung. Eine exaktere Aussage ermöglicht natürlich die elektromyographische Untersuchung (s. o.). Die Stimmübungsbehandlung ist noch wichtiger, wenn eine etwas atypische Paresestellung der Stimmlippe resultiert, wie z. B. eine Exkavation des freien Stimmlippenrandes oder eine Lähmungsstellung in leichter Abduktion. In diesen Fällen ist die Kompensation schwieriger, da die gesunde Stimmlippe über die Mittellinie hinaus wandern muß, damit ein Glottisschluß erreicht wird.

Die *Elektroreizbehandlung* gelähmter Kehlkopfmuskeln soll die Atrophie dieser Muskeln verhindern oder zumindest ihr Ausmaß mindern. Die Elektroreizbehandlung ist daher nur sinnvoll, wenn es sich um reversible Lähmungen handelt. Sie ist außerdem nur dann sinnvoll, wenn bei einer reversiblen Parese mit einer längeren Lähmungsdauer zu rechnen ist. Unseres Erachtens hat die Elektroreizbehandlung nach reversiblen Rekurrenslähmungen in der Schilddrüsenkapsel, bei denen höchstens mit halbjährigen Lähmungen zu rechnen ist, nicht den gleichen Stellenwert wie die logopädische Therapie. Bei Läsionen des N. recurrens an anderer Stelle, z. B. im Vaguskerngebiet nach viralen Infekten, kann eine Paresedauer bis zu 1 Jahr resultieren. Hierbei kann die Einschränkung der Muskelatrophie und auch die Verhinderung einer Ankylose im Stellknorpelgelenk durch die reizinduzierten Muskelbewegungen für den Therapieerfolg bedeutsam sein.

*Operative Maßnahmen* werden bei einseitigen Stimmlippenlähmungen nach Strumektomie selten notwendig werden. Ausnahmen bilden manchmal die Lähmungsformen, bei denen der freie Stimmlippenrand excaviert ist oder die Stimmlippe insgesamt in abduzierter Position stillsteht. In diesen Fällen kann die Stimmtherapie allein überfordert sein, besonders wenn es sich um ältere und schwächere Patienten handelt. In dieser Situation besteht die Indikation zu einer operativen Verlagerung der Stimmlippe, um einen besseren Glottisschluß zu erreichen. Dazu sind eine Reihe von Methoden angegeben worden. Sie reichen von der Unterspritzung der Stimmlippe mit Teflon oder Kollagen bis hin zur Unterfütterung von außen mit Fremdmaterial oder Knorpel. Wie für alle irreversiblen operativen Verfahren am gelähmten Kehlkopf gilt auch für diese die Stimmlippenstellung korrigierenden Verfahren, daß sie keinesfalls vor ½ Jahr nach erfolgter Läsion durchgeführt werden sollten, wenn nicht bekannt ist, daß der N. recurrens irreversibel geschädigt wurde.

Die vielen Verfahren, die vielfältig modifiziert zur Glottisverengung angegeben wurden, lassen sich in 2 Gruppen aufteilen:

– **Endolaryngeale Injektionsverfahren:** Bei diesen Verfahren wird von innen flüssiges, sich später verhärtendes Material in die seitliche Stimmlippenbasis injiziert. Nur bei nicht-resorbierbarem Material wie Teflon handelt es sich um irreversible Verfahren im engeren Sinne. Verwendet man Gelatine oder Kollagen, was wir wegen der weitgehend fehlenden Fremdkörperreaktion gegenüber Teflonpaste bevorzugen, ist mit einer gewissen Resorptionsquote zu rechnen. Diese Resorption kann man sich sogar therapeutisch nutzbar machen, wenn man die Substanzen auch bei reversiblen Paresen einsetzt, um die logopädische Therapie zu unterstützen. Ein solches Vorgehen sollte aber dem erfahrenen Phoniater vorbehalten bleiben, da ein „Zuviel" nach erfolgter Reinnervation unangenehme Folgen haben kann.

Vor einer endolaryngealen Stimmlippenunterfütterung sollte man prüfen, ob die Injektion in der vorliegenden Situation überhaupt erfolgreich sein kann. Dazu gibt es ein einfaches Testverfahren: Man unterspritzt die Stimmlippe nicht sofort mit dem nur teilweise resorbierenden Injektionsmaterial, sondern *zuerst mit einer schnell resorbierbaren Glyzerinlösung* und überprüft den Einfluß auf die Stimmbildung.

– **Unterfütterungsverfahren von außen:** Bei diesen Verfahren wird von außen die Stimmlippe durch Unterfütterung ihrer Basis nach medial verlagert. Dies kann man mit einer Positionsveränderung des Stellknorpels verbinden, um die Stimmlippe zu straffen. Uns hat sich die Verwendung von Knorpelspänen bewährt, die wir vom Schildknorpel gewinnen. Nach einer Schildknorpelfensterung und Medianwärtsverlagerung des Endolarynx in Höhe der Stimmlippen wird die Stimmlippenbasis mit einem Knorpelspan unterfüttert, der mit Fibrinkleber fixiert wird.

Sowohl die endolaryngealen Verfahren als auch die Operationsmethoden von außen lassen sich in *Lokalanästhesie* vornehmen, so daß man die Stimmqualität intraoperativ überprüfen kann.


**Die beidseitige Rekurrensläsion durch Strumektomie** führt zu einer **beidseitigen Stimmlippenlähmung** in Paramedianstellung und damit zu einer akuten inspiratorischen Atembehinderung. In den meisten Fällen wird notfallmäßig eine **Tracheotomie** erfolgen müssen.

Gelegentlich kann aus nicht geklärter Ursache die Position einer oder beider Stimmlippen von der Paramedianstellung abweichen (s. Abschn. 5.2). In solchen Fällen kann es durchaus einmal möglich sein, bei einer beidseitigen Lähmung auf die Tracheotomie zu verzichten. Da sich allerdings die Form des Stimmlippenstillstandes bei weiterbestehender Parese ändern kann, sollte man auch bei den Patienten, bei denen man auf die Tracheotomie verzichtete, weil bei beidseitiger Stimmlippenparese ein Stimmband etwas abduziert stand, auf ein plötzliches Atemnotsyndrom gefaßt sein. Dieses kann infektbedingt auftreten, wobei durch ein Stimmbandödem die Glottis weiter eingeengt wird. Es kann sich aber auch die Form des Stimmlippenstillstandes stärker in die Paramedianrichtung hin verändert haben.

Nach der Tracheotomie wird der Patient mit einer **Sprechkanüle** versorgt. Eine Stimmübungsbehandlung ist jetzt wenig sinnvoll, zumal die Stimme bei beidseitigen Lähmungen in Paramedianstellung nur wenig gestört ist. In dieser Situation ist die Frage nach der Irreversibilität der Lähmung natürlich besonders bedeutsam. Bei der Beantwortung dieser Frage bedient man sich der genannten diagnostischen Verfahren, insbesondere der Kehlkopfelektromyographie.

*Operative Therapie*
Auch für die beidseitigen Stimmlippenlähmungen gilt, daß vor ½ Jahr keine irreversiblen operativen Maßnahmen ergriffen werden sollten, da man schwergradige reversible von den irreversiblen Paresen nicht unterscheiden kann.

Die in Frage kommenden **Glottis-erweiternden Operationen,** die vor einem Dekanülement notwendig sind, haben alle den Nachteil einer gewissen Stimmverschlechterung. Sie lassen sich wiederum in 2 Gruppen unterteilen:

– **Endolaryngeale Eingriffe zur Glottiserweiterung.** Unter der Mikrolaryngoskopie kann man Teile der Stimmlippe, sowie insbesondere den Stellknorpel entfernen. Die **Arytenoidektomie** modifiziert nach Kleinsasser (1968) ist für uns die Methode der Wahl zur Glottiserweiterung geworden. Hier läßt sich am leichtesten ein guter Kompromiß zwischen Stimmklang und ausreichender Atmung erzielen, der auch auf Jahre hinaus bestehen bleibt. Hinzu kommt, daß dieses Verfahren *auch bei Ankylosen im Stellknorpelbereich* anwendbar ist, die nach längerer Paresedauer gar nicht so selten sind. Wir haben die Arytenoidektomie allerdings in letzter Zeit mit gleicher Erfolgsrate und weniger Zeitaufwand mit dem Lasergerät vorgenommen.
– **Verfahren zur Laterofixation der Stimmlippe von außen.** Hier wurden eine Reihe von Verfahren angegeben, mit denen man die gelähmte Stimmlippe durch Eingriffe am Stellknorpel nach lateral verlagern und in dieser Position fixieren kann (Übersicht s. Denecke 1980).

Alle die genannten Verfahren zur Glottiserweiterung oder Glottisverengung bei neurogenen Stimmlippenlähmungen sind im Grunde genommen unbefriedigend, da sich die natürliche Funktion der Stimmlippen nicht wieder einstellt. Wünschenswerter wäre es, durch operative Maßnahmen die Stimmlippeninnervation wieder herzustellen. Tierexperimentell ist dieses mehrfach gelungen (Übersicht s. Arold 1981). Die Übertragung eines dieser Verfahren auf den Menschen ist aber bis heute nicht in dem Maße erfolgreich gewesen, daß man von einem Routineverfahren sprechen könnte, mit dem man bei akzeptabler Erfolgschance eine Reinnervation der gelähmten Stimmlippe bzw. der gelähmten Stimmlippen erzielt. Dies ist nicht ganz richtig formuliert, denn man kann natürlich durch eine Nervennaht oder Nerventransplantation den unterbrochenen Rekurrensnerv in seiner Kontinuität wiederherstellen und ein Wiedereinwachsen von Nervenfasern in die innere Kehlkopfmuskulatur und damit eine Reinnervation erreichen. Nur das funktionelle Ergebnis ist unbefriedigend: Die Stimmlippen vollführen nicht die zur Inspiration notwendigen Abduktionsbewegungen, d. h. die Glottis öffnet sich nicht bei der Einatmung.

Der *Grund für dieses Phänomen* ist die gemeinsame Versorgung der Stimmlippenabduktoren und -adduktoren durch Nervenfasern, die alle im N. laryngeus recurrens verlaufen. Die *Regeneration* der Nervenfasern bei einem wiederhergestellten Rekurrensnerv *verläuft aber ungerichtet,* so daß die Nervenfasern, die für die Glottiserweiterung zuständig waren und auch bleiben, in die Stimmlippenadduktoren einwachsen können und auch umgekehrt. Trotz erfolgreicher Reinnervation kommt es zu einem Zustand, den Stennert (1982), bezogen auf den N. facialis, „autoparalytisches Syndrom" genannt hat. Die reinnervierten Stimmlippenmuskeln sind funktionell gelähmt, da sich ihre Aktivitäten gegenseitig neutralisieren. Nur der Stimmlippentonus kann davon profitieren. Versuche, den M. posticus isoliert zu reinnervieren, scheiterten bisher an der fehlenden atemabhängigen Stimulation dieses Muskels über die einwachsenden Nervenfasern, die normalerweise über den Hirnstamm gesteuert wird.

## 7 Schlußbetrachtung

Die Beziehungen zwischen HNO-Arzt und Schilddrüse sind somit komplex. Obwohl die Funktionsstörungen dieser endokrinen Drüse Teilgebiet der inneren Medizin sind, können ihre Symptome den Patienten zum HNO-Arzt führen oder bei der HNO-ärztlichen Untersuchung zuerst beobachtet werden. Obwohl der Oto-Rhino-Laryngologe nicht der Operateur der Schilddrüse ist, wird er immer wieder Schilddrüsenchirurgie betreiben müssen. Obwohl er gewöhnlich keine Strumektomie vornimmt, ist er für die wichtigsten Komplikationen dieser Eingriffe zuständig. Aus all diesem folgt, daß die Schilddrüse dem HNO-Fachgebiet nicht nur anatomisch naheliegen sollte.

## Literatur

Arold R (1981) Chirurgie der Nerven im HNO-Bereich: N. recurrens. Arch Otorhinolaryngol 231:285
Byar DB, Green SB, Dor P, Williams ED, Colon J, van Gilse HA, Mayer M, Sylvester RJ, von Glabbeke M (1979) A prognostic index for thyroid carcinoma. A study of the E.O.R.T.C. Thyroid Cancer Cooperative Group. Eur J Cancer 15:1033

Denecke HJ (1980) Die oto-rhino-laryngologischen Operationen im Mund- und Halsbereich. In: Zenker R, Heberer G, Pichlmayr R (Hrsg) Allgemeine und spezielle Operationslehre, Bd V/3, Kap 3/7. Springer, Berlin Heidelberg New York, S 365–385

Gabriel P, Chilla R (1975) Über Indikation und Zeitpunkt konservativer und chirurgischer Therapie peripherer neurogener Stimmbandlähmungen. HNO 23:333

Gabriel P, Chilla R (1978) Dysphonie nach Strumektomie. Kehlkopf- und Stimmveränderungen als Folge von Schilddrüsenoperationen. Chirurg 49:576

Kleinsasser O (1968) Endolaryngeale Arytaenoidektomie und submucöse Hemichordektomie zur Erweiterung der Glottis bei bilateralen Abduktorenparesen. Msch Ohrenheilkd 102:443

Pfannenstiel P (1985) Schilddrüsenkrankheiten, Diagnose und Therapie. Grosse, Berlin

Schumann J (1987) Operative Therapie der Schilddrüsenkarzinome. Med Klinik 82:742

Scriba PC, Boerner W, Emrich D, Gutekunst R, Herrmann J, Horn K, Klett M, Krüskemper HL, Pfannenstiel P, Pickardt CR, Reinwein D, Schleusener H (1985) Schilddrüsenfunktionsdiagnostik und Diagnose von Schilddrüsenkrankheiten – Empfehlungen der Sektion Schilddrüse der Deutschen Gesellschaft für Endokrinologie. Int Welt 8:50–57, 78–86

Stennert E (1982) Das Autoparalytische Syndrom – ein Leitsymptom der postparetischen Fazialisfunktion. Arch Otorhinolaryngol 236:97–114

Vollenweider R, Hedinger C (1981) Aktuelle Probleme bei Schilddrüsentumoren aus der Sicht des Pathologen. Schwerpunkt Medizin 4:31

# Grenzprobleme zur Stomatologie II:
# Die Parodontopathien *

H.-J. Strott



## 1 Einleitung und Problemstellung

In der 255. Auflage von W. Pschyrembels „Klinischem Wörterbuch" aus dem Jahre 1986 steht auf Seite 1262 unter dem Stichwort **Parodontium** folgende Erläuterung: „Das Zahnbett, der gesamte Zahnhalteapparat bestehend aus Alveole, Zahnfleisch, Wurzelhaut und Wurzelzement," gefolgt von dem Hinweis, daß 1953 aus etymologischen Gründen die Begriffe *Paradentium, Paradentitis* und *Paradentosis* fallen gelassen worden seien. Es schließt sich an die Erklärung des Begriffes der **Parodontopathien** als Sammelbegriff für alle Erkrankungen des Zahnbettes, des Parodontiums bzw. der Parodontien, also der Parodontose und der Parodontitis sowie im weiteren Sinne der Gingivitiden. Es werden auch die Unterscheidungsmerkmale der Parodontitis apikalis als Entzündung im Bereich der Wurzelspitzenregion eines Zahnes gegenüber denen der Parodontitis marginalis als Entzündung im Bereich des Zahnfleischrandes herausgestellt bzw. teilweise exakt beschrieben.

Bei der Legende zur Parodontitis marginalis fängt jedoch das Verwirrspiel von Erklärungen und Inhaltsangaben zur Symptomatik und Therapie an. So heißt es dort, es handele sich um eine „senile" Zahnlockerung mit entzündlichen Erscheinungen am marginalen Parodontium, weiterhin um den Abbau des Alvolarknochens, sowie die Bildung von Zahnfleischtaschen nebst star-

---

* Herrn Professor Dr. med. W. Schweckendiek zum 70. Geburtstag gewidmet.


HNO Praxis Heute 10
H. Ganz, W. Schätzle (Hrsg.)
© Springer-Verlag Berlin Heidelberg 1990

kem Zahnsteinansatz[1]. Es schließt sich der Hinweis an, daß dieses Leiden über lange Zeit als *Alveolarpyorrhoe* bezeichnet worden sei und die Prognose bezüglich des Zahnerhaltes auf längere Sicht gesehen als ungünstig zu bezeichnen sei.

Die degenerativen Veränderungen bzw. involutiven Erscheinungen am Parodont bzw. den Parodontien werden als Schwund der parodontalen Gewebe, also von Zahnfleisch, Wurzelhaut und Alveolarknochen bei meist fehlenden entzündlichen Erscheinungen korrekt beschrieben. Es fehlt auch nicht der Hinweis auf die noch ungeklärte Ätiologie und die mögliche Multikausalität. Dann heißt es wieder: „Die Therapieversuche bestehen im Einschleifen des Gebisses, Einsetzen von Schienen und entlastenden Prothesen, Beseitigung des meistens nur geringgradig vorhandenen Zahnsteins, von überstehenden Füllungen und Kronen, um das Aufpfropfen von Entzündungen zu vermeiden." Auch hier ist eine Vermischung aus korrekten und weniger zutreffenden Symptomen und Kausalitäten festzustellen.

Auf Seite 592 des gleichen Wörterbuches wird unter dem Stichwort **Gingivitis** die korrekte Erläuterung des Krankheitsbildes gegeben, nämlich als Entzündung des Zahnfleisches, welche in verschiedenen Graden verlaufen kann. Verschiedene Gingivitisformen werden anschließend aufgeführt. Ein Hinweis darauf, daß die Gingivitis etwas mit der Parodontitis zu tun hat, bzw. daß sich die Parodontitis aus der oder über die Gingivitis entwickeln kann, und daß zwischen beiden Formen der entzündlichen Parodontopathien kausale Zusammenhänge bestehen, fehlt völlig. So kann der Eindruck entstehen bzw. ein solcher erweckt werden, es handle sich um zwei eigenständige Erkrankungen des Parodontiums.

Exakter ist der pathogenetische Verlauf der **Parodontopathien** wie folgt zu beschreiben: Detritus lagert sich auf dem Gingivalsaum, im Bereich der Papillen und im Sulcus gingivae ab. Durch Kondensationsprozesse entwikkelt sich die fest haftende, später bakteriell besiedelte Plaque an dem Zahnhals und Gingivalsaum. Es bildet sich Zahnstein zunächst supra- dann auch subgingival und beide unterhalten dann den Entzündungsprozeß, die Gingivitis. Aus diesem primären, meist reversiblen Prozeß bildet sich durch Tiefenausbreitung die Parodontitis superfizialis und später auch die profunde Form, welche dann durch parodontalen Knochenabbau bzw. Knocheneinbrüche im Bereiche des Alveolarknochens gekennzeichnet ist. Zahnlockerungen treten also nicht nur beim alten Patienten, sondern auch schon bei jungen Patienten auf.

Wenn man den Verbreitungsgrad des „Klinischen Wörterbuches" und damit den Vervielfältigungsgrad dieser teils korrekten, teils falschen Kenntnisse bei Ärzten und Fachärzten über die Möglichkeiten und Grenzen der

---

[1] In 256. Auflage korrigiert (Anm. Herausg.) durch H. Erpenstein (im Auftrag der Deutschen Gesellschaft für Parodontologie (DGP).

Behandlung der Parodontopathien in Betracht zieht, ist es sinnvoll und auch notwendig, die Aufmerksamkeit auch des HNO-Arztes auf die Behandlung der Parodontopathien zu lenken. In der dem Autor zugänglichen HNO-ärztlichen Literatur werden zwar die Mundschleimhauterkrankungen abgehandelt, aber als die häufigsten Weichteilerkrankungen der Mundhöhle, neben den virugenen, katarrhalischen Erkrankungen des Nasen-Rachenraumes, werden die Parodontopathien meistens nicht einmal erwähnt.

Demgegenüber stellen die Parodontopathien mit einer Morbiditätsrate von 80–90% eine als epidemisch bzw. pandemisch zu bezeichnende Krankheitsgruppe dar, worauf im weiteren noch einzugehen ist. Schon 1976 hat der Autor auf eine Feststellung der Deutschen Gesellschaft für Parodontologie (DGP) hingewiesen (zit. nach Mutschelknaus 1971), wonach der Ausbreitungsgrad der Parodontopathien noch Anstiegstendenz zeige, als auch die Krankheitsanfänge in immer niedrigerem Lebensalter festzustellen seien. Deshalb ist an dieser Stelle die damals geäußerte Bitte an die HNO-Ärzte zu wiederholen bzw. zu erneuern, anhand der Feststellungen der DGP vom September 1988, bei der Erkennung der Parodontopathien mitzuwirken und die Patienten einer gezielten Parodontalbehandlung durch den Zahnarzt (bzw. parodontologischen Spezialisten) zuzuführen. Denn eine zufällige, nur symptomatische Behandlung ohne Nachsorge ist insuffizient und abzulehnen. Die folgende Darstellung der Parodontopathien und deren Behandlung lehnt sich eng an die Vorgaben der DGP an.

## 2 Zur Geschichte der Parodontopathien und deren Behandlung

Die Parodontopathien sind keineswegs Erkrankungen, welche erst den Menschen der Neuzeit befallen.

So heißt es in der Geschichte der Zahnheilkunde (Hoffmann-Axthelm 1973) sehr treffend: „Wenn die Krankheit ebenso alt ist wie das Leben auf dieser Erde, so läßt sich ein Gleiches mit entsprechendem Intervall auch von den pathologischen Zuständen an Zähnen und Kiefern feststellen, die sich bis in die Zeit der Saurier, also siebzig und mehr Millionen Jahre zurückverfolgen lassen. An ausgegrabenen eiszeitlichen Kieferknochen konnte nachgewiesen werden, daß Parodontopathien bereits Praeneandertaler und Neandertaler seit über hundert Jahrtausenden geplagt haben, wie es unter anderem der Anatom Hans Virchow, der Sohn des großen Pathologen, am Ehringsdorfer Kiefer und Choquet am Schädel von La Chapelle-aux-Saints beschrieben haben. Die von anderer Seite geäußerte Ansicht, es handele sich um senile Atrophie, weist Virchow aufgrund der „Gruben" (= parodontale Knochentaschen – der Verfasser) zwischen Alveolarrand und Wurzel entschieden zurück."

Wenn sich auch am prähistorischen Schädel die Weichteilbefunde nicht mehr beurteilen lassen wie bei den Mumien Ägyptens, so kann man doch atrophisch-involutive parodontale Alveolarfortsatzreduktionen von solchen unterscheiden, welche durch entzündliche Parodontopathien verursacht worden sind. Erstere sind wie heute durch eine mehr horizontale Alveolarrandatrophie gekennzeichnet, letztere durch keilförmige, vertikale Knocheneinbrüche charakterisierbar, wobei Mischformen ebenfalls vorkommen.

Es kann also gesagt werden, daß es mehrheitlich die Parodontopathien waren, welche den Menschen vom Paläolithikum bis zur Eisenzeit befallen haben müssen, und zwar wesentlich mehr als die Karies mit ihren Folgen. So fanden Ferrier nur bei 3% von fast 2000 untersuchten Zähnen von 7–8000jährigen Skeletten kariöse Läsionen und Mummery bei 2,94% von 68 untersuchten Zähnen (zit. nach Hoffmann-Axthelm 1973). Daneben imponierten mehr oder weniger stark ausgeprägte Abrasionen der Zähne, d.h. Abschliffe des Zahnschmelzes mit oder ohne Freilegung des Dentinkerns. Dies läßt sich einmal als Folge von in der Nahrung verbliebenen Abrasivstoffen meist mineralischer Natur deuten, als auch von solchen, welche bei der Zubereitung in diese hineingelangt sein müssen. Inwieweit Knirschen und Pressen zu Zahnhartsubstanzverlusten geführt haben könnten, dürfte sich kaum differenziert abklären lassen.

Parodontopathien haben schon die Ägypter des alten und mittleren Reiches befallen und die damalige Medizin beschäftigt. So heißt es, daß das Mundspülen zur üblichen Morgenwäsche gehörte in Verbindung auch mit einer Reinigung der Zähne, welche überwiegend mit Natron durchgeführt wurde. Im Papyros Ebers gibt es 5 Rezepte, die sich mit der Behandlung von Geschwüren an den Zähnen befassen. Es läßt sich aber nicht eindeutig differenzieren, ob es sich dabei um eine apikale oder marginale Parodontitis handelt. Behandelt wurde mit Zahnpulvern aus Terebinthenharz, Ocker, Malachit in Pulverform sowie Dattel-, Milch- und Hülsenfruchtzubereitungen, welche auf das Zahnfleisch gelegt wurden. Auch sind Schienungen von Molaren mittels Golddraht schon aus dem alten Reich bekannt. Wie Herodot berichtet, hat es schon Fachärzte, so auch Zahnärzte in Ägypten gegeben, welche sich nur mit den Krankheiten eines Organsystems befaßt haben. Aber ein methodisches Vorgehen in der Krankheitsdiagnostik und Behandlung ist nicht bekannt. Man unterstellte bei entzündlichen Zahnfleischerkrankungen als Ursache interne Grundkrankheiten mit der Absonderung fauligen Schleimes über die Gingiva entsprechend einer Frühform der Säftelehre. Unverständlich bleibt dabei bis heute, daß die ägyptische Medizin aus den bei der Leichenpräparation und anschließenden Mumifizierung gleichsam wie von selbst anfallenden anatomischen und pathologischen Erkenntnissen so wenig Nutzen für die praktische Diagnostik und Therapie gezogen hat.

Auch in den Keilschrifttexten Mesopotamiens finden sich vergleichbare Auffassungen über die Erkrankungen der Zähne und des Zahnfleisches nebst Behandlungsrezepturen. So werden Veränderungen bzw. Entzündungen und Verfärbungen der Gingiva in Verbindung mit Zahnlockerungen als Symptom allgemeiner Erkrankungen und Hinweis auf deren Prognose besprochen. Die

Therapieanweisungen sind mehr oder weniger stark mit „Besprechungs- oder Zauberformeln" verquickt. Es finden sich aber auch Rezepturen für die Pflege von Zähnen und Zahnfleisch, die frei sind von magischem Beiwerk. So wird für die Zahnreinigung Alaun, Minze und Turu-Aroma empfohlen und zur Behandlung von lockeren Zähnen Galbanum-Harz. Die Schienung gelockerter Zähne mittels Golddrahtschlaufenverbänden, in welche auch Ersatzzähne oder die präparierten eigenen Zähne eingebunden wurden, lassen sich anhand ägyptischer, phönizischer, altpalästinensischer und syrischer Skelettfunde nachweisen. Daß auch Kenntnisse über die Erkrankungen des Zahnfleisches multizentrisch gesammelt werden und in die Behandlungsvorschriften einmünden, läßt sich aus dem Bower-Manuskript über die altindische Medizin als auch den Zeugnissen Altchinas entnehmen. So gehörte der Zahnstocher und Zungen- bzw. Zahnschaber zu den üblichen Körperpflegeinstrumenten zumindest der Oberschicht. Auch hier werden die Erkrankungen des Zahnfleisches anhand der Symptome meist in aspektdiagnostischer Art beschrieben. Auch die Akupunktur wird zur Behandlung empfohlen mit dem Ziel der Wiederherstellung einer ungestörten Säftezirkulation. Ebenso wurde die Zahnextraktion als letztes Mittel gegen entzündungsbedingt gelockerte Zähne beschrieben.

Über die etruskische „Zahnmedizin" und deren Behandlung der Zahnfleischerkrankungen liegen keine schriftlichen Zeugnisse vor. Anhand von Schädelbefunden in deren Nekropolen mit subtil ausgeführten, goldbandgeschienten und ersetzten Zähnen läßt sich auf eine hochentwickelte Zahnbehandlung schließen, welche sich aber im wesentlichen auf die Immobilisation gelockerter und den Ersatz fehlender Zähne mittels menschlicher, mehrheitlich aber tierischer Zähne beschränkte. Die bis zu 5 mm breiten und etwa 1 mm starken Goldbänder sind den Zahn(hals)konturen im Front- und Seitenzahnbereich mit einer auch aus heutiger Sicht beachtlichen Präzision angepaßt. Die Ersatzzähne sind über vertikale oder horizontal geführte Stifte in den Schienen nahezu facettenartig verankert. Dies läßt auf eine schon sehr verfeinerte Präparationstechnik (Bohren und Schleifen) an Zähnen und Ersatzwerkstoffen schließen (Lässig u. Müller 1986).

Die griechisch-römische Medizin ist geprägt – einmal durch die Schulen von Kos, Knidos und Alexandria – später mehr durch naturwissenschaftlich-philosophisch und medizinisch gebildete Einzelpersönlichkeiten wie Celsus (um 100 vor Chr.) und Galen (129–199) und deren Anhänger wie Epigonen. Die Beschreibung der kranialen Knochenstrukturen und des kraniomandibulären Bewegungsapparates wurde recht genau und bildhaft angelegt. Ebenfalls befaßte man sich detailliert mit den Suturen, Gelenken und den Zähnen. Man versuchte bereits eine Klassifikation derselben. Die Struktur und Funktion des Parodontiums wurde aber nicht erkannt.

So heißt es bei Galen wörtlich: „Die Verzapfung ist eine Gelenkverbindung durch Einkeilung. Eigentlich aber nimmt sie eine Zwischenstellung ein und steht der Symphyse (Verwachsung) nahe, so daß, wenn etwas genau eingezapft ist, ihm nicht die geringste Bewegungsmöglichkeit bleibt, wie zum Beispiel bei den Zähnen. Daß diese aber mit ihren Wurzelfächern nicht zusammengewachsen sind, beweisen die gezogenen oder von selbst ausfallenden Zähne (zit. nach der Übersetzung aus dem griechischen Originaltext von W. Müri in „Der Arzt im Altertum" – 1986)."

Die Behandlung von Erkrankungen des Zahnfleisches erfolgte neben Verbänden aus Pflanzenextrakten mit oder ohne Beimischung von Harzen. Die auch bei Galen angeordneten Abführmittel beweisen, daß idiopathische und symptomatische Veränderungen der Gingiva und Alveolarmukosa nicht auseinandergehalten wurden, vielleicht auch nicht differenziert werden konnten. Die Verwendung von Brenneisen (einer Frühform der Kaustik) und Arsenverbindungen zum Zwecke des (Ver)Ätzens des Zahnfleisches läßt sich nachweisen. Man ging sogar soweit, daß man als Zahnextraktionsvorbereitung eine systematische, lokal gezielte Arsenikverätzung der Gingiva und damit des Parodontes empfahl, mit dem Ziel der Zahnlockerung, um einen entfernungsbedürftigen Zahn nicht zu früh der Zangenextraktion zuführen zu müssen, welche als allerletztes therapeutisches Mittel, weil als sehr gefährlich bezeichnet, angesehen wurde.

An anderer Stelle findet man bei Diocles Carystius sehr vernünftige Hygienevorschriften für Mund, Zähne und Zahnfleisch. „Darauf soll man täglich Antlitz und Augen mit kaltem, reinem Wasser aus sauberen Händen abspülen und waschen, Zahnfleisch und Zähne innen und außen abreiben, nur mit den Fingern oder zugleich mit verriebener glatter Minze, die anhaftenden Speisereste abkratzen, Nase und Ohren inwendig salben und einfetten, am besten mit angenehmer Salbe, sonst mit möglichst reinem und wohlriechendem Öl, ... (zit. nach W. Müri – 1986)."

Die Verwendung von Zahnstocher, Schabeinstrumenten zur Reinigung der Zähne und Abschaben der Zunge, und auch grazilen, stichelartigen Instrumenten war nicht nur in Patrizierkreisen, sondern auch bei den Soldaten bekannt bzw. im Gebrauch, wie Funde auf dem Gelände der Saalburg im Taunus und anderer Kastelle und Garnisonen der Römer beweisen. In der Weiterführung bzw. Entwicklung der Säftelehre glaubte man nun, daß Sekretionen aus dem Zahnfleisch Folge einer gestörten Säftebalance seien und daß sich in diesem Sekret dann Würmer ansiedelten – eine Übertragung der Vorstellung des Karies auslösenden und unterhaltenden Zahnwurmes. Die Vielzahl der anzuwendenden Mixturen ist ex post auch als Ausdruck der Hilflosigkeit zu deuten.

Die Mönchs- und Klostermedizin des Mittelalters hält sich mehr oder weniger kritisch an die tradierten Vorschriften und Heilmethoden zur Behandlung der Zahnkrankheiten. Die Entzündungslehre wurde von Celsus und Galen übernommen. Daß Entzündungen übertragbar waren, ahnte man, vermischte aber wieder Erfahrung mit Mystizismus und Okkultismus, mit religiösen Lehren und Weltanschauungen (z. B. Verbreitung von Pest und Syphilis als Strafe Gottes, oder Krankheit als Strafe für sündhaftes Verhalten).

Mit dem Zeitalter der Entdeckungsreisen und den damit verbundenen, zum Teil mehrwöchigen Aufenthalten auf See, trat vermehrt eine besondere Form der Zahnfleischerkrankungen auf, der **Skorbut.** Infolge der frischkostarmen, einseitigen Ernährung kam es zu blutigen bis geschwürigen Destruktionen der Gingiva und des Zahnhalteapparates, zu progredienten Zahnlockerungen und schließlich zum Zahnausfall. Man lernte in der Folgezeit auch, daß bei ausreichender Zufuhr von Gemüse und Früchten diese Veränderungen zum Stillstand kamen und teilweise sogar zur Rückbildung gebracht werden konnten. Die Mitteilungen über die später **Stomatitis scorbutina** genannte Krankheit stammen zunächst mehrheitlich aus den entsprechenden Reiseberichten der Schiffspassagiere oder von Besatzungsmitgliedern. Seitens der medizinischen „Fachliteratur" blieben sie anfänglich unreflektiert.

Im ausgehenden Mittelalter und in der Renaissance finden sich unter anderem vermehrt textliche und bildliche Darstellungen der menschlichen Anatomie mit den Strukturen des Schädelskelettes, der Kiefergelenke und des Gebisses allgemein und mit den Zähnen im Detail. Auf die Wechselbeziehung zwischen Form und Funktion wird in den beigefügten Erläuterungen hingewiesen. Bei Leonardo da Vinci findet sich auch wohl die erste Darstellung der Kieferhöhle(n). Eine Darstellung der Zähne im Verbund mit ihren Parodontien sowie deren pathologischen Veränderungen ließ sich nicht nachweisen, obgleich von der Völkerwanderungszeit bis ins ausgehende Mittelalter nachweislich die Parodontopathien immer noch verbreiteter waren als die Kariesläsionen, wie eine umfangreiche Studie im alemannischen Raum seitens der Mitarbeiter des Württembergischen Landesmuseums Stuttgart 1985 zeigte.

Die gesicherten Kenntnisse über die Strukturen, Funktion und Erkrankungen des Zahnfleisches und der heutzutage als Parodont bezeichneten Gewebsformation waren im 18. und bis um die Mitte des 19. Jahrhunderts noch gering, bestenfalls bruchstückhaft und noch stark mit Spekulationen durchsetzt. Die „Parodontalbehandlung" beschränkte sich auf die Zahnsteinentfernung, das Schröpfen des Zahnfleisches sowie die Verordnung von Abführmitteln, da man die Zahnfleischerkrankungen bzw. Veränderungen als Auswirkungen von Verdauungsstörungen auffaßte. Sogar das Anlegen von Blutegeln nach bestimmten Regeln wurde empfohlen. Die chirurgische Therapie bestand angesichts fehlender Anästhesiemethoden in rasch zu bewältigenden Eingriffen wie Abszeßspaltungen, Fistelungen und Drainagemaßnahmen, um dem „wohllöblichen" Eiter Abfluß zu verschaffen. Auch die Abtragung von hyperplastischem Gewebe war bekannt (Strübig 1989). Inwieweit diese Maßnahmen systematisch und nicht nur akzidentell durchgeführt wurden, läßt sich nicht ermitteln, genausowenig wie Angaben über die Verbreitung der Parodontopathien in der damaligen Bevölkerung.

Die *erste eindeutige Schilderung* der Krankheiten, welche man heute als Parodontopathien bezeichnet, die sich auf konkrete Patientenbeobachtungen stützt, findet man 1746 in der 2. Auflage von P. Fauchards zweibändigem Werk über die Zahnheilkunde. Er führt diese Krankheiten auf skorbutische Ursachen zurück, wegen des Taschenexsudats und der Blutungen. Abhandlungen über die Zahnbetterkrankungen findet man auch bei Pfaff (1756), Bourdet (1757) und Botot (1770) (erste speziell parodontologische Publikation) sowie bei Hunter, der mehrere Seiten seines Buches den Zahnbetterkrankungen widmet.

Joseph Fox brachte 1806 als erster auch bildliche Darstellungen zum Thema „Parodontose und Parodontitis" heraus mit klaren Untersuchungsmerkmalen von horizontalem und vertikalem Parodontalabbau; er sprach allgemein von einer Absorption des Alveolarfortsatzes. Er gab auch den Hinweis, basierend auf Patientenbeobachtungen, daß kariesanfällige Menschen im allgemeinen von diesen Parodontalleiden frei bleiben. Thomas Bell definierte letztere 1829 als verfrühte Alterserscheinungen („premature old age, anticipation of senil decay"), welche auch ohne örtliche Entzündungen auftreten könnten. Er riet zur Spaltung des Zahnfleisches, man solle auf den Magen achten und Blutreinigungsmittel geben. Desirabode lehnte 1843 wie vor ihm Bourdet die Skorbuttheorie Fauchards ab. Für ihn waren Zahnsteinansatz, konstitutionelle und mundhygienische Faktoren sowie Hautkrankheiten und die Syphilis für das Auftreten der Zahnfleischerkrankungen verantwortlich. Er sah in dem Taschenexsudat das Leitsymptom und bezeichnete dieses als „pyorrhée interalveolodentaire", woraus im deutschen Schrifttum der Begriff der Alveolarpyorrhoe entstanden ist. Als Allgemeintherapie empfahl er Aderlaß und Abführmittel. Der Dresdener Arzt Robert Ficinus gab 1847 in seiner Schrift „Über das Ausfallen der Zähne" den von Leeuwenhoek als Animalcula beschriebenen „Tierchen" die Schuld am Entstehen der Zahnbetterkrankungen. Nach seiner Auffassung drängten sich diese in die Fasern zwischen Zahnfleisch und Wurzelzement ein, lösten ersteres ab und bildeten hier den Zahnstein, der dann den Zahn lockere. Interessant ist dabei vor allem die Erwähnung des parodontalen Faserapparates als Manifestationsort für die Zahnfleischerkrankungen (zit. nach Hoffman-Axthelm). Linderer unterscheidet bereits 1851 genau zwischen der – nach heutigem Sprachgebrauch – Parodontosis und der Parodontitis marginalis; erstere verlaufe meist entzündungsfrei, wohingegen letztere durch chronische Eiterungen gekennzeichnet sei. Auch beschreibt er die gingivale Retraktion mit der Entblößung der Zahnhalspartien als „Kleinerwerden des Zahnfleischs" ebenso exakt wie die bindegewebige Zahnfleischhypertrophie – die Fibromatosis gingivae.

1880 faßte Magitot in Paris das Leiden als eine konstitutionelle oder durch Diabetes, Albuminurie und die Gicht bedingte Schädigung von Wurzelhaut und Wurzelzement auf, und bezeichnete die Parodontopathien als

„Cementoperiostitis". Diese Ansicht vertrat 1885 auch der Ungar Arkövy in seinem Lehrbuch, allerdings mit der Einschränkung, daß der Alveolarrand Sitz der primären Erkrankung sei, von dem aus dann die „Karies alveolaris" auf Wurzelhaut und Zement übergreife. Witzel spricht 1881 von der „Alveolitis infectiosa".

Während man in Europa das Augenmerk bezüglich Ätiologie und Therapie vorzugsweise auf die allgemeinen Faktoren richtete, hielt man in Amerika die Behandlung der lokalen Krankheitssymptome für vordringlicher. So spezialisierte sich als erster Riggs ab 1856 auf die Behandlung der „Pyorrhoea alveolaris", weil er sie für ein überwiegend lokal ausgelöstes und unterhaltenes Krankheitsgeschehen hielt. Man kann ihn aus heutiger Sicht wohl als den ersten Parodontologen bezeichnen. Sein fachliches Ansehen und seine Bedeutung waren so groß, daß man die Alveolarpyorrhoe für lange Zeit als **Riggs disease** bezeichnete. Er war der Vorreiter der Verselbständigung der Parodontologie zum Spezialfach innerhalb der Zahnmedizin, der Entwicklung hin zum Periodontologist heutiger Prägung in den Vereinigten Staaten und auch zu eigenständigen Lehrstühlen für den Teilbereich Periodontology an den Dental Schools.

Baume hatte 1877 in seinem Lehrbuch der Zahnheilkunde eine deutliche Trennung zwischen atrophischem und entzündlich bedingtem Knochenabbau vollzogen und die Sekretion lediglich als ein Symptom der entzündlichen Gewebeveränderungen innerhalb des Zahnhalteapparates erkannt.

1876 kam der Amerikaner Miller nach einer Ausbildung auf den Gebieten der Physik und Mathematik nach Berlin und studierte dort Zahnmedizin. Er kam zwangsläufig mit den Lehren Robert Kochs in Berührung. Andere Quellen behaupten, er sei Schüler und zeitweiliger Mitarbeiter Kochs gewesen. Seine wissenschaftlichen Studien befaßten sich mit der Aufklärung der Mikrobiologie der Mundhöhle, der Ätiologie von Karies und Parodontopathien. Hinsichtlich der Entstehung der letzteren Krankheiten kam er 1896 zu folgenden Ergebnissen:

1. Prädisponierende Umstände wie konstitutionelle und lokale Erkrankungen, abnorme Blutmischung, Ernährungsstörungen, ungeeignete hygienische Zustände
2. Lokale Reize wie Zahnstein, Speisereste u. a.
3. Bakterien.

Miller lehnte einen spezifischen Erreger ab; „die Entzündung erfolge durch die übliche Mundflora, wenn der disponierende Faktor die Widerstandsfähigkeit des peridentalen Gewebes herabgesetzt habe. Die Prognose ist stets eine ungünstige, jedoch kann man . . . entschiedene Besserung des Zustandes herbeiführen." (Miller zit. nach Hoffmann-Axthelm 1973).

Karolyi wies 1901 anläßlich der Zahnärztetagung in Leipzig darauf hin, daß „Erschütterungen der Alveolarwand", wie sie unter anderem durch nächtliches Zähneknirschen, Störkontakte und Gleithindernisse entstünden, für die Ausbildung der Alveolarpyorrhoe verantwortlich seien. Er empfahl Abschleifen der Höcker und Kanten der Zähne und das nächtliche Tragen von Aufbißkappen/abnehmbaren Molarenkappen aus Gold.

In der Zeit zwischen den beiden Weltkriegen standen sich in der Lehre und Praxis der Parodontalbehandlung Vertreter konservativer und operativer Behandlungskonzepte gegenüber und zwar in Europa wie in Amerika. So vertrat in Schweden Widman die chirurgische Behandlung der Taschen mittels paramarginalem Zahnfleischrandschnitt, Mukoperiostaufklappung und Eliminierung des Granulationsgewebes und Einebnung der Knochenkrater, Abtragung der anfänglich stehengelassenen Gingivamanschette und schließlich Defektdeckung mittels mobilisierten Vestibulumlappens. Elander sah nach Depuration der Zähne eine konservativ-medikamentöse Taschenbehandlung vor, wie sie unter anderem Riggs und Younger in den USA praktiziert hatten.

Fleischmann und Gottlieb unternahmen nach 1920 in Wien umfangreiche histologische Untersuchungen an Zahn-Parodont-Alveolarknochenblockpräparaten, durch die laut Hoffmann-Axthelm eine weitgehende Klärung der pathologischen Gewebsänderungen auch im Vergleich zum klinischen Untersuchungsbefund möglich wurde. Gottlieb untersuchte den „Epithelansatz am Zahne" und auch dessen Destruktion.

Weski erkannte 1922 aufgrund feingeweblicher und röntgenologischer Studien, welche er in seiner Praxis angestellt hatte, daß das aus Wurzelhaut, Zement, Knochen und Zahnfleisch bestehende Zahnbett ein funktionelles System darstellt, für das er den Begriff „Paradentium" prägte. Dieses Paradentium bildet zusammen mit dem Zahn eine biologische Einheit, welche er als „Organum dentale" anspricht. Die Erkrankungen des Paradentiums nennt er Paradentosen. Er formuliert eine diagnostische Trias, bestehend aus dem klinisch-anatomischen, dem funktionellen und allgemeinen Untersuchungsbefund, und leitet daraus seine therapeutische Trias, bestehend aus der Lokal- und Entlastungsbehandlung sowie aus allgemeinen Heilmaßnahmen ab. Weskis Erkenntnisse fanden schnell internationale Anerkennung. Die Parodontologie entwickelte sich jetzt auch im deutschsprachigen Raum zu einem Forschungsgebiet, allerdings weitgehend eingebettet in das Fach Zahnerhaltungskunde (konservierende Zahnheilkunde). Eigenständige Lehrstühle für das Spezialfach und mit eigenständigem Lehrdeputat gab es an den Zahnkliniken nicht. Bis in die siebziger Jahre hinein war die Parodontologie nicht Unterrichtspflicht- und Examensfach.

Im Unterschied zu Widman vertrat Neumann (Berlin) eine radikalere parodontalchirurgische Behandlungsmethode. Er bildete den Mukoperiostlappen über einen Zahnfleischrandschnitt, ebnete nach dem Exkochleieren des Granulationsgewebes den arrodierten Alveolarknochen ein (wenn möglich bis zum tiefsten Punkt der Knochentaschen), exzidierte dann unter Sichtkontrolle den entzündlich alterierten Gingivalsaum, so daß er gerade zur Deckung der Wundfläche ausreichte (Neumann 1932). Römer vertrat bei aller Anerkennung der in besonders gelagerten Fällen indizierten radikal-chirurgischen Methode nach Neumann seine „seit mehr als 20 Jahren erfolgreich geübte Zerstörung der (mäßig) vertieften Zahnfleischtaschen mit dem Thermokauter".

Für Thielemann standen die biomechanischen Faktoren für die Entstehung der Alveolardestruktionen im Vordergrund seiner Betrachtungen; er forderte neben der klinischen und röntgenologischen Untersuchung die nach Gesichtsbogenübertrag vorzunehmende Montage von Gipsmodellen des Ober- und Unterkiefer-Dentoalveolarkomplexes und die gelenkzentrierte Zuordnung des Unterkiefermodells in einem justierbaren Artikulator (=einem technischen Analogmodell des stomatognathen Bewegungssystems). Damit sollte die extraorale Überprüfung des Patientengebisses auf Störkontakte und Gleithindernisse, die evtl. Störwirkung gekippter oder elongierter, antagonistenloser Zähne in der Diagnonalen in Richtung auf die Kontralateralseite geprüft werden (*Thielemannsches Diagonalgesetz*). Die Tatsache, daß ein elongierter Zahn 38 (FDI-Zahnschema) infolge des Ausweichens des Unterkiefers in der Diagonalen zu Überlastungsreaktionen und Knochenabbau an den Zähnen 41, 42, 43 führen kann, ist weltweit anerkannt (Thielemann 1938, 1952).

Durch die Gründung der Arbeitsgemeinschaft für Paradentoseforschung (ARPA) im Jahre 1924 wurde ein Forum zur wissenschaftlichen Diskussion parodontologischer Fragen geschaffen, als deren Nachfolgerin sich heute die Deutsche Gesellschaft für Parodontologie (DGP) betrachtet.

Auch die Pathologen begannen sich für die Oralpathologie allgemein als auch speziell für die Pathohistologie der Parodontopathien zu interessieren. Nach Thomas Vorwort zu seiner zweibändigen „Oralpathology", welche zwischen 1941 und 1970 in 5 Auflagen erschienen ist, würdigte er die entsprechenden Arbeiten von Walkhoff (1921), Bödeckers 1926 erschienene „Grundlagen der zahnärztlichen Histologie und Embryologie", sowie die von Siegmund und Weber im gleichen Jahr veröffentlichte „Pathologische Histologie der Mundhöhle", in der die histologischen Grundlagen des Parodontiums und der Parodontopathien einen großen Raum einnahmen. Dieses Werk wurde unter Beibehaltung seiner Ursprungstitulatur erst 1964 durch Fasske und Morgenroth sen. fortgesetzt. 1933 hatten Krohnfeld im angloamerikanischen und Häupl im deutschsprachigen Raum je eine, nahezu gleichlautend betitelte Monographie über die Pathohistologie der Zähne und ihrer Stützgewebe publiziert.

Orban und auch Everett aus Wien übersiedelten 1940 in die Vereinigten Staaten von Amerika und begründeten dort mit ihren Schülern und Mitarbeitern bedeutende parodontologische Forschungszentren und Fachabteilungen an den Dental Schools. Man konnte von einem regelrechten Exodus der „Wiener Parodontologenschule" sprechen, der überwiegend aus der politischen Zwangslage resultierte. Eine zweite Welle der Auswanderung von Wissenschaftlern aus der Zahnmedizin, hierunter namhafte Parodontologen, lief vor und nach dem Zweiten Weltkrieg von Skandinavien ausgehend in die USA (Ramfjord, später Lindhe und Slots, um nur einige wenige Beispiele zu nennen).

Während sich die Parodontologie in den Vereinigten Staaten kontinuierlich weiterentwickeln konnte, kam es in Deutschland zu einem schwerwiegenden und folgenreichen Auseinanderdriften von Klinik und Praxis. Der Leistungseinbruch kam für die zahnärztliche Praxis, welche etwas mehr als 90% der entsprechenden heilfürsorglichen Maßnahmen damals wie heute sicherzustellen bzw. zu bewältigen hat, in den Jahren 1937 bis 1939. Mit der Wirtschaftsumstellung im Vorfeld des Zweiten Weltkrieges ergaben sich auch erhebliche Restriktionen für das Gesundheitswesen.

In Deutschland erschienen parodontologische Buchpublikationen erst wieder ab 1950, so von Harndt (Berlin) die Monographie „Paradentitis und Paradentose" und 1953 von Häupl ein zweibändiges „Lehrbuch der Zahnheilkunde", in dem er zusammen mit Lang die Parodontologie eingehend abhandelt. Letzteres Werk dürfte wohl das letzte der sog. „Einmännerbücher" gewesen sein, in dem das Gesamtfach der Zahn-, Mund- und Kieferheilkunde durch einen einzigen Autor abgehandelt wurde. Obgleich schon seit 1936 vertragliche Richtlinien für die systematische Behandlung der Parodontopathien nach den ARPA-Regularien bestanden (zit. nach Spranger 1971) und diese in den Jahren 1950 und 1956 überarbeitet worden waren, blieb die Zahl der Parodontalbehandlungen gering. Der Wandel trat erst nach 1969 ein, als ein auf 2 DIN-A 4 Seiten reduzierter, klar gegliederter und übersichtlich gestalteter PAR-Status vereinbart worden war.

Die kohlehydrat-, vor allem zuckerhaltige und sekundär bakterienbesiedelte **Plaque** (= festhaftende Beläge) auf den Zähnen und dem Gingivalsaum war inzwischen von wissenschaftlich-klinischer wie empirisch-praktischer Seite als der vorrangige Auslöse- und Unterhaltungsfaktor für die Gingivitis und darüber hinaus für die Initiation der Parodontitis erkannt und anerkannt worden, sofern es sich um ein lokales, parodontales Krankheitsgeschehen handelte. Um so mehr kam der Initialtherapie in Form der Plaquereduktion bzw. Eliminierung und Beseitigung aller lokaler Reizfaktoren (Noxen) eine Schlüsselrolle zu. Aus dem Ergebnis der Vorbehandlung läßt sich erkennen, ob der marginale Entzündungsprozeß umkehrbar ist, oder ob er bereits verselbständigt abläuft, oder auch als ein symptomatisches, parodontalpathologisches Krankheitsgeschehen anzusehen ist (Reaktionsdiagnostik, Reaktionstherapie). Anschließend ist die Validität der Parodontopathien besser abzuwägen und sind auch die einzuschlagenden therapeutischen Maßnahmen gezielter bestimmbar.

Nachdem 1969 also der vereinfachte Parodontosestatus Grundlage der systematischen Behandlung in der Sozial- bzw. Kassenpraxis geworden war, nahmen die parodontologischen Fortbildungstagungen und Übungskurse bezüglich der Anzahl und Auswahl der Veranstaltungsorte und Ausdehnung über 2 und mehr Tage langsam aber stetig zu, was auf einer steigenden Aufnahmebereitschaft seitens der niedergelassenen Zahnärzte beruhte. Mit der zunehmenden Einrichtung von parodontologischen Abteilungen/Unterabteilungen an unseren Universitätskliniken für Zahn-, Mund- und Kieferheilkunde und der Zunahme der Stellen für Mitarbeiter standen für die Praktiker auch die benötigten Referenten und Kurslehrer aus Hochschule und Praxis samt Einrichtungen zu Demonstationszwecken zur Verfügung.

Die Entwicklung zur *Eigenständigkeit der Parodontologie* innerhalb des Gesamtfaches ZMK-Heilkunde ist bei uns in der Bundesrepublik noch nicht abgeschlossen; sie birgt aber auch Gefahren des teilgebietsbezogenen und -verhafteten Spezialistendenkens unter Verlust der Bezüge zu eben diesem Gesamtfach, worauf schon Orban in den USA hingewiesen hat. Diese Entwicklungen wurden in den USA, Skandinavien und der Schweiz früher realisiert als bei uns. Spitzenleistungen im Bereich der Grundlagenforschung, Klinik und Praxis der Parodontologie sind besser und effizienter über die Teilgebietsspezialisierung zu erreichen. Die Klinik für Zahn-, Mund- und Kieferkrankheiten der Westfälischen-Wilhelms-Universität in Münster richtete den ersten eigenständigen Lehrstuhl für Parodontologie ein. Die Zahnärztekammer Westfalen-Lippe etablierte als erste Körperschaft die Weiterbildung zum Zahnarzt (für)-Parodontologie mit einer Weiterbildungszeit von 3 Jahren in ihrer Satzung. Damit ist die parodontologische Behandlung keineswegs auf diese Zahnärztegruppe limitiert. Mehrheitlich werden die systematischen „Parodontose"-Behandlungen immer noch durch „Allgemeinzahnärzte" durchgeführt, wie man es unschwer den Statistiken der Kassenzahnärztlichen Vereinigungen entnehmen kann. Angesichts der hohen Morbiditätsrate der Parodontopathien ist die Anzahl der Parodontalbehandlungen (Vorbehandlungen ausgeschlossen) immer noch entschieden zu niedrig. Die Versorgungsbemühungen der zahnärztlichen Praxis werden sich jetzt und in Zukunft gleichgewichtig der Karies- wie Parodontalbehandlung nebst Vor- und Nachsorgemaßnahmen zuzuwenden haben.

## 3 Zur Strukturbiologie des Parodontiums

„Das Parodontium ist kein Organ, sondern ein funktionelles biologisches System, das die Gesamtheit der Zahnstützgewebe umfaßt. Das Parodontium ist an das Vorhandensein eines Zahnes gebunden; es entsteht somit mit dem Zahndurchbruch und verschwindet mit dem Verlust des Zahnes. Im Mittelpunkt steht der Zahn, der mit seinem (Wurzel-)Zement über das Desmodont (Periodontium) mit dem Alveolarknochen verbunden ist. Die Gingiva bedeckt den alveolären Knochen und dient zum Schutz der parodontalen Gewebe" (Mutschelknauss 1973).

Die **Gingiva** ist ein Teil der Mundschleimhaut und gleichzeitig der peripherste Teil des Parodonts. Sie beginnt an der mukogingivalen Grenzlinie (Linea girlandiformis) und bedeckt den koronalen Abschnitt des Alveolarfortsatzes. Auf der Palatinal- oder Oralseite fehlt die Linea girlandiformis. Die Gingiva ist hier ein Teil der keratinisierten, nicht beweglichen Gaumenschleimhaut. Sie endet am Zahnhals, umschließt manschettenartig die Zähne, indem sie mit Hilfe eines epithelialen Ringes (Saumepithel) den Epithelansatz bildet. Sie sichert damit die Kontinuität der epithelialen Oberflächenauskleidung der Mundhöhle. Man unterscheidet die marginale, freie – nicht von Alveolarknochen unterlegte – ca. 1,5 mm breite, von der sehr unterschiedlich breiten – und knochenunterlegten – befestigten (attached) und der interdentalen Gingiva. Im gesunden Zustand stellt sie sich blaßrosa, bei Farbigen (selten auch bei Weißen) unterschiedlich stark bräunlich pigmentiert dar. Sie ist von derber fester Konsistenz und unverschieblich. Ihre Oberfläche ist keratinisiert und kann orangenähnlich gestippelt (getüpfelt) sein (Schröder 1987, zit. in Anlehnung an Rateitschak 1989).

Die *attached Gingiva* ist von Mensch zu Mensch unterschiedlich breit und sie zeigt auch bei ein und demselben Individuum eine variable Breite. Sie ist meistens im vestibulären Bereich der Eckzähne am schmalsten, um in Richtung auf die Molaren und Inzisiven wieder an Breite zuzunehmen. Eine mittlere Breite der befestigten Gingiva wird zwischen 2 und 4 mm angenommen. Bei einer Breite von 2 mm und weniger werden sich die Bewegungen der mit deutlicher Gefäßzeichnung imponierenden Alveolarmukosa zunehmend auf den Gingivalsaum fortpflanzen und diesen wie ein „Klappenventil" in Bewegung bringen oder halten. Im Bereich der Zahnzwischenräume endet die Gingiva im Normalfall in 2 Papillen, je einer labialen und oralseitigen. Unterhalb der Kontaktpunkte der Zähne, gegen das interdentale Septum hin senkt sich der interpapilläre Sattel, das sog. **Col,** ein. Die epitheliale Auskleidung dieser Einsenkung besteht aus den Saumepithelien der benachbarten Zähne (Cohen 1959, 1962; Schröder 1986, zit. in Anlehnung an Rateitschak 1989). Die Abstände der Papillen hängen von den vestibuläroralen Ausmaßen der Zähne ab. Das Col kann eine Spannweite von 2–7 mm und eine Einziehungstiefe von 0,1–2 mm haben. Demzufolge sind die interpapillären Abstände bei den Inzisiven und Eckzähnen kleiner, um bei Prämolaren in Richtung auf die Molaren zuzunehmen. Die Dopplung der interdentalen Papillen fehlt bei lückig stehenden Zähnen ganz und das Col ist nur noch als eine mehr oder weniger flache Rille vorhanden.

Die Zone befestigter Gingiva läßt sich am besten beurteilen beim Anfärben mit *Schillerscher Jodlösung.* Die fixierte Gingiva färbt sich gelblich rot und die Alveolarmukosa dunkel bis braunrot ein. Im Falle entzündlicher Gingivaveränderungen läßt sich diese auch dunkelrot bis rostbraun anfärben, eine auch für den HNO-Arzt brauchbare Testmethode (man kann dazu einen watteumwickelten Medikamententräger oder einen einseitig umwickelten Q-Tip benutzen).

Die *marginale Gingiva* haftet an der Zahnoberfläche, weil ihr Saumepithel ständig den Epithelansatz bildet und erneuert (Schröder u. Listgarten 1977, zit. nach Rateitschak). Das Saumepithel ist ca. 2 mm hoch und umschließt ringförmig den Zahnhals. Apikal besteht es nur aus wenigen Zellagen, koronal in Sulcusnähe aus ca. 15–30 Zellagen bei einer Breite von etwa 0,15 mm im Bereich des Sulcusbodens. Hier kommt es innerhalb von 4–6 Tagen zur Zellerneuerung, während die „turn over"-Rate beim oralen Epithel 6–12 Tage beträgt. Der Epithelansatz ist ein Teil und das Produkt des Saumepithels und besteht aus einer internen Basallamina und Hemidesmosomen. Er vermittelt die epitheliale Haftung zwischen Gingiva und Zahnoberfläche, so wie diese am Schmelz, Zement oder Dentin in gleicher Weise erfolgt. Die der Zahnoberfläche anhaftenden Zellen wandern koronalwärts, so daß sich die halbdesmosomalen Haftpunkte ständig lösen und wieder etablieren müssen.

Zu den *bindegewebigen Befestigungsstrukturen* gehören die gingivalen Faserbündel, das Desmodont, Wurzelzement und Alveolarknochen. Die Anordnung der supraalveolären Faserbündel (bestehend aus Kollagen) haben eine variable Verlaufsrichtung; wegen ihres achtförmigen Verlaufes zwischen 2 Zähnen oder ihres anulären Verlaufs um einen einzelnen Zahn herum bezeichnet man diese Strukturen auch als Ligamentum circulare. Diese supraalveolären Fasern verleihen der Gingiva ihre Formfestigkeit und fixieren sie auf der Knochenunterlage.

Das *Desmodont* (oder auch die Wurzelhaut genannt) besteht aus Bindegewebsfasern, Zellen, Gefäßen, Nerven und Grundsubstanz. Diese kollagenen Faserbündel (**Sharpeysche Fasern**) strahlen, untereinander verflochten, vom Wurzelzement ab und inserieren an der lamina interna (= Cribrosa) des Alveolarknochens. In den Lücken des desmodontalen Fasernetzwerkes findet man wurzelnah Zementoblasten, knochennahe die Osteoblasten und dazwischen eingestreute Fibroblasten. Ebenfalls netzartig ist das Desmodont mit Gefäßen (Arteriolen und Venolen) durchsetzt und nerval über die Endverzweigungen des Plexus dentalis versorgt (propriozeptive Strukturen), welche die Inputsignale für die Regulierung der funktionalen Belastung seitens des stomatognathen Bewegungsapparates liefern.

Der **Alveolarfortsatzknochen** weist zwischen der inneren und äußeren Korticalisschicht ein mehr oder weniger enges oder weites spongiöses Maschenwerk auf, welches sich entsprechend der Beanspruchung ausgerichtet hat. In Abhängigkeit von der Bißlage und der Okklusionsform werden Kauflächenzähne vom Pressen 40–60 µm horizontal und unter achsialer Belastung (Intrusion) 20–25 µm ausgelenkt. Die Rückstellung in die Ausgangslage hängt von der Kraft-/Lastgröße, der Belastungszeit und der Angriffsstelle ab. So erreicht der Zahn bei einer Belastung mit 1000 p seine Ausgangsposition erst nach 3 Minuten wieder. Der parodontale Widerstand nimmt bei hoher Auslenkbelastung exponentiell zu (Körber 1985).

## 4 Begriffsbestimmung und Einteilung der Parodontopathien

Die Deutsche Gesellschaft für Parodontologie (DGP) hat 1984–88 die nachfolgend wiedergegebene Nomenklatur für den Gebrauch sowohl im Hochschulunterricht als auch in der Praxis festgelegt:

### A. Entzündliche Formen

### A.1 Gingivitis

*Definition:* Akute oder chronische Entzündung der Gingiva
*Symptome:* Rötung, Schwellung, Blutung nach Sulkussondierung, Exsudation, d. h. erhöhte Fließrate der Sulcusflüssigkeit, Ulzeration. Erhöhte Sondierungstiefen ohne Attachmentverlust (Pseudotaschen).

#### A.1.1 Akute Gingivitis

Akute Entzündung der Gingiva mit Rötung, Schwellung und Exsudation.

*Ursache* können mechanische oder thermische Verletzungen und/oder bakterielle Beläge sein. Sofern bakterielle Beläge die Ursache sind und langfristig bestehen bleiben, geht die akute Gingivitis innerhalb weniger Tage in eine chronische Gingivitis über.

#### A.1.2 Akute nekrotisierende ulzeröse Gingivitis (ANUG)

Meist schlagartig beginnende, sehr schmerzhafte Entzündung der interdentalen, später auch der übrigen Gingiva mit Nekrosen und Ulzerationen zunächst der interdentalen, später auch der übrigen Gingiva.

Häufig verbunden mit Mundgeruch, fauligem Geschmack, Lymphknotenbeteiligung und erhöhter Körpertemperatur. Die ANUG entsteht meist auf dem Boden einer akuten oder chronischen Gingivitis und ist charakterisiert durch einen *schubweisen Verlauf* (Abb. 1).

#### A.1.3 Chronische Gingivitis

Gingivitiden, die einen langfristigen klinischen Verlauf haben, aber unterschiedliche Symptome (variable Entzündungszeichen, hyperplastische Wucherungen) aufweisen. Die Entzündung bleibt auf die Gingiva beschränkt und löst keinen Knochenabbau aus. Durch anatomische prädisponierende Faktoren und durch Umstellungen und Dysregulationen im Hormonhaus-

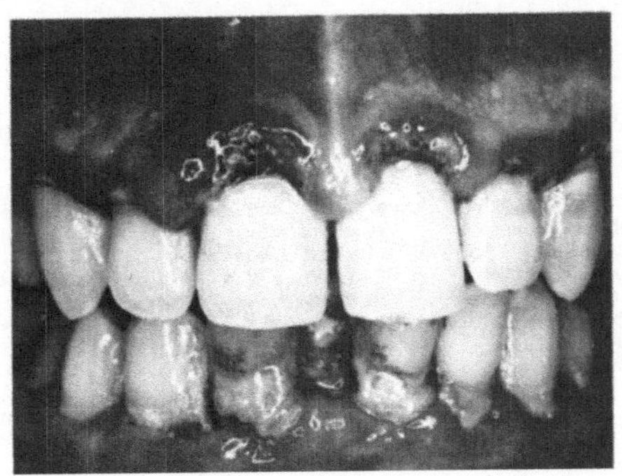

**Abb. 1.** Gingivitis/Parodontitis profunda mit supra- und subgingivalem Zahnstein. Papillen teilweise ulzerös-nekrotisch verändert

halt kann die Symptomatik verstärkt werden (z. B. Pubertätsgingivitis, Schwangerschaftsgingivitis).

## A.2 Marginale Parodontitis

*Definition:* Entzündliche, durch bakterielle Beläge verursachte Erkrankung aller Anteile des marginalen Parodontiums, d. h. der Gingiva, des Desmodonts, des Wurzelzements und des Alveolarknochens mit fortschreitendem Verlust von Stützgewebe.

Die Erkrankung kann sich an einzelnen, mehreren oder an allen Zähnen abspielen. Dabei können *unterschiedliche Stadien der Erkrankung gleichzeitig* vorliegen. Die Erkrankung verläuft schubweise. Schweregrad und Verlauf können durch weitere Faktoren beeinflußt werden, z. B. durch anatomische, funktionelle oder systemische.

*Symptome:* Zu den Symptomen der Gingivitis zusätzlich: Zahnfleischtaschen mit Attachmentverlust, Knochenabbau. Spätsymptome sind erhöhte Zahnbeweglichkeit, Zahnwanderungen, Abszesse.

### A.2.1 Parodontitis marginalis superficialis

Entzündliche Erkrankung aller Anteile des Parodontiums mit Attachmentverlust (röntg. Knochenabbau) bis zu etwa ⅓ der Wurzellänge (Schmelzzementgrenze bis Apex).

### A.2.2 Parodontitis marginalis profunda

Entzündliche Erkrankung aller Anteile des Parodontiums mit Attachmentverlust (röntg. Knochenabbau) von mehr als ⅓ der Wurzellänge oder mit Furkationsbeteiligung (Abb. 2).

Die Parodontitis marginalis superficialis und die Parodontitis marginalis profunda können in verschiedenen Verlaufsformen auftreten, die u. a. durch den Zeitpunkt der Manifestation im Verhältnis zum Alter des Patienten,

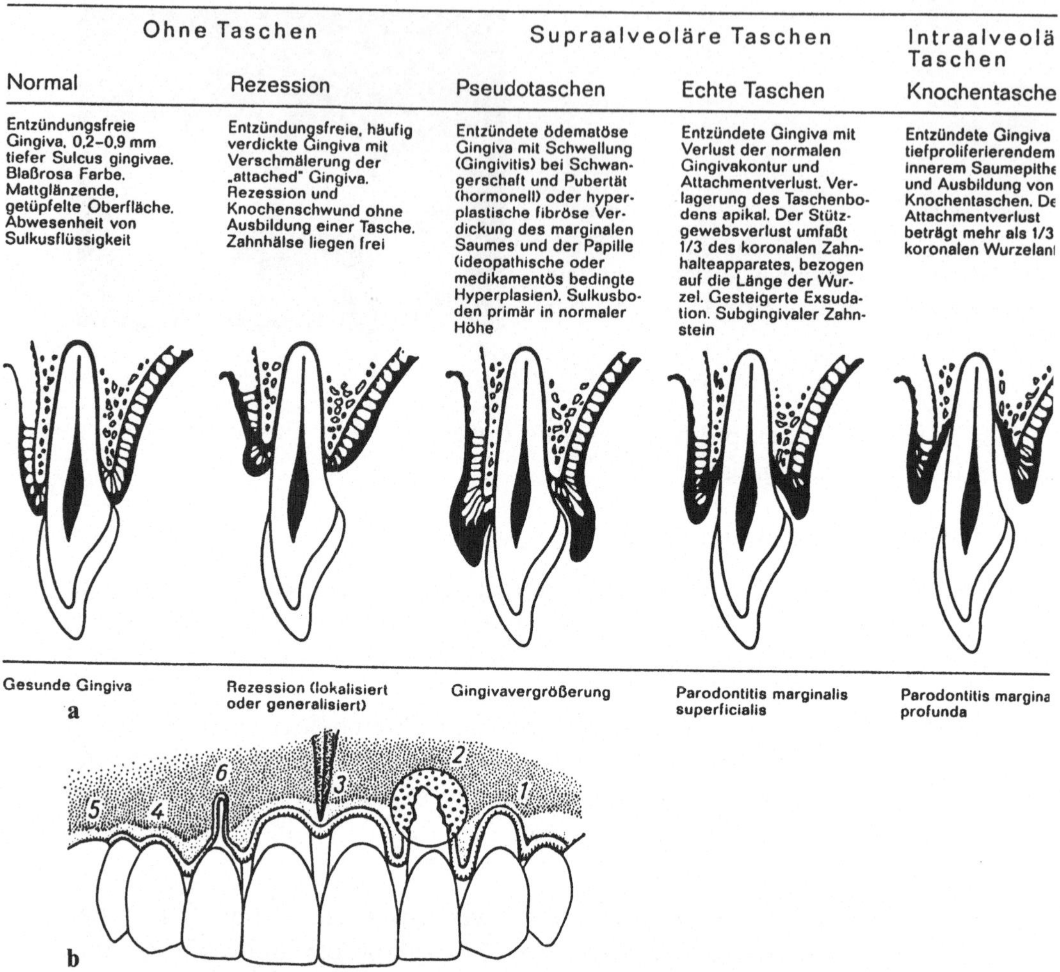

| | Ohne Taschen | | Supraalveoläre Taschen | | Intraalveolä Taschen |
|---|---|---|---|---|---|
| | Normal | Rezession | Pseudotaschen | Echte Taschen | Knochentasche |
| | Entzündungsfreie Gingiva, 0,2–0,9 mm tiefer Sulcus gingivae. Blaßrosa Farbe. Mattglänzende, getüpfelte Oberfläche. Abwesenheit von Sulkusflüssigkeit | Entzündungsfreie, häufig verdickte Gingiva mit Verschmälerung der „attached" Gingiva. Rezession und Knochenschwund ohne Ausbildung einer Tasche. Zahnhälse liegen frei | Entzündete ödematöse Gingiva mit Schwellung (Gingivitis) bei Schwangerschaft und Pubertät (hormonell) oder hyperplastische fibröse Verdickung des marginalen Saumes und der Papille (ideopathische oder medikamentös bedingte Hyperplasien). Sulkusboden primär in normaler Höhe | Entzündete Gingiva mit Verlust der normalen Gingivakontur und Attachmentverlust. Verlagerung des Taschenbodens apikal. Der Stützgewebsverlust umfaßt 1/3 des koronalen Zahnhalteapparates, bezogen auf die Länge der Wurzel. Gesteigerte Exsudation. Subgingivaler Zahnstein | Entzündete Gingiva tiefproliferierendem innerem Saumepithe und Ausbildung von Knochentaschen. De Attachmentverlust beträgt mehr als 1/3 koronalen Wurzelan |
| | Gesunde Gingiva | Rezession (lokalisiert oder generalisiert) | Gingivavergrößerung | Parodontitis marginalis superficialis | Parodontitis margina profunda |

a

b

**Abb. 2 a, b.** Schematische Darstellung der pathologischen Veränderungen am marginalen Parodontium mit einer Einteilung der Taschenformen (**a**) sowie der hauptsächlich vorkommenden pathologischen Veränderungen im Parodontium mit Ausbreitung in die mukogingivale Zone (**b**): *1*, Isolierte Rezession; *2*, Rezession mit „infra bony-pocket"; *3*, hochansetzendes Frenulum mit Papillendestruktion; *4*, verschmälerte „attached Gingiva" mit ungünstigen Zugmomenten auf die marginale Gingiva; *5*, flaches Vestibulum; *6*, Spaltenbildung der Gingiva (Stillman cleft). (Nach Lange, 1988, S. 396)

durch Art und Verteilung des Knochenabbaus und durch die unterschiedlich schnelle Progression gekennzeichnet sind. Es werden derzeit z. B. unterschieden:

– Lokalisierte juvenile Parodontitis (LJP)
– Langsam verlaufende Erwachsenenparodontitis (engl.: adult periodontitis = AP)

– Schnell verlaufende Parodontitis (engl.: rapidly progressive periodontitis = RPP)


## B. Gingivoparodontale Manifestationen systemischer Erkrankungen

Bei einer großen Zahl von Allgemeinerkrankungen wie z. B. Infektionskrank-
heiten, Erkrankungen des Blutsystems, Stoffwechselerkrankungen, Hauter-
krankungen u. a. kann es auch zu krankhaften Veränderungen an der Gingiva oder an dem Parodontium kommen. Diese Veränderungen müssen von
den plaquebedingten Formen der Gingivitis und Parodontitis unterschieden
werden. Da aber in der Regel bei diesem Leiden die Mundhygiene beeinträchtigt ist, kommt es fast immer sekundär auch zu plaquebedingten entzündlichen Veränderungen.

*Beispiele*

1. Stoffwechselerkrankungen
   – Diabetes Typ I
   – Ernährungsstörungen (Kwashiorkor) und/oder Avitaminosen

2. Funktionsstörungen oder Chemotaxisdefekte von neutrophilen Granulo-
   zyten und Monozyten
   – Chediak-Higashi-Syndrom
   – Lazy-Leukocyte-Syndrom
   – Morbus Crohn

3. Hämatologische Erkrankungen
   – Zyklische Neutropenie
   – Agranulozytose
   – Antikörper-Mangelsyndrom
   – Panmeylopathien (Aleukämie, monozytische Leukämie, myeloische
     Leukämie)

4. Systemische Erkrankungen mit dermatologischem Bezug
   – Benignes Schleimhautpemphigoid (Gingivitis desquamativa)
   – Lichen ruber planus und erosivus
   – Pemphigus vulgaris

5. Gingivoparodontale Manifestationen viraler Erkrankungen
   – Primäre und sekundäre Gingivo-Stomatitis herpetica
   – Herpes zoster-Läsionen

6. Gingivoparodontale Teilaspekte bei genetisch bedingten Syndromen
   – Papillon-Lefèvre-Syndrom
   – Down-Syndrom (Mongoloismus)
   – Albright-Syndrom
   – Rathbun-Syndrom

## C. Hyperplastische Formen

### C.1 Fibröse Gingivahyperplasie

*Definition:* Generalisierte oder auf Zahngruppen begrenzte derbe, fibröse Verdickung der Gingiva. Sie wird häufig im Tuber- und Gaumenbereich der Molaren symmetrisch angetroffen. Die fibrös verdickte Gingiva ist *primär entzündungsfrei,* durch Ausbildung von Pseudotaschen kommt es häufig sekundär auch zu entzündlichen Veränderungen der Gingiva.

*Symptome:* Die gewucherte Gingiva ist derb, fest, von normal blaßroter oder eher blasser Farbe mit gestippelter, manchmal leicht granulierter Oberfläche. Primär keine Blutung bei Berührung oder Sondierung.

Als Folge der Gewebsvermehrung sind die Sondierungstiefen vergrößert, obwohl kein Attachmentverlust eingetreten ist (*Pseudotaschen*). Infolge erheblicher Behinderung der Mundhygiene kommt es fast immer zu sekundären entzündlichen Veränderungen der Gingiva.

### C.1.1 Idiopathische fibröse Gingivahyperplasie

Vorkommen in jedem Lebensalter, generalisiert oder begrenzt auf den Molaren- und Tuberbereich des Oberkiefers. *Unbekannte Genese.* Es gibt Hinweise darauf, daß die fibröse Gingivahyperplasie auch hereditär auftritt.

### C.1.2 Medikamentös bedingte fibröse Gingivahyperplasie

Mögliche Begleiterscheinung bei Einnahme bestimmter Medikamente, z. B. Diphenylhydantoin-, Cyclosporin- und Nifedipin-Präparate. Die fibrösen Gingivawucherungen beginnen in der Regel *interdental* und erfassen erst später auch die übrige Gingiva. Sie können solche Ausmaße annehmen, daß die gesamten Zahnkronen bedeckt sind. Die Gingiva anteriorer Zähne ist häufiger und oft stärker betroffen.

### C.2 Epuliden

*Definition:* Lokalisierte, knotenförmige Wucherung der Gingiva im Bereich eines oder weniger benachbarter Parodontien mit unterschiedlichem klinischen Bild je nach histologischem Aufbau (peripheres Riesenzellgranulom, Granuloma pyogenicum, Epulis fibrosa).

## D. Traumatogene Formen

### D.1 Verletzung der Gingiva

*Definition:* Mechanische Insulte an der Gingiva (z. B. Stillman-Spalten), chemische oder thermische Insulte an der Gingiva.

## D.2 Desmodontales Trauma

*Definition:* Traumatische, abakteriell-entzündliche Destruktion der tiefen parodontalen Stützgewebe.

*Symptome:* Frühzeitige Lockerung des Zahnes durch okklusale Kräfte, wenn die Belastung des Zahnes die Belastbarkeit seines Parodontiums übersteigt. Mit dem klinischen Kardinalsymptom der frühzeitigen Lockerung findet man einen verbreiterten Parodontalspalt und eine Kribrosierung der Lamina interna im Röntgenbild.

## E. Involutive Formen

### E.1 Parodontale Rezession

*Definition:* Auf die orale oder/und faziale Wurzeloberfläche eines Zahnes begrenzte klinisch *entzündungsfreie Rückbildung des Parodontiums.*

*Symptome:* Freiliegende Wurzeloberfläche auf der fazialen, seltener auf der oralen Seite eines Zahnes ohne klinisch erkennbare Erhöhung der Zahnbeweglichkeit. Die Gingiva ist gelegentlich wulstig verdickt (McCall-Girlanden). Die interdentale Gingiva und die Alveolarsepten sind weitgehend erhalten.

#### E.1.1 Singuläre parodontale Rezessionen

Parodontale Rezession an einem oder einigen Zähnen/Wurzeloberflächen.

#### E.1.2 Generalisierte parodontale Rezessionen

Parodontale Rezessionen an nahezu allen Zähnen.

### E.2 Alveolaratrophie

*Definition:* Entzündungsfreier Schwund des Alveolarknochens einschließlich der Interdentalsepten.

*Symptome:* Allseitig freiliegende Wurzeloberflächen bei klinisch entzündungsfreier Gingiva ohne Taschenbildung.

*Spätsymptom:* Erhöhte Zahnbeweglichkeit.

## 5 Zur Epidemiologie und Ätiologie der Parodontopathien

Epidemiologische Studien in europäischen Ländern zeigen, daß z. B. die Morbidität der Gingivitis bei 3–5jährigen Kindern in der Schweiz bei 60% (Curilovič 1975) und

100% in Dänemark und Schweden (Poulsen u. Möller 1972; Holm 1974) liegt. In der Bundesrepublik Deutschland sind nach Untersuchungen von Strübig und Aeckerle-Witten (1983) 95% der 9jährigen Kinder an einer Gingivitis erkrankt. Nach klinischen und mikrobiologischen Studien durch Flores-de-Jacoby beträgt die Gingivitisrate bei 12–14jährigen bereits 100%; 45% der 14–15jährigen leiden laut Lange (1982) bereits an einer Parodontitis; die erstgenannte Autorin wiederum fand bei 92% der 18–25jährigen Marburger Studenten aus nichtzahnärztlichen Fachbereichen eine ausgebildete Parodontitis. Im Gegensatz dazu beträgt die Parodontitisbefallsrate bei den Marburger Zahnmedizinstudenten der Vorklinik im Alter von 18–29 Jahren 42% und der Befall an Gingivitis 58% (Flores-de-Jacoby u. Günther 1984; Flores-de-Jacoby u. Rex 1984). Einen Befall an Parodontitis in 98,5% fanden Lange und Schwöppe (1981) bei 20jährigen Rekruten sowie von fast 100% bei den 35jährigen Bürgern (Wingerath u. Lange 1982). Eine Studie an 35jährigen Einwohnern einer Universitätsstadt ergab, daß 50% derselben einer parodontalchirurgischen Behandlung bedürfen (Lange 1984). Die Schwere der Parodontalbefunde nimmt mit dem Alter zu, so waren bei 45–55jährigen Personen fortgeschrittene Parodontitiden mit Taschentiefen von 6 mm und mehr in 41,9% anzutreffen. Diese Studie ergab in 36,9% der Fälle die Notwendigkeit einer komplizierten parodontalchirurgischen Behandlung. Gesunde Parodontien fand man durchschnittlich nur bei 0,6% der Probanden. Koetzschke fand auf der Basis von über 3300 untersuchten Personen beiderlei Geschlechts und aller Altersgruppen vom 14. Lebensjahr aufwärts nur 16% mit gesunden Parodontien. Angesichts dieser Morbiditätsraten befinden sich nach Spranger (1980) die vertragsgerecht durchgeführten Parodontalbehandlungen z. B. im Jahre 1969 mit nur etwa 2600 Fällen bei 28 000 niedergelassenen Zahnärzten in einem krassen Mißverhältnis zueinander. Bis 1974–75 erhöhten sich die Behandlungsraten so, daß pro Zahnarzt und Jahr durchschnittlich 2–3 PAR-Behandlungen angefallen sind. Die Vorbehandlungen sind dabei nicht mit eingerechnet. Im Jahre 1987 betrug die Anzahl systematischer, vertragsgerechter Parodontalbehandlungen 291 882, 1988 kletterte die Anzahl auf 306 763 an bei nunmehr 37 000 Zahnärzten, was statistisch 8 Fälle pro Zahnarzt und Jahr bedeutet.

Bei konsequenter Vorbehandlung (Zahnsteinentfernung, Plaquereduktion, Ausschalten lokaler Noxen) in Verbindung mit einer zeitlich engmaschigen Patientenbetreuung läßt sich der Anteil der parodontologisch-operativen Maßnahmen relativ niedrig halten. Nach einer sich über 30 Jahre erstreckenden Vergleichsstudie zwischen konservativer und operativer Parodontalbehandlung an der Michigan Dental School in Ann Arbor durch Ramfjord und Mitarbeiter lagen bei gleicher Behandlungssorgfalt die Zahnverlustquoten beider Probandengruppen am Ende gleich hoch (pers. Mitteilung).

Zur *Ätiopathogenese der Parodontopathien* läßt sich sagen, daß die am häufigsten anzutreffenden Formen die plaqueinduzierten, entzündlichen Veränderungen an Gingiva und Parodont sind. Eine Gingivitis kann jahrelang bestehen, ohne sich zu einer Parodontitis zu entwickeln. Bei guter bis annehmbarer Mundhygiene, professioneller Plaque- und Zahnsteinentfernung ist die *Gingivitis meist reversibel,* wohingegen die *Parodontitis nur beschränkt ausheilungsfähig ist.*

Die Gründe dafür, warum sich die eine Gingivitis zur Parodontitis fortentwickelt und die andere nicht, sind noch nicht restlos aufgeklärt.

*Bakteriologie*

Nach Moore et al. (1982) sowie Slots und Genco (1984) lassen sich aus subgingival entnommenen Plaqueproben etwa 300 Bakterienspezies und Subspezies per Variaanalyse isolieren und charakterisieren (z. B. durch serologische Testverfahren). Nur wenige Arten von ihnen sind als parodontal pathogen einzustufen. Zu diesen gehören die schwarzpigmentierten Bacteroides gingivalis und Bacteroides intermedius, der Actinobacillus actinomycetemcomitans sowie aus der Gruppe der Kokken der Streptococcus mutans. Parodontopathogene Keime weisen eine hohe Adhärenz und Ortsfestigkeit (an Zahnhälsen, Wurzeloberflächen und Gingiva sowie im Sulcus gingivae) auf (Slots u. Genco 1984, zit. nach Rateitschak). Die Plaques besiedelnde Keimflora wechselt nach Spezies und Quantitäten je nachdem, ob es sich um eine klinisch gesunde Gingiva, eine durch die verschiedenen Gingivitisformen alterierte Gingiva oder um eine Parodontitis handelt.

*Histologisch* ist die gesunde Gingivastruktur nur schwer von einer gingivitisbefallenen zu unterscheiden. Bis etwa 1984 wurden z. B. alle Leukozyteninfiltrate, welche subepithelial angetroffen wurden, als Beweis für eine Gingivitis herangezogen, wohingegen Donath (Hamburg) eine differenziertere Beurteilung derselben empfahl. Wenn im Umfeld eben dieser Leukozytenaggregationen (oder Infiltrate) die Mikrostrukturen der Gingiva und des marginalen Parodontes erhalten, also mikromorphologisch eindeutig zu differenzieren seien, halte er sie vielmehr für ein sichtbares Anzeichen (Substrat) einer intakten, leukozellulären und vorkonditionierten leukozytären Immunabwehr.

Mit zunehmender Etablierung des gingivalen Infektionsgeschehens wird das Saumepithel zum Teil verdrängt, es bildet sich eine Tasche, dennoch kommt es nicht zu einem Attachmentverlust. Die wesentlichen *histologischen Unterschiede zwischen einer Gingivitis und einer Parodontitis* sind Knochenabbau, Tiefenproliferation und Ulceration des Taschenepithels (Saumepithels) und fortschreitender Attachmentverlust in apikaler Richtung. In Akutphasen kommt es zur bakteriellen Invasion des Gewebes und zu Mikro- oder Makroabszessen (Page u. Schröder 1982, zit. nach Rateitschak 1989).

Die *Progredienz* der marginalen Parodontopathien geht nicht geradlinig, sondern in Wellenbewegungen bzw. in Schüben vor sich. Auch die Zunahme der Taschentiefen verläuft nicht gleichförmig, die entzündungsschubfreien Intervalle variieren sehr stark.

Dem *Speichel* kommt eine protektive Wirkung für die Gingiva und die Schleimhäute zu; Glykoproteine und Muzin schützen die Epitheloberfläche vor pathobiochemischen Einflüssen; der Bicarbonat- und Biphosphatpuffer des Speichels hält den pH-Wert desselben und den innerhalb der Mundhöhle gegenüber Säuren- und Baseneinwirkungen nahezu konstant. Die tägliche Speichelsekretion schwankt zwischen 1,5 und 2 Litern. Mit Hilfe der „Speichelpumpe“ und im Wechsel von Zungen- und Wangenbewegungen kommt es u.a. zu einem Abwisch- bzw. Abwaschvorgang an Zahn- und Weichteil-oberflächen. Durch eine Reihe von Enzymen, Lysozymen und Antikörpern wird eine antibakterielle Wirkung des Speichels erreicht (Spranger 1980).

Wie hoch die protektive *Reinigungswirkung bewegungsaktiver oraler Weichgewebe* zu veranschlagen ist, zeigt sich bei Patienten, welche infolge eines Kieferbruches intermaxillär immobilisiert sind. Die Plaqueansammlung nimmt trotz Sprayreinigung sichtbar zu. Außerdem sind Plaquebefall und Zahnsteinbildung auf der kauaktiveren Seite deutlich geringer ausgeprägt, als auf der mastikatorisch-funktionell inaktiveren Seite.

Eine *gleichmäßige Speichelbenetzung* der Gingiva, Alveolarmukosa und Oralmukosa verhindert ein Anhaften oder Verkleben der Weichgewebe aneinander und ein eventuelles Abreißen der oberflächlichen Epithelzellagen bei abrupter Bewegung, wie es beim Entnehmen zahnärztlicherseits gebrauchter Watterollen der Fall sein kann, wenn diese vorher nicht hinreichend durchfeuchtet sind. Die Verschiebung oder Verlagerung der Weichgewebsstrukturen im Munde beim Sprechen, Kauen oder Schlucken läuft wesentlich „flüssiger" und unrestringierter ab, wenn eine normale (von Qualität und Quantität her gesehen) Speichelsekretion vorhanden ist.

Patienten mit **Sialopenien** (bei der Xerostomie, beim Sjögren-Syndrom, nach Radiatio, Frauen nach der Menopause, bei Sklerodermie, durch Medikationsnebenwirkungen) klagen häufig über Zahnfleischbrennen und fühlen sich in ihren Kieferbewegungen gehemmt bzw. behindert. Die Gingiva ist in diesen Fällen trocken und zundrig rot, in anderen Fällen fahl und entstrukturiert (Fehlen der Tüpfelung, glatte lackartige Oberfläche).

Beim übermäßigen Genuß hochprozentiger **alkoholischer Getränke** kann es zu einer Abbeizung/Ablösung der Porokeratinschicht und zu einer Berührungsempfindlichkeit der Gingiva und Alveolarmukosa kommen, verbunden mit einem leicht auslösbaren Bluten derselben.

Unter **Kontrazeptiva** und **Gefäßdilatantientherapie,** sowie der Einnahme von **Salicylsäurederivaten** ist die *Blutungsbereitschaft* der Gingiva deutlich erhöht. So vermeidet der Verfasser nach parodontalchirurgischen Eingriffen diese Gruppe der Analgetika.

Es zeigt sich also, daß das gesamte parodontalphysiologische wie parodontalpathologische Geschehen über eine Vielzahl von Steuer- oder Störfaktoren beeinflußt werden kann und auch wird. Das Parodotium wiederum ist *ein* in das stomatognathe Regelkreissystem integriertes Funktionselement. Dieser Tatsache ist deshalb auch bei einer systematischen Diagnostik und Therapie der Parodontopathien im Rahmen einer oralen Gesamtsanierung (oralen Rehabilitation) Rechnung zu tragen.

# 6 Zur Diagnostik der Parodontopathien

Die *Untersuchung des Patienten* läuft in der Praxis des Autors in 2 Phasen ab. Es sei noch betont, daß es sich dabei nicht um eine parodontologisch betonte, sondern eine oralchirurgisch orientierte Praxis handelt, die aber im wesentlichen als zahnärztliche Allgemeinpraxis geführt wird.

Im Zuge der Aufnahmeuntersuchung werden die Befunde von extra- nach intraoral vorgehend erhoben und nur die Positivbefunde im Krankenblatt (Karteikarte) festgehalten unter Verwendung gleichbleibender Abkürzungen. Es folgt der sogenannte Zahnappell unter Zugrundelegung des international üblichen zweiziffrigen Zahnschemas (FDI-Schema)[1].

Die Ablagerung von *Zahnstein* und *Konkrement* wird im FDI-Zahnschema zahnbezogen, mittels Wellenlinie angezeichnet. Die Bildung von Detritus und Plaque wird im Zuge der Eingangsuntersuchung zunächst nur qualitativ erfaßt ebenso wie die Feststellung, ob lokalisiert oder generalisiert Zahnfleischbluten besteht. Bei uneinsichtigen Patienten und Kindern wird die Plaque angefärbt; am besten mit Relevatoren, welche 2 Farbstoffe enthalten, um alte von frischen Belägen unterscheiden zu können. Es hat sich als sehr demonstrativ und wirksam erwiesen, das Abstreifen der Plaque von Zahnhals- und Zahnfleischrand- wie Approximalbereichen dem Patienten im Spiegel zu zeigen und ihn anschließend an seinen Belägen riechen zu lassen. In der Kinder- und Jugendlichenbehandlung ist letzterer Test sehr motivierend im Hinblick auf eine Verbesserung der Pflegegewohnheiten und Mundhygiene. Nach Auffassung der Deutschen Gesellschaft für Parodontologie (DGP) sind im Rahmen der initialen Diagnostik und Therapie folgende Einzelbefunde zu erarbeiten:

- Plaqueindex mindestens am Beginn und am Ende der Vorbehandlung
- Blutungsindex mindestens am Beginn und am Ende der Vorbehandlung
- Markieren von Zähnen mit Zahnstein und sichtbaren Konkrementen
- Angabe der (Taschen-)Sondierungstiefen mindestens mesial und distal eines jeden Zahnes zu Beginn und am Ende der Initialbehandlung.

Zum Prüfen der *Gingivablutung* wird eine WHO- oder Michigansonde mit Graduierung benutzt; erstere trägt an der Spitze eine 0,5 mm breite Kugel und letztere hat ein abgerundetes Ende; beide besitzen Farbmarkierungen. Zur Taschentiefenmessung kommt auch die Plast-o-probe Meßsonde nach Mühleman mit auswechselbaren, kalibrierten Kunststoffmeßblättchen zur Anwendung.

Bei der Fülle der anfallenden diagnostischen Daten im Rahmen einer Parodontalbehandlung muß man vor allem in der Praxis darauf achten, nur so viele Befunde aufzuzeichnen, wie sie für eine gezielte und systematische

---

[1] Siehe auch Beitrag Muška in Band 7 (1987).

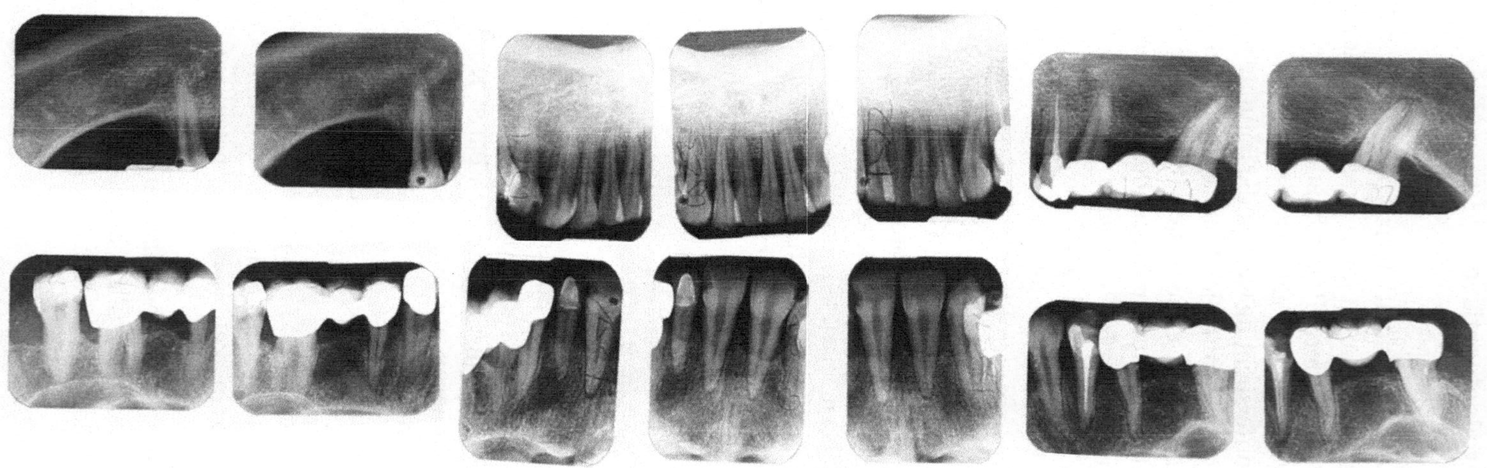

**Abb. 3.** Ausschnitt aus einem Zahnfilmstatus einer 48jährigen Patientin mit einer Parodontitis profunda, welche mehrheitlich das Resultat einer traumatisierenden Frontzahn-Okklusion war (Deckbiß und Einbiß in die palatinale Gingiva 13–23 durch 43–33). Die Behandlung erfolgte in Form 1. einer Bißhebung durch Schiene 2. durch Lappenoperation und Osteoplastik. (Obiger Zahnfilm-Röntgenstatus wurde angefertigt durch die Abteilung für Paradontologie der Universitätsklinik und Poliklinik für Zahn-Mund- und Kieferkrankheiten der Johannes Gutenberg-Universität Mainz und dem Autor im Zuge der Patientenüberweisung zur Verfügung gestellt)

Behandlungsführung gerade benötigt werden. Denn eine hybride Dokumentation bringt auch wegen des Verlustes an Überschaubarkeit und raschem Zugriff Probleme mit sich, welche nicht unterschätzt werden dürfen.

Neben dem klinischen Untersuchungsbefund kommt der *Röntgendiagnostik* eine große Bedeutung zu. In der ersten Sitzung wird in der Praxis des Verfassers eine Panoramaschichtaufnahme angefertigt, welche eine gute, beide Kiefer und Zahnreihen umfassende Übersicht erlaubt; Zahnfilmaufnahmen ergänzen das Orthopantomogramm in den Bereichen, in denen eine detailliertere Befundabklärung erforderlich ist. Ziel der Röntgenuntersuchung sollte es sein, mit einem Minimum an Strahlenexposition des Patienten eine präzise, umfassende Darstellung der Zahnreihen, der Alveolarfortsätze – vor allem des Limbus alveolaris – und der Periapikalregion zu erreichen.

Die *Strahlenexposition* des Patienten ist beim Orthopantomogramm gegenüber dem Zahnfilmstatus vergleichbar sehr klein. Infolge des geringeren Objekt-Film-Abstandes liefert der enoral plazierte Zahnfilm die feinste Darstellung von Zahn- und Alveolarfortsatzstrukturen. Allen beiden Verfahren haften die Nachteile der lediglich zweidimensionalen Abbildbarkeit dreidimensionaler Strukturen an (Abb. 3).

Zur *Bestimmung des Lockerungsgrades* von Zähnen wird überwiegend und immer noch die Prüfung bidigital oder zwischen Sondengriff und Fingern praktiziert. Die Einteilung erfolgt in 3 bzw. 4 Lockerungsgraden:

Grad 0   = der Zahn ist fest
Grad I   = der Zahn ist fühlbar beweglich
Grad II  = der Zahn ist sichtbar beweglich
Grad III = der Zahn ist zusätzlich auch achsial beweglich, bwz. gibt dem
           Zungen- oder Lippendruck nach.

Wenn sich nach der Vorbehandlung/Initialtherapie die Notwendigkeit und die Indikation zu einer weiterführenden, systematischen Parodontalbehandlung herausgestellt hat und die Mundpflege/Oralhygiene/Motivation als annehmbar bezeichnet werden kann, muß jetzt eine vertiefte Befundaufnahme gemäß den ARPA-Richtlinien und dem „Parodontose-Vertrag", bestehend aus allgemeiner und spezieller Anamnese, allgemeinem Oralbefund sowie zahnbezogener, gegliederter Befundung, eine Diagnose und ein Behandlungsplan erstellt werden.

Es erhebt sich nun die Frage, welche aus der Fülle der Befunde der **HNO-Arzt** in seiner Sprechstunde erheben kann. Diese sollen nachfolgend tabellarisch dargestellt werden:

1. Erweiterung der Anamnese auf vorgängig abgelaufene Entzündungen der Gingiva und des Parodontes (Blutungen, Abszesse, Ulzera).
2. Frage nach Zahnarztbesuchen oder speziellen Behandlungen.
3. Untersuchung/Inspektion der Zähne, Gingiva, Alveolarmukosa auf Plaquebesiedlung (evtl. Abwischen mit Tupfer oder Q-Tip und Geruchs-

probe machen), Zahnstein supra- und/oder subgingival (mit Kehlkopfspiegel die Zahnreihen oralseitig wie vestibulär absuchen, Prädilektions-
stellen sind die Außenflächen der Oberkieferseitenzähne und Innenflächen
der Unterkieferfrontzähne), Färbetest mit Schillerscher Jodlösung.
4. Mit Tupfer oder dergleichen testen, ob das Zahnfleisch beim Abwischen
   oder beim Absprühen blutet.
5. Prüfen, ob beim Ausmassieren der Gingiva vom Vestibulum zum Zahnhals hin Sekret oder Pus austritt. Diagnostisch benutzbare Operationsmi-
   kroskope lassen sich auch stomatoskopisch einsetzen, genauso wie Lupen-
   brillen mit oder ohne Kalt- oder Halogenlichtausstattung.
6. Untersuchung auf Zahnlockerung.


## 7 Zur Behandlung der Parodontopathien

Obgleich die Behandlung der marginalen Parodontopathien nicht in den
Aufgabenbereich des HNO-Arztes fällt, sollen wenigstens die wissenschaftlich anerkannten und praktisch erprobten Behandlungsverfahren kursorisch
und in Anlehnung an die von der Deutschen Gesellschaft für Parodontologie
erarbeiteten Richtlinien vorgestellt werden.

Die **initiale Vorbehandlung** hat folgende Ziele:
- Aufklärung des Patienten über seine Parodontalerkrankung
- Instruktion des Patienten über eine effiziente Mundhygiene
- Motivation des Patienten zur Mitarbeit und Eigenvorsorge
- Reduktion der marginalen Entzündung, evtl. Erreichen ihrer vollständigen
  Beseitigung
- Beseitigung aller Faktoren, welche die Plaqueretention fördern.

Die **Initialbehandlung/initiale Parodontalbehandlung,** auch als Reaktions-
oder Exspektativtherapie bezeichnet, schließt folgende Maßnahmen ein:
- Entfernung aller klinisch sichtbaren, supra- und subgingivalen Beläge einschließlich Glättung oder Politur der Zahnoberflächen
- Herstellung der Hygienefähigkeit durch Beseitigung bzw. Konturierung
  überstehender Füllungs- und Kronenränder oder traumatisierender Brük-
  kenkörper
- Anleitung und Einübung einer effizienten häuslichen Mundhygiene einschließlich Demonstration der adäquaten Hilfsmittel
- Motivation und Remotivation des Patienten durch persönliche Gespräche.

Die professionelle *Zahnreinigung* wird durchgeführt mittels Handinstrumen-
ten oder piezoelektrisch, elektromechanisch, pneumatisch aktivierter Zahn-
steinentfernungsgeräte. Das Zahn- oder Füllungskonturieren geschieht mit
feinen Steinchen oder feinkörnigen Diamantfinierern. Den Abschluß bildet

die *Spraybehandlung* mit Chlorhexedinlösungen, weil diese zur raschen Keimzahlreduktion führen. Der Einsatz von *Antibiotika* bleibt auf solche Fälle beschränkt, bei denen alle Anzeichen einer pyogenen Infektion vorhanden sind oder eine Bakterihämie verhindert oder abgefangen werden muß. Soweit Pus erzielbar ist, sollte eine *Erreger- und Resistenzbestimmung* durchgeführt werden. Nach einem individuell zu bemessenden Zeitraum der Beobachtung (Reaktionszeit sollte 4–6 Wochen mindestens betragen) wird erst entschieden, ob eine weiterführende Parodontalbehandlung angeschlossen werden kann.

Die **weiterführende Parodontalbehandlung** hat zum Ziel
- ein weitgehend klinisch entzündungsfreies marginales Parodont
- Reduzierung der Sondiertiefen
- eine teilweise oder vollständige Auffüllung der Knochentaschen mit körpereigenem Gewebe
- Verbesserung von Form und Breite der Gingiva, welche die Plaquekontrolle erleichtert und die Selbstreinigungsfunktionen durch Zungen-, Wangenbewegungen „Speichelpumpe" verbessert bzw. die „Hydrodynamik" in der Mundhöhle optimiert

Die *Prognose* muß für jeden Zahn einzeln gestellt werden. Sie ist fraglich beim Vorliegen folgender Faktoren:

A. Allgemeine Faktoren
- fehlende oder unzureichende Patientenmitarbeit
- nachweisbare, konsumptive Allgemeinkrankheit mit Herabsetzung der Immunabwehr
- im Verhältnis zum Alter weit fortgeschrittener Knochenabbau mit stark erhöhter Zahnbeweglichkeit und erheblichen Stellungsänderungen
B. Lokale Faktoren
- der vertikale Knochenabbau hat das apikale Wurzeldrittel erreicht
- weit fortgeschrittener horizontaler Knochenabbau bei graziler Wurzelform mit starker Konvergenz bei den Molaren
- Furkationsbeteiligung Grad 3
- Zahnbeweglichkeitsgrad 3 in Verbindung mit horizontalen und/oder vertikalen Knocheneinbrüchen.


**Operative Maßnahmen**


In einem nicht unerheblichen Anteil von Behandlungsfällen ist eine endgültige Entscheidung über Zahnerhalt oder Entfernung erst intra operationem möglich. Man kann m. E. auch nicht in jedem Falle die Operationsmethoden vorher festlegen. Auch aus versicherungsrechtlichen, evtl. haftungsrechtlichen Gründen sollte sich der Operateur ein Abrücken von seinem (schriftlich fixierten) Ursprungskonzept vorbehalten können und dürfen.

Folgende *Operationsverfahren* stehen heute zur Verfügung, die in der Regel unter Leitungs-, Plexus- und/oder intraligamentärer Anästhesie – in Ausnahmefällen auch bei zusätzlichem Einsatz von Sedativa – durchgeführt werden:

1. Die sog. geschlossene Kürettage (Kombination von Scaling, Wurzelglättung und Gingivakürettage ohne direkte Einsicht in die Tasche)
2. Verschiedene Formen der parodontalen Lappenoperation (laterale, koronale, apikale Verschiebelappen)
3. Verschiedene Formen der Knochenchirurgie einschließlich autologer und heterologer Implantate (z. B. bone chips, Hydroxylapatitmaterialien, bone splitting)
4. Gingivektomie und Gingivoplastik (bei hyperplastischen bzw. hypertrophischen Formen, z. B. Hydantoinhyperplasie)
5. Verschiedene Formen der Keilexzision zur Verbesserung der Gingivakontur zwecks Platzgewinns in der Vertikalen und Breite
6. Verschiedene Formen der mukogingivalen Chirurgie zwecks Beseitigung marginal inserierender Bänder, zur Verbreiterung der befestigen Gingiva und zur Rezessionsbehandlung (Gingivatransplantate-Interponate, Edlan-Meichar-Plastik, offene Vestibulumextension)
7. Die sog. Guidet Tissue Regeneration mit permanenter oder temporärer Implantation langfristig resorbierbarer Vicrylnetze/Vliese oder die zeitlich befristete Einbringung von Texturen (z. b. Goretex) zum Zwecke der Verhinderung des frühzeitigen Epitheltiefenwachstums. Letzteres Verfahren setzt jedoch eine Nachoperation (reentry operation) voraus zwecks Entfernung der Texturzuschnitte.

Die *Implantation von Knochenersatzmaterialien* ist um so eher erfolgreich, je mehr Knochenwände um die vertikale Einbruchstelle noch vorhanden sind.

Bei Auflagerung auf den Alveolarknochen bereitet die Ausschwemmtendenz die vorrangigsten Probleme. Bei 2- oder 3wandigen Knochentaschen läßt sich das in Granulatform vorliegende Material am sichersten plazieren. Die Beobachtungszeit ist noch zu kurz, um ein endgültiges Urteil über Indikation oder Kontraindikation fällen zu können. Die Anfänge einer rekonstruktiven Parodontalchirurgie sind gemacht. Die weiteren Entwicklungstendenzen bleiben abzuwarten.

Im Rahmen des **Nachsorgeprogramms,** respektive im Zuge der Erhaltungstherapie können weitere Maßnahmen anfallen bzw. erforderlich sein.

## 8 Die Parodontalbehandlung/Parodontologie als integrierter Bestandteil einer systematischen Oralrehabilitation

Die *Parodontologie* hat an Bedeutung und nach dem Umfang ihres Leistungsspektrums gemessen mit der *Kariologie/konservierenden Zahnheilkunde* „gleichgezogen". Die statistischen Daten bezüglich der Kariesfrequenz und parodontalen Morbidität innerhalb der Bevölkerung haben sich inzwischen in einem hohen Maße einander angenähert. Parodontologische Erkenntnisse und Anschauungen haben, wenn auch mit unterschiedlicher Intensität und verschiedenem Ausmaß, Eingang gefunden in alle anderen Teilbereiche der Zahn-, Mund- und Kieferheilkunde. Mehrheitlich entfalten die Prophylaxe- und Mundhygienemaßnahmen ihre Wirkung gleichermaßen gegen die Auslösefaktoren von Karies **und** Parodontopathien. Karies und Parodontopathien können sich am gleichen Ort wechselseitig induzieren. Eine Kariesläsion in Höhe des Gingivalsaumes kann unbehandelt als Plaqueretentionsstelle funktionieren und zur Ausbildung einer Gingivitis/Parodontitis führen. Umgekehrt kann eine marginale Parodontopathie eine Wurzelkaries induzieren, welche sowohl diagnostische als auch therapeutische Probleme bereitet. Überkonturierte und überstehende Füllungen sind mittels penibler Matrizenbenutzung zu vermeiden bzw. im Zuge der Einschleifkorrektur mit anschließender Politur zu beseitigen. Aus parodontologischen Gründen sollten Füllungs- und Kronenränder – soweit das möglich ist – supragingival verlegt werden. Die Kronen- und Brückenbehandlung muß so ausgelegt sein, daß glatte zervikale Übergänge geschaffen und die Interdentalpapillen nicht gepreßt oder gequetscht werden. Die Approximalräume sollten möglichst weit offen gestaltet werden, um eine effektivere Mundhygiene/Parodontalhygiene zu ermöglichen. Bei zu niedrigen Pfeilerhöhen (Abstand Kronenoberseite gegen Gingivalsaum) sollten Korrekturen am Parodont und/oder Alveolarrand vorgenommen werden, um günstigere Voraussetzungen für die nachgehende Mundpflege zu schaffen. Diese wiederum können dazu beitragen, daß die Verweildauer und Tragezeiten vor allem beim festsitzenden Zahnersatz (Kronen/Brücken) verlängert werden können. Auch für die Gestaltung des abnehmbaren Teilersatzes (Modellgußprothese) gilt, daß die Sattelteile parodontalprotektiven und hygienischen Ansprüchen, vor allem an den randständigen Ankerzähnen bzw. deren Parodontien, entsprechen. Darüber hinaus dürfen sie, wie auch die Basis und Verbinderteile, die Gingiva, Alveolarmukosa und die Parodontien nicht mechanisch traumatisieren. Unterzungenbügel müssen hinreichend gingivafern geführt werden. Die Eingliederung von sogenannten Kragenplatten, welche den Gingivasaum nebst Parodont wie Alveolarmukosa völlig abdecken, wird heute als Therapiefehler aufgefaßt. Die prothetische Behandlung sollte erst nach einem Intervall von 2–6 Monaten nach Abschluß der Parodontalbehandlung in Angriff genommen werden. Eine solch lange Latenzzeit ist zwar für den Patienten oft nicht einsehbar, aber für die Erfolgssicherung der prothetischen Behandlung unverzichtbar.

Die *kieferorthopädische Behandlung,* vor allem mittels festsitzender Apparaturen, kann zu erheblichen Reaktionen seitens der Gingiva und des marginalen Parodontes führen. Denn die Brackets und Bögen samt Schlaufen erschweren die Mundpflege erheblich. Fluoridierungsmaßnahmen, konsequentes Zähneputzen und die Verwendung von Mundduschen schaffen hier eine erhebliche Verbesserung im Sinne der Plaqueeliminierung. Anderenfalls kann es zu „hämorrhagischen" Gingivitiden, Ulzerationen und Papillenaufstauchungen bzw. Hypertrophien kommen. Nach Orban (1965) werden viele Erwachsenen-Parodontopathien im Kindes- oder Jugendlichenalter initiiert.

Auch in der *Oralchirurgie* haben parodontologische Aspekte Eingang gefunden. So wird man bei der operativen Entfernung eines Zahnes 48 beispielsweise die Schnittführung so wählen, daß das Parodont des vorstehenden Zahnes 47 möglichst unangetastet bleibt. Gleiches gilt auch für Zahnfreilegungen, Wurzelspitzenamputationen und die gesamte präprothetische Chirurgie, zu der auch die enossale Implantologie zu rechnen ist. Das operative Vorgehen bei implantatpfeilerinduzierten Entzündungen entspricht weitgehend den in der Parodontologie gebräuchlichen Therapie-Verfahren.

## 9 Schlußbetrachtung/Zusammenfassung

Innerhalb der 10 Jahre des Erscheinens der Jahrbuchreihe „HNO-Praxis Heute" gehört es schon beinahe zu den festen Gepflogenheiten, auch Beiträge zu veröffentlichen, die sich mit Erkrankungen aus dem Bereich der Zähne, des Mundes und der Kiefer befassen – z. B. Jahnke Bd. 3; Strott Bd. 3; Ganz Bd. 5; Muška Bd. 7; Rupec Bd. 8. Diese Abhandlungen beleuchteten gemeinsam interessierende Problemstellungen von Diagnostik und Therapie sowohl aus der Sicht des HNO-Arztes als auch aus dem Blickwinkel des Kieferchirurgen und des Zahnarztes. Mit diesem Beitrag kam erstmals ein mehrheitlich zahnärztliches Thema zur Darstellung. Die Parodontologie hat sich in der zahnärztlichen Praxis in diesem geforderten Umfang noch nicht etablieren lassen, wenn man von der Vorbehandlung einmal absieht, welche zur Alltagsroutine geworden ist. Dennoch besteht angesichts der hohen Morbidität der Parodontopathien unter der Bevölkerung der BRD ein Leistungsdefizit an systematischen Parodontalbehandlungen. Je Zahnarztpraxis und Jahr werden nur etwa 8 systematische Parodontalbehandlungen auf der Basis des Parodontosevertrages mit den gesetzlichen Sozialversicherungsträgern reguliert. Das liegt einmal an den bürokratischen, administrativen Hürden, zum anderen an dem hohen Zeitaufwand und Schwierigkeitsgrad, der sich vor allem im Zuge der operativen Parodontalbehandlung ergibt. Die Motivation der Patienten bereitet ebenfalls Probleme, weil man jahrzehntelang in Richtung Prothetik/Reparatur- und Ersatzteilmedizin gedacht hat. Deshalb werden viele Patienten auch an Kieferchirurgen überwiesen, weil viele Zahnärzte die Belastungen durch die Parodontologie scheuen.

Die Behandlung dieses sehr speziellen Themas und in diesem Rahmen sollte den HNO-Arzt auf einen Krankheitskomplex aufmerksam machen, der die Menschheit von Urzeiten an bis heute plagte und der immer noch nosologisch unterschätzt wird. Dabei kommt gerade der HNO-Arzt im Zuge seiner Systemdiagnostik „täglich auf seinem Wege über die Mund- zur Rachenhöhle an diesen Befunden vorbei!". Er sollte auf diese Erkrankungen auch schon deshalb sein Augenmerk richten, weil aus langjährigen, eingefahrenen Gewohnheiten heraus, viele Hausärzte ihre Patienten mit Erkrankungen der Gingiva, der Alveolar- und Oralmukosa eher an einen HNO-Arzt als an den Zahnarzt überweisen. Vielleicht konnte mit diesem Beitrag bewirkt werden, daß auch solche „Grenzgänger" nicht durchs Betreuungsraster fallen, sondern rechtzeitig einer gezielten Diagnostik und kompetenten, systematischen Behandlung zugeführt werden.

Darüber hinaus sollte am Beispiel eines relativ überschaubaren Krankheitskomplexes gezeigt werden, wie überaus mühsam der Weg aus dem Dunkel der Vorzeit ins Licht der wissenschaftlich und praktisch fundierten Parodontologie gewesen ist. Es sollten auch die Möglichkeiten und Grenzen der Parodontalbehandlung dargestellt und der Tatsache Rechnung getragen werden, daß wir mit den Methoden einer rekonstruktiven Parodontalchirurgie wiederum erst am Anfang einer neuen Entwicklung stehen. Man wird abwarten müssen, wie in allernächster Zeit die Weichen für oder gegen eine wissenschaftlich fundierte, praktikable Parodontologie in der Sozialpraxis gestellt werden, für oder gegen eine kontrollierte Individualprophylaxe in der ZMK-Heilkunde, welche auf die Vermeidung bzw. Reduktion der exorbitant hohen Karies- und Parodontopathien-Raten gerichtet sind. Die Erfolge sind nicht kurzfristig, sondern nur über jahrzehntelangen Einsatz erreichbar.

## Literatur

Berendes J, Ganz H (1970) Lehrbuch der HNO-Heilkunde. Lehmanns, München
Chaikin RW (1977) Grundlagen der neuzeitlichen Parodontalchirurgie. Quintessenz, Berlin
Colby RA, Kerr DA, Robinson HBG (1968) Farbatlas der Pathologie des Mundes. Medica, Stuttgart
Erpenstein H (1988) Informationsschrift der Deutschen Gesellschaft für Parodontologie. Hanser, München
Fasske E, Morgenroth K (1964) Pathologische Histologie der Mundhöhle. Hirzel, Stuttgart

Flores-de-Jacoby L (1987) Paradontologie. In: Schwenzer, Grimm (Hrsg) Lehrbuch der Zahn-Mund-Kieferheilkunde, Bd. 5, T 2. Thieme, Stuttgart
Ganz H (1967, 1978, 1986) Hals-Nasen-Ohrenheilkunde. In: Medizin von heute Bd 6, 1.–3. Aufl. Tropon, Köln
Ganz H (1981) HNO-Heilkunde in der Praxis. Edition Medizin, Weinheim
Goldmann H, Cohen W (1975) Lehrbuch der Parodontologie. Medica, Stuttgart
Harndt E (1950) Paradentitis und Paradentose. Hanser, München
Häupl K (1953) Lehrbuch der Zahnheilkunde, Bd 1. Urban & Schwarzenberg, München
Hoffman-Axthelm W (1973) Die Geschichte der Zahnheilkunde. Quintessenz, Berlin
Jahnke V (1984) In: Ganz H, Schätzle W (Hrsg) HNO Praxis Heute Bd 3. Springer, Berlin Heidelberg New York Tokyo
Kantorowicz A (1928) Klinische Zahnheilkunde, Bd 1, 3. Aufl. Meusser, Leipzig
Körber KH (1985) Zahnärztliche Prothetik. Thieme, Stuttgart
Kreter Fr (1988) Geschichte des Zentrums für ZMK-Heilkunde (Carolinum der Johann-Wolfgang-von-Goethe-Universität zu Frankfurt am Main). In: Deutscher Zahnärzte Kalender. Hanser, München
Lange DE (1981) Parodontologie in der täglichen Praxis. Quintessenz, Berlin
Lange DE (1988) Chirurgische Eingriffe am Parodontium und in der mukogingivalen Region. In: Krüger E (Hrsg) Operationslehre für Zahnärzte. Quintessenz, Berlin
Lässig HE, Müller RA (1983) Die Zahnheilkunde in Kunst- und Kulturgeschichte. DuMont, Köln
Müri W (1986) Arzt im Altertum 5. Aufl. Artemis, München
Mutschelknauss R (1971) Die Klinik der marginalen Parodontopathien und ihre pathohistologischen Grundlagen. In: Haunfelder, Hupfauf, Ketterl, Schmuth (Hrsg) Praxis der Zahnheilkunde, Bd I A 14. Urban & Schwarzenberg, München
Neumann R (1932) In: Bruhn, Kantorowicz, Partsch (Hrsg) Handbuch der Zahnheilkunde, Bd 1, 4. Aufl. Bergmann, München
Orban B, Grant D, Stern JB, Everett FG (1965) Parodontologic. Quintessenz, Berlin
Pschyrembel W (1986) Klinisches Wörterbuch, 255. Aufl. De Gruyter, Berlin New York
Ramfjord S, Ash MM (1979) Periodontology and periodontics. Saunders, Philadelphia
Rateitschak Kl (1984, 1989) Parodontologie. Farbatlanten der Zahnheilkunde, Bd 1 (1. u. 2. Aufl.). Thieme, Stuttgart
Römer O (1924) In: Scheff-Pichler (Hrsg) Handbuch der Zahnheilkunde, Bd 2. Urban & Schwarzenberg, München
Rosenberg MM, Kay HB, Keough BE, Holt RL (1989) Die parodontale und prothetische Behandlung fortgeschrittener Fälle. Geurtsen W (Hrsg), Quintessenz, Berlin
Slots J, Genco RJ (1989) Mikrobiologie menschlicher Parodontopathien (eine Zusammenstellung neuerer Arbeiten). Schmiedseder J (Hrsg), Quintessenz, Berlin und Zitate nach Rateitschak 1989
Spranger H (1971) Hinweise zur Anwendung des neuen Parodontalstatus. In: Zahnärzte Kalender. Hanser, München
Spranger H (1980) Klinik der marginalen Parodontopathien. Hüthig, Heidelberg
Schröder HE (1976, 1987) Orale Strukturbiologie, 1. u. 3. Aufl. Thieme, Stuttgart
Schulte W (1989) Das Periotestverfahren. In: Deutscher Zahnärzte Kalender. Hanser, München
Steurer O (1969) Lehrbuch der Hals-, Nasen- und Ohrenkrankheiten. Überarb u ergänzt Vosteen K-H, Schlosshauer B, 16. Aufl. Bergmann, München

Strahan JD, Waite JM (1980) Farbatlas der Parodontopathien, dtsch. Hrsg Spranger H. Hanser, München

Strott HJ (1976) In: Ganz H (Hrsg) HNO-Erkrankungen – Fachalmanach der Hals-Nasen- und Ohren-Erkrankungen. Lehmann, München

Strott HJ (1984) Zur Problematik von Kiefergelenkserkrankungen. In: Ganz H, Schätzle W (Hrsg) HNO-Praxis Heute, Bd 3. Springer, Berlin Heidelberg New York Tokyo, S 77–111

Strübig W (1983) Geschichte der Zahnheilkunde. Deutscher Ärzte Verlag, Köln

Thielemann K (1956) Die Biomechanik der Paradentose, 2. Aufl. Barth, Frankfurt

Thoma KH (1970) Oral pathology. Vol 1, 6. edn. Mosby, St. Louis

Vesal A (1982) De humane corporis fabrica. Dtsch Ausgabe von H. P. Leveling 1783. Faksimile Druck. Antiqua, Lindau

da Vinci L (1978–1984) Anatomische Zeichnungen. Edition Parkland, Parkland Verlag, London

Ward HL, Simring M (1976) Manual of clinical periodontics, 2. edn. Mosby; St. Louis 1978. Dtsch. Ausgabe Spranger H (Hrsg) Parodontologisches Praktikum. Hanser, München

# Die B-Bild-Sonographie in der Praxis des HNO-Arztes *

H. Ganz



## 1 Einführung

Die Ultrasonographie wird zu den modernen bildgebenden Untersuchungsverfahren gerechnet, zu denen weiterhin zählen:

Die **Röntgenuntersuchung,** speziell in Form der
- hochauflösenden **Computertomographie** (CT)
  mit und ohne Kontrastmittelgabe
- intraarteriellen digitalen Subtraktionsangiographie,
die Hochfeld-**Kernspintomographie** (KST)
**Nuklearmedizinische Untersuchungen** mit radioaktiven Isotopen.

Auch im Kopf-Halsbereich werden Sonographie, Computertomogramm und Kernspintomogramm nebeneinander angewendet, teilweise zur Abklärung der gleichen Problemstellung. Deshalb wird immer wieder gefragt, welches von diesen Untersuchungsverfahren eigentlich das beste sei. Diese Frage läßt sich nicht pauschal beantworten, schon weil die physikalischen Voraussetzungen zu unterschiedlich sind.

---

* Herrn Professor Dr. med. W. Schweckendiek zum 70. Geburtstag gewidmet.


HNO Praxis Heute 10
H. Ganz, W. Schätzle (Hrsg.)
© Springer-Verlag Berlin Heidelberg 1990

Die anderen Untersuchungsverfahren arbeiten mit *elektromagnetischen Schwingungen* sehr kurzer Wellenlänge und sehr hoher konstanter Geschwindigkeit, die etwa das Einmillionfache der Schallgeschwindigkeit in Luft beträgt. Für sie ist ein Luftraum im Körper kein Hindernis und Knochen nur ein geringes. Wir wissen, daß das Computertomogramm bei der Darstellung feiner knöcherner Strukturen Überragendes leistet, während das Kernspintomogramm bei Weichteilstrukturen das bessere Auflösungsvermögen besitzt.

Ganz anders verhält es sich beim Ultraschall, der in der medizinischen Diagnostik im Frequenzbereich zwischen 1 und 10 Megahertz genutzt wird. Dieser hochfrequente Ultraschall breitet sich zwar im menschlichen Körper auch geradlinig aus, so daß die optischen Gesetze hinsichtlich Brechung und Reflexion anwendbar sind. Aber: es handelt sich um *an Materie gebundene Längswellen,* genauer gesagt Dichteschwankungen relativ größerer Wellenlänge und geringer Ausbreitungsgeschwindigkeit. Diese Ausbreitungsgeschwindigkeit ist eine Funktion des Mediums, in dem sich die Schallwellen bewegen. Sie hängt in festen Stoffen von deren Elastizität und Dichte, in Flüssigkeiten von der Kompressibilität und Dichte sowie in Gasen von deren Wärmekapazität, Druck und ebenfalls Dichte ab. Im Gewebe pflanzt sich Ultraschall größenordnungsmäßig etwa wie in Wasser fort (ca. 1500 m/sec), mit ziemlich geringen Unterschieden, wobei allerdings der Knochen mit viel höherer Ausbreitungsgeschwindigkeit stark aus dem Rahmen fällt.

Wenn Ultraschallwellen Gewebe durchstrahlen, unterliegen sie folgenden wichtigen Beeinflussungen:

a) der **Schallabsorption.** Das Gewebe schluckt gleichsam einen Teil der Schallenergie, wobei mechanische Energie in Wärme umgewandelt wird;

b) der **Streuung.** Infolge der akustischen Inhomogenität von Geweben mit zahllosen akustischen Grenzflächen kommt es zur Streuung des Schallbündels;

c) der **Reflexion.** Dieses wichtigste Phänomen des Ultraschalls bildet neben dem Schalltransmissionsvermögen die Grundlage der sonographischen Diagnostik. Die Reflexion ist am größten (über 99%) an der Grenzfläche zwischen Gewebe und Luft. Dahinter entsteht eine Schallschattenzone. Ähnlich verhält es sich an der Grenzfläche Weichteilgewebe zu Knochen.

*Hinter Luft oder einer dickeren Knochenschicht ist eine Ultraschalldiagnostik nicht möglich.* Hierin liegt **ein wesentlicher Unterschied** für die Diagnostik zu den anderen bildgebenden Verfahren, zum Nachteil der Sonographie.

**Ein weiterer Unterschied** betrifft Untersuchungsablauf und Dokumentation. Beim Computertomogramm und Kernspintomogramm handelt es sich um *statische Untersuchungen.* Das heißt, es werden Bilder gemacht, die man später beurteilt. Aufgrund dieser Bilder ist es dem Erfahrenen möglich, eine Diagnose zu stellen, ohne den Patienten selbst gesehen zu haben. Beispiel: Tumor im inneren Gehörgang.

Anders bei der Real-time-Sonographie. Diese ist a priori eine *dynamische Untersuchung*, die vom Arzt selbst am Patienten ausgeführt wird und in kritischer Zusammenschau mit dem klinischen Befund beurteilt werden sollte. Aus den in erster Linie zum Zwecke der Dokumentation angefertigten Bildern allein ist eine sonographische Diagnose demzufolge nicht möglich.

Es muß also jedem klinisch tätigen Arzt prinzipiell erlaubt sein, Sonographie zu betreiben, sofern er die Voraussetzungen erfüllt, und nicht nur dem Radiologen.

**Ein großer Vorteil** der Ultrasonographie gegenüber den genannten anderen bildgebenden Verfahren ist darin gelegen, daß *keine Strahlenbelastung* wie beim CT und *keine Kontraindikationen* wie beim KST zu beachten sind, daß die Untersuchung also ohne Schaden für den Patienten beliebig oft – bzw. so oft wie nötig – wiederholt werden kann.

Schließlich ist die B-Bild-Sonographie sehr viel **weniger kostenintensiv** als die anderen bildgebenden Untersuchungsverfahren.

Die eingangs gestellte Frage nach dem überlegenen diagnostischen Verfahren wäre so zu beantworten, daß im Bereich knöcherner Strukturen die Ultrasonographie keine Alternative der anderen bildgebenden Verfahren darstellt. Im Weichteilbereich jedoch halte ich sie – einen erfahrenen Untersucher vorausgesetzt – für gleichwertig mit dem Vorteil der unbedenklichen Wiederholbarkeit und der niedrigeren Kosten.

Mann (1989) unterscheidet **drei Stufen der sonographischen Diagnostik:**
1. Erste Stufe: das A-Bild-Verfahren
2. Zweite Stufe: die B-Bild-Sonographie
3. Dritte Stufe: die Erforschung weiterer Anwendungsmöglichkeiten wie Duplex-Sonographie, Endosonographie und ultraschallgesteuerte Feinnadelbiopsie. Diese Stufe sollte vorerst den Zentren der Maximalversorgung vorbehalten bleiben.

## 2 Sonographische Untersuchung der Nasennebenhöhlen

Das A-Bild-Verfahren wird inzwischen schon von einer großen Zahl niedergelassener HNO-Ärzte praktiziert. Es arbeitet nach dem Echolotprinzip. Damit man mit diesem eindimensionalen Verfahren im dreidimensionalen Raum Diagnostik betreiben kann, muß das zu untersuchende Areal in seiner Ausdehnung und Form prinzipiell bekannt sein. Diese Voraussetzung trifft zu

– bei den *Nasennebenhöhlen*, insbesondere der formmäßig relativ konstanten Kieferhöhle
– beim *Bulbus oculi*

– mit Einschränkungen auch bei *Zysten* im Halsbereich. Hier wird man nur ein Hinterwandecho bekommen, das gleichzeitig auch den Durchmesser der Zyste angibt.

**Die A-Bild-Diagnostik** hat „immer noch ihren Platz in der Diagnostik von Nasennebenhöhlenerkrankungen, weil sie schnell durchführbar, verläßlich und kostengünstig ist" (Mann 1989).

*Dem Röntgenbild vorzuziehen* ist das A-Sonogramm der Nasennebenhöhlen bei Kindern, während der Schwangerschaft sowie bei der Untersuchung operierter Höhlen.

**Das B-Bild-Verfahren** liefert abweichend nicht eindimensionale Einzelechos, sondern ein *akustisches Schnittbild der betreffenden Region.* Das heißt, die dreidimensionalen Verhältnisse werden immerhin zweidimensional erfaßt. Die Gewebestrukturen werden durch Abbildung der Reflexe in Form helligkeitsmodulierter Lichtpunkte dargestellt. Infolge des schnellen Bildaufbaues im sog. real-time-Verfahren ist außer der Beurteilung von Strukturen auch die von Bewegungsabläufen möglich. An letzterer besteht bei der Untersuchung der Nasennebenhöhlen kein Interesse. Warum also eine „Kontrolle des A-Bild-Befundes gemäß Ziffer 1441 EBM?

Mann (1989), der dem B-Scan die bessere topographische Orientierung und Interpretation von Nebenhöhlenbefunden bescheinigt, weist andererseits darauf hin, daß die hohe axiale und laterale Auflösung der A-Schallköpfe von den B-Scannern nicht übertroffen werde.

Es gibt meines Erachtens dennoch eine ganze Reihe von Befunden bzw. Situationen, bei denen *das zusätzliche B-Bild von großem Wert* ist.

a) Sog. **Wiederholungsechos** in einer normalen Kieferhöhle können im A-Scan diagnostisch irreleiten, wenn man den Kompressionstest unterläßt, weil der Befund dem Beschwerdebild so gut entspricht. Im B-Bild reproduzieren die Wiederholungsechos formmäßig recht exakt das Primärecho der Kieferhöhlenvorderwand, so daß eine Fehlinterpretation kaum möglich ist (Abb. 1).

b) Bei Echos in einer Tiefe von 2–3 cm ist in der Kieferhöhle oft nicht sicher, ob es sich hier schon um ein **Hinterwandecho** handelt, im Sinne eines Empyems der Höhle, oder ob doch nur eine Polyposis vorliegt. Aber gerade diese Differentialdiagnose ist für die Therapie entscheidend. Zwar hilft nicht selten die Beachtung des Aufsetzpunktes des Schallkopfes (Echo seitlich-oben kann keinen Sekretspiegel bedeuten), aber eben doch nicht immer. Im B-Bild stellt sich bei einem Empyem eindeutig die bekannte *bogige Hinterwandkonfiguration* dar. Im vertikalen Schnittbild ist eine bis zur Alveolarbucht hinunter dargestellte Hinterwand nahezu beweisend für ein Empyem (Abb. 2).

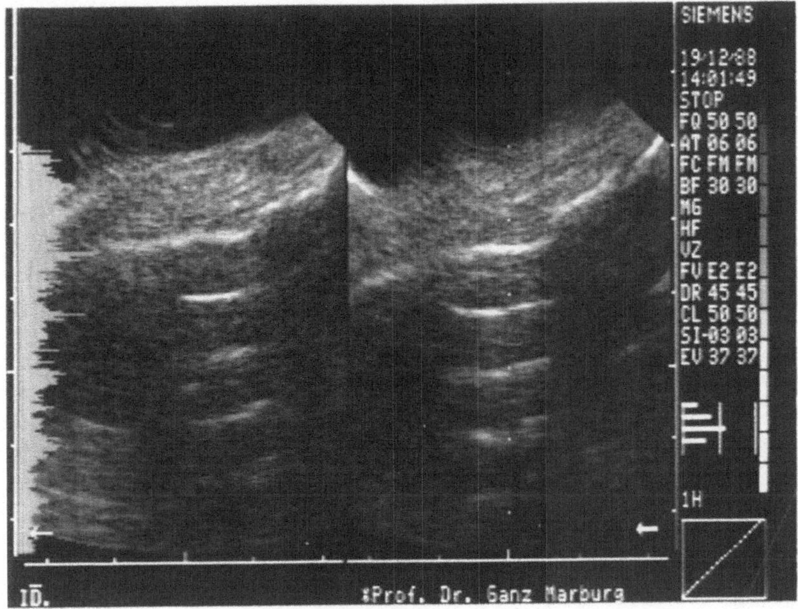


**Abb. 1.** Multiple sog. Wiederholungsechos in sonst normaler Kieferhöhle, welche die Struktur der Vorderwand imitieren. *Links* horizontales und *rechts* vertikales Schnittbild. Am linken Bildrand ist das A-Bild eingeblendet

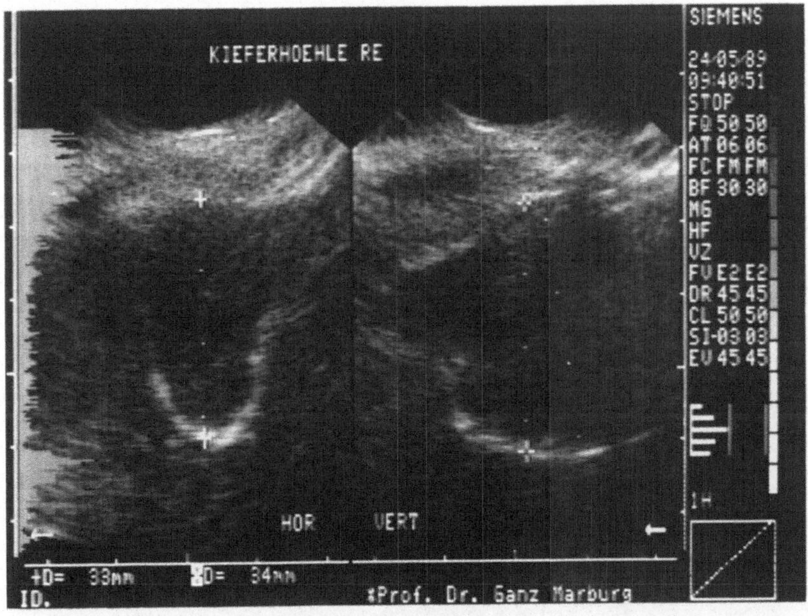


**Abb. 2.** Empyem der rechten Kieferhöhle bei 24jähriger Frau. Im B-Bild vollständige Darstellung der Kieferhöhlenhinterwand. Das eingeblendete A-Bild zeigt ein Hinterwandecho

                                                                H. Ganz

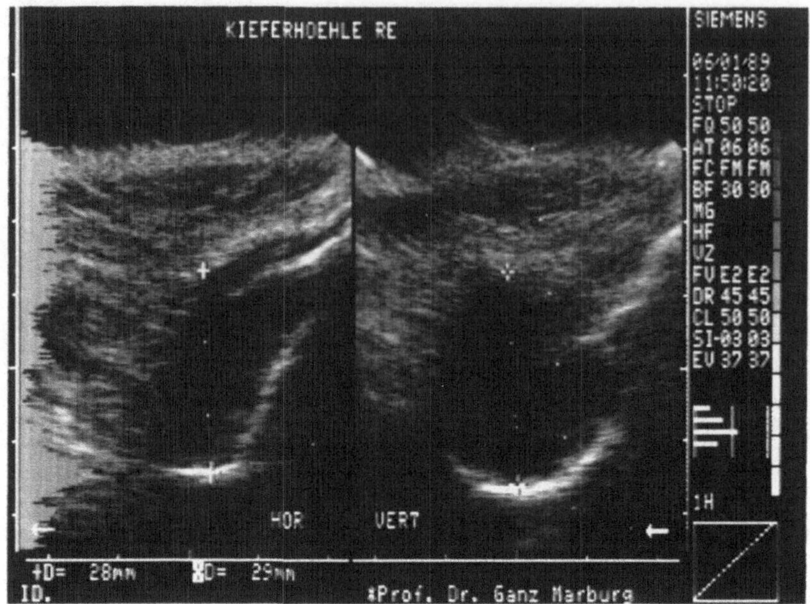

**Abb. 3.** Mukozele der rechten Kieferhöhle bei 64jähriger Frau, im B-Bild-Sonogramm einwandfrei dargestellt. Das eingeblendete A-Bild zeigt ein Hinterwandecho

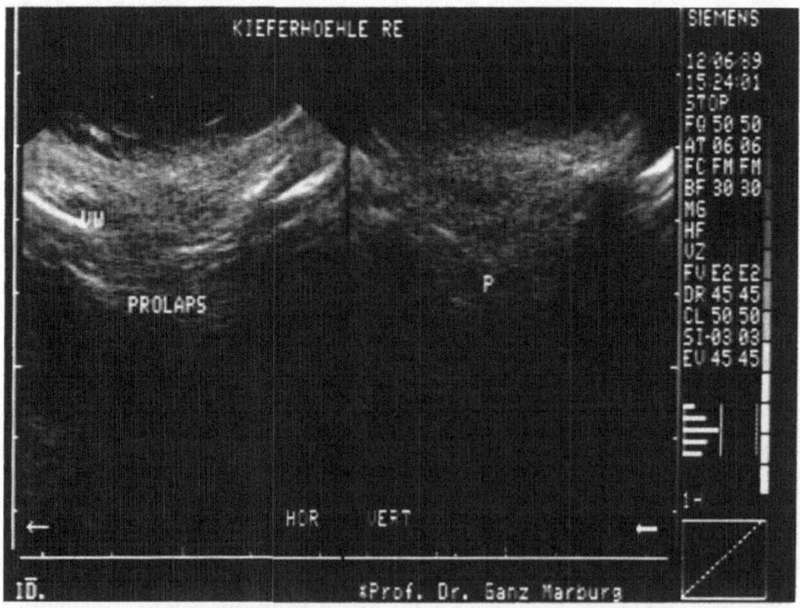

**Abb. 4.** Weichteilprolaps in eine operierte Kieferhöhle, im B-Bild-Sonogramm Defekt der knöchernen Vorderwand erkennbar. Prolaps inhomogen, eher echoreich

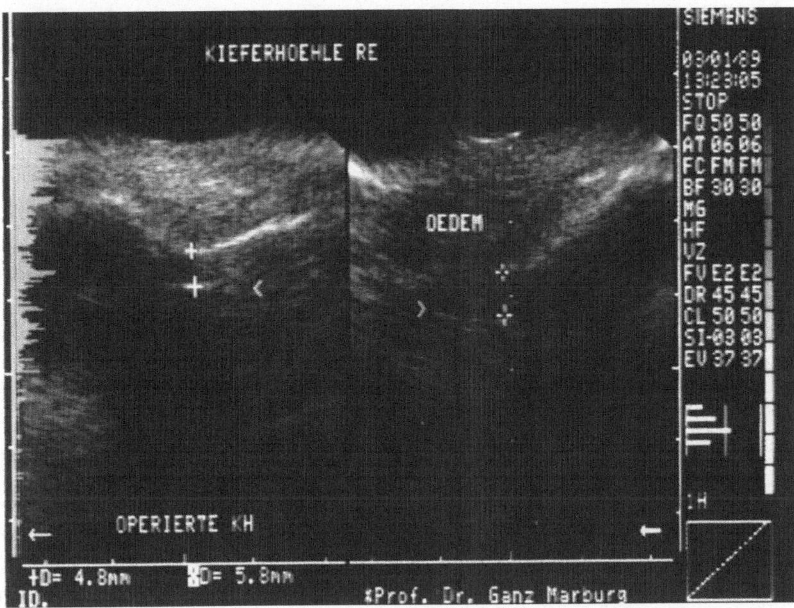


**Abb. 5.** Entzündliches Ödem vor der Kieferhöhle bei Zustand nach Caldwell-Luc. Das B-Bild zeigt eindeutig, daß der Prozeß vor der Höhle sitzt, während das eigentliche Lumen frei ist. Schemenhaft meint man ein Stück nach innen verlagerte Vorderwand zu erkennen (> +)

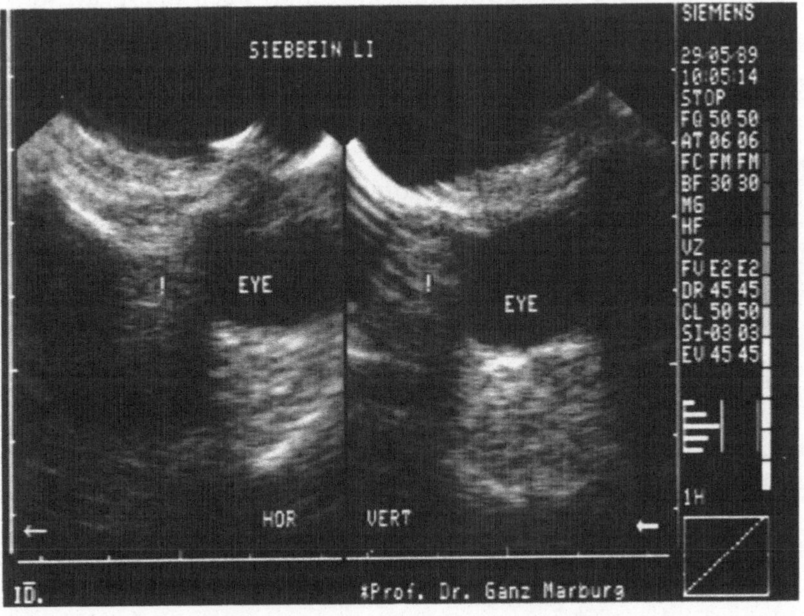


**Abb. 6.** Ausgedehnte Siebbeinpolyposis links bei 53jährigem Mann, die im B-Bild-Sonogramm besser zur Darstellung kam als im konventionellen Röntgentomogramm (!)

c) Weitere Anwendungen des B-Scan ergeben sich **bei der operierten Kieferhöhle.**

– Bei der **Mukozele** kann das B-Bild sogar dem Röntgenbild überlegen sein. Letzteres zeigt bei Nativtechnik ja eine Verschattung als Summationseffekt aller hintereinanderliegenden Schichten, der A-Scan bietet nur ein „Hinterwandecho". Im B-Scan dagegen stellen sich die verschiedenen Schichten dar und damit auch die Zyste selbst (Abb. 3).

– Gut abgrenzen läßt sich auch ein **Weichteilvorfall in die operierte Kieferhöhle** bei sonst freiem Lumen sowie ein **Entzündungsprozeß vor der Höhle** (Abb. 4, 5).

d) **Siebbeinprozesse** stellen sich klarer dar als im A-Scan. In Abb. 6 ist ein Fall von **Siebbeinpolyposis** dargestellt, wo die B-Bild-Sonographie sogar mehr Information bot als die von der Messerklinger-Schule propagierte konventionelle Röntgenschichtung.

e) Einen besonders hohen Stellenwert hat das B-Bild bei **malignen Tumoren** der Nasennebenhöhlen. Ich kann aus eigener Erfahrung hierzu jedoch bisher nichts sagen (s. Mann 1984, 1989). Mann (1984) schreibt, daß für Verlaufskontrollen bei malignen Tumoren die Erstellung und der Vergleich sogenannter *Grauwerthistogramme,* d. h. Dichtemessungen über die Flächeneinheit, von zusätzlichem Wert sein könne.

Von Bleier und Rochels (1986) wurde auch über die Anwendung der Sonographie bei **Nebenhöhlenverletzungen** berichtet. Der Stellenwert des Verfahrens für diese Indikation muß allerdings noch überprüft werden.

## 3 Die B-Bild-Sonographie der HNO-Weichteilstrukturen

Im Halsbereich einschließlich Mundboden, Speicheldrüsen und Schilddrüse ist das B-Bild-Sonogramm noch wertvoller und wird von manchen Autoren sogar höher eingestuft als das Computertomogramm (Elies 1986). Wichtig ist allerdings die Kenntnis der Ultraschallanatomie.

### 3.1 Ultraschallanatomie der Halsregion

Da wir das Gewebe in *Schnittebenen* untersuchen, müssen wir auch in Schnittebenen denken. Es empfiehlt sich, aus Lehrbüchern der topographischen Anatomie alle greifbaren Bilder von Querschnitten und soweit verfügbar auch Längs- und Schrägschnitten des Halsbereiches herauszukopieren und sich einen kleinen Atlas derselben zusammenzustellen. Im Lehrbuch von Mann finden sich sehr brauchbare entsprechende Zeichnungen (s. auch Czembirek et al. 1988).

**Tabelle 1.** Sonographische Binnenstruktur der Halsweichteilgewebe

| Sonographisches Verhalten | Gewebe bzw. Struktur | Zusatzkriterien |
| --- | --- | --- |
| Reflexogen-echodicht (mit kompletter oder inkompletter Schallabschattung) | Kalkreiche Strukturen (Knochen, Narben, Speichelsteine) | – |
| Echoreich (viele Binnenechos) | Fettgewebe, Zungenkörper, Parenchymatöse Organe (Speichel- und Schilddrüse) | Normalerweise homogene Echotextur |
| Echoarm (wenige Binnenechos) | Muskulatur, Lymphknoten | DD durch Untersuchung in 2 Ebenen! |
| Echofrei (keine Binnenechos) | Gefäßlumina Zysten | V. jugularis: Preßprobe Distale Schallverstärkung, Ballotement, Kompressibilität |

Zur Ultraschallanatomie gehört weiterhin die Kenntnis der *typischen Echostrukturen* der verschiedenen Gewebe, die wichtigstes Kriterium für die Differentialdiagnose sind (Tabelle 1).

Zur Beurteilung pathologischer Veränderungen innerhalb der normalen anatomischen Strukturen kommen neben dem Nachweis von deren abweichender Echogenität noch weitere Kriterien hinzu, wie

– Homogene oder inhomogene Struktur (Abszeß, Zyste, Tumor)
– Scharfe oder unscharfe Grenzen (Benigner/maligner Tumor)
– Kompressibel oder nicht (Zyste)
– Verhalten bei Preßdruckprobe (Jugularisstenose, Häm- und Lymphangiom).

Sehr wichtig ist auch, daß *in verschiedenen Schnittebenen untersucht* wird. So vermeidet man die Verwechslung von Gefäßlumina mit Lymphknoten (Abb. 7) sowie Lymphknoten mit Muskulatur (insbesondere M. omohyoideus, M. masseter, Myogelosen).

Folgende **Regionen des Halsweichteilbereiches** lassen sich erfolgversprechend sonographisch untersuchen:

A. **Mundboden** mit Zungenkörper, Gl. submandibularis beiderseits, präepiglottischem Raum. Bei einiger Erfahrung kann man auch die Gaumenmandeln und gröbere Veränderungen dieser Gegend ausmachen.

B. **Parotisregion** mit Warzenfortsatzspitze und Sternocleidoansatz, periaurikulären Lymphknoten, M. masseter, Querfortsatz des Atlas.

C. **Seitlicher Halsbereich** beiderseits mit Gefäßscheide und Jugularislymph-
knoten.

D. **Schilddrüse** mit oberer Trachea. Ich habe die B-Bild-Sonographie schon
zur Feststellung einer Trachealstenose erfolgreich einsetzen können.

Die sonographische Beurteilung des

E. **Kehlkopfes** ist dagegen recht schwierig und fast nur im Querschnitt möglich. Die exakte Einstellung der Glottisebene während Phonation und
Respiration gelingt erst nach einiger Übung.

Normalerweise läßt sich ein Kehlkopfbefund am besten durch die Spiegeluntersuchung erheben. Die Sonographie kommt bei denjenigen Patienten in
Frage, bei denen eine Beurteilung mit dem Kehlkopfspiegel nicht möglich ist,
wie kleinen Kindern (Grunert et al. 1989) und starken „Würgern". Es bedarf
längerer Übung, bis die Glottisebene mit einiger Sicherheit sowohl bei Phonation als auch bei Respiration beurteilt werden kann. Folgende Befunde
können sonographisch erhoben werden:

– die Beweglichkeit der Stimmlippen
– die Verlegung der Glottis
– das Einwachsen von Tumoren in den Kehlkopf
– gegebenenfalls auch Schildknorpelfrakturen.

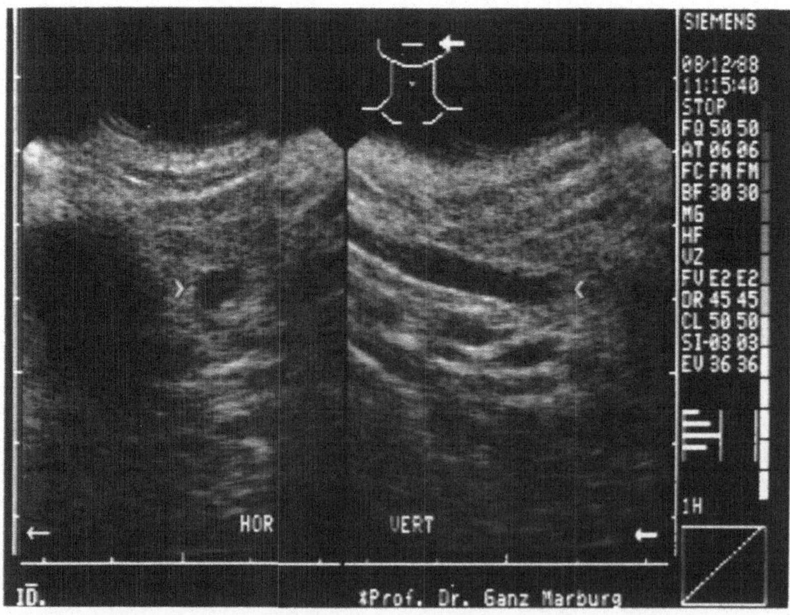


**Abb. 7.** B-Bild-Sonogramm der linken Ohrspeicheldrüse mit umschriebener echoar-
mer Zone. Die Untersuchung in einer zweiten Ebene zeigt, daß es sich nicht um einen
Tumor, sondern um ein Gefäßlumen handelt

Böhme (1988) hat versucht, Bewegungsstörungen des Kehlkopfes durch gleichzeitigen Einsatz des B- und M-Mode zu erfassen.

## 3.2 Sonographische Befunde in einer HNO-Praxis

Um einen Eindruck davon zu vermitteln, mit welchen Anwendungen der Sonographie in einer HNO-Praxis zu rechnen ist, sei nachstehend eine Aufstellung der Diagnosen bei 100 eigenen B-Bild-Untersuchungen des Jahres 1989 gegeben (Tabelle 2).

**Tabelle 2.** Diagnosen bei 100 sonographisch im B-Bild untersuchten HNO-Patienten

| 1. Nasennebenhöhlen (n = 52) | Kiefer-höhle | Stirn-höhle | Sieb-bein | 2. Halsweichteile (n = 48) | | | |
|---|---|---|---|---|---|---|---|
| Empyem | 16 | 7 | | Parotitis | 4 | Struma | 4 |
| Polyposis | 14 | | 3 | Parotistumor | 5 | Halszyste, | |
| Zyste | 1 | | | Pseudomastoiditis | 1 | laterale | 2 |
| Mukozele | 2 | | | Atlasquerfortsatz | 1 | mediane | 1 |
| Weichteilprolaps | 1 | | | Speichelstein | 7 | Halsnarben | 1 |
| Operierte KH | 3 | | | Abszeß Mund- | | Ödem submental | 1 |
| Wiederholungs- | | | | boden | 1 | Aneurysma | 1 |
| echos (= freie | | | | Halslymphome | 8 | Hämatom | 1 |
| Kieferhöhle) | 2 | | | Toxoplasmose | 1 | Jugularisver- | |
| Ödem vor Vor- | | | | M. Hodgkin | 1 | schluß | 1 |
| derwand | 2 | | | Maligner Tumor | 3 | Stimmlippen- | |
| Tu-Verdacht | 1 | | | Tumornachsorge | 3 | stillstand | 1 |

Dieser Artikel soll und kann kein Lehrbuch ersetzen. Er enthält deshalb keine vollständige Besprechung der Sonographieindikationen und Befunde im Halsbereich. Herausgegriffen seien lediglich:

## 3.3 Die Untersuchung auf Speichelsteine

Konkremente sind sonographisch als *reflexreiche Foci mit inkomplettem oder komplettem Schallschatten* darstellbar. Da die Schallwelle das Konkrement nicht durchdringt, sondern nahezu vollständig reflektiert bzw. absorbiert wird, ist nur die Länge und Breite, nicht aber die Dicke des Steins erkennbar (Abb. 8). Um Verwechslungen mit anderen echodichten Strukturen besonders des Mundbodens vermeiden zu können, habe ich mir angewöhnt, *von enoral her gegenzupalpieren.* So erkennt man aus der Bewegung heraus gut, ob das echodichte Gebilde wirklich dem Verlaufe des Ausführungsganges zuzuordnen ist oder nicht.

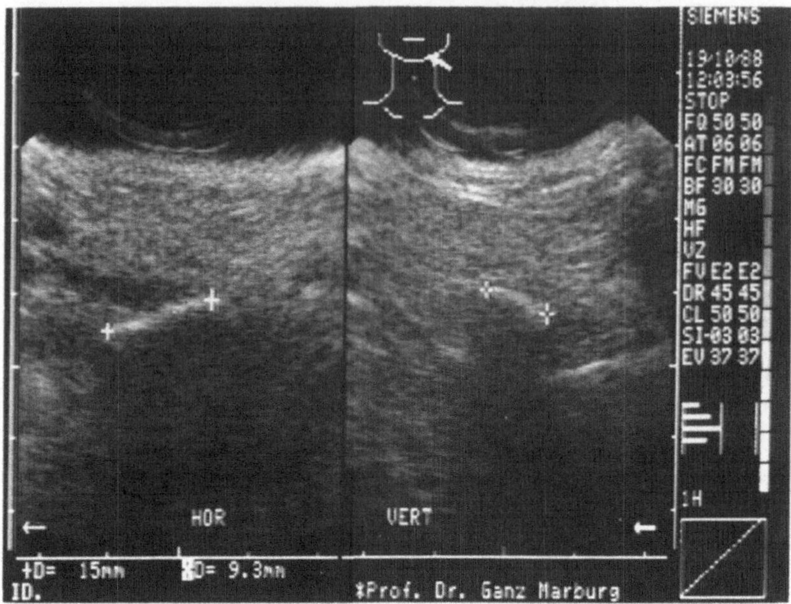

**Abb. 8.** Großer Speichelstein der Submandibulardrüse links, sonographisch als reflexreicher Focus mit kompletter dorsaler Schallabschattung dargestellt

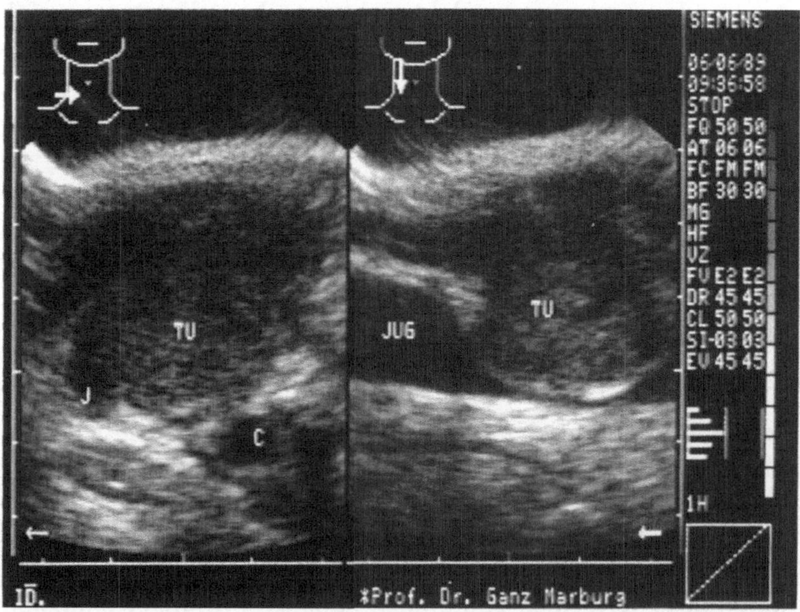

**Abb. 9.** Große Lymphknotenmetastase eines Hypopharynxkarzinoms rechts bei 55-jährigem Mann, die V. jugularis komprimierend, sonographisch inhomogen teils reflexreich

## 3.4 Untersuchung und Verlaufskontrolle bei Lymphomen, speziell Metastasen maligner Tumoren

**Suspekte Lymphome** müssen bei der Dokumentation topographisch genau zugeortet werden. Hierzu eignen sich die in einigen Geräten schon programmierten sog. *Piktogramme* der Halsregion. Die Größe der Lymphome sollte in 2 Ebenen mittels Distanzmessung festgehalten werden. Der Erfahrungssatz, daß Lymphome unter 1 cm Durchmesser in der Regel keine Metastasen bedeuten, gilt nur sehr bedingt. Es müssen also auch kleinere Lymphome beschrieben und im Verlauf kontrolliert werden.

**Die Nachsorge nach großen Tumoroperationen** wie Laryngektomie und Neck dissection ist zwar in aller Regel Aufgabe der therapierenden Klinik. Es kommt jedoch immer wieder vor, daß ein Patient aus welchen Gründen auch immer seinen eigenen HNO-Arzt zur Nachsorge verpflichtet. Hier ist ein B-Bild-Sonographiegerät sehr geeignet, dem niedergelassenen Kollegen seine schwere Verantwortung zu erleichtern. Allerdings muß dieser auch so genau untersuchen „wie die Klinik" (Abb. 9).

## 3.5 Die psychologische Seite der Ultraschalluntersuchung

Die Sonographie hat heute nicht nur eine „gute Presse". Viele Patienten haben darüber hinaus schon eigene Erfahrung mit dieser Untersuchungsmethode, die so ungefährlich ist, daß sogar das wachsende Kind im Mutterleib damit kontrolliert werden darf. Immer häufiger hört man auf den Vorschlag einer Röntgenuntersuchung den Einwand „Geht es nicht auch mit Ultraschall?"

Ich habe noch nie erlebt, daß der Befund einer sonographischen Untersuchung vom Patienten angezweifelt wurde. Gerade beim B-Bild mit seiner Möglichkeit einer Mitbeobachtung des Ablaufes durch den Patienten gelingt es leichter, diesen zu überzeugen, daß z. B.

- der erhobene Befund, z. B. ein Speichelstein, einer operativen Intervention bedarf
- das angstauslösende Lymphom unter antibiotischer Behandlung tatsächlich kleiner geworden ist, oder aber – sehr wichtig –, daß
- der vermutete Tumor im Rachen-Halsbereich definitiv nicht vorliegt, also nur ein harmloses Globusgefühl besteht.

*Was der Patient selbst sieht, überzeugt bzw. beruhigt ihn mehr als das, was nur sein Arzt gesehen hat.*

## 4 Anforderungen an die Apparatur

### a) Der Schallkopf

Die sonst viel verwendeten **Linearschallköpfe** können nach Mann (1989) im Kopf-Halsbereich nur bedingt eingesetzt werden, da sie meist zu lang sind und deshalb nur teilweise aufliegen, und da hinter knöchernen Strukturen ausgedehnte *Schallschatten* entstehen. Bei **Sektorschallköpfen** bestehen diese Nachteile nicht.

Ideal wäre es, wenn Schallköpfe mit den Frequenzen 5, 7,5 und 10 MHz gleichzeitig zur Verfügung stünden. Das ist aus Kostengründen aber in der Praxis nicht möglich. Man muß deshalb *einen* Schallkopf danach auswählen, ob mehr oberflächliche oder mehr tiefe Strukturen untersucht werden sollen. Je höher die Ultraschallfrequenz, desto feiner ist die Bildauflösung, desto geringer aber andererseits die Eindringtiefe.

Für die Praxis eignet sich ein 5 MHz-Sektorschallkopf, dessen Eindringtiefe für das HNO-Gebiet ausreicht, und der bei Zuhilfenahme einer Wasservorlaufstrecke auch oberflächennahe Strukturen mit ausreichender Genauigkeit abbildet.

### b) Das Ultraschallgerät selbst

Hier sollte die Regel gelten, daß das Beste gerade gut genug ist. Durchmesser-, Umfangs- und Volumenbestimmungen sollten möglich sein. Als sehr wertvoll für die Nebenhöhlenuntersuchung hat sich mir die Möglichkeit der *gleichzeitigen Einblendung des A-Bildes* erwiesen. Leider gibt es erst ein einziges – kleines – Gerät, das ausschließlich für den HNO-Arzt entwickelt wurde.

### c) Die Dokumentation

Die Anfertigung von *Polaroidbildern,* früher Standard bei der Sonographie, ist sehr teuer und heute weitgehend verlassen zugunsten des *Thermodruckverfahrens.* Bei Verwendung guten Papiers liefert dieses nahezu gleich gute Bilder wie die Polaroidkamera. Eine Dokumentation auf *Videofilm* erlaubt auch die Reproduktion der Bewegungsabläufe und wäre von daher ideal. Für die Praxis kommt sie wegen der hohen Kosten nicht in Frage.

Die Ultraschallbilder dieses Beitrages wurden mit dem Siemens-Gerät Sonoline SL 1 und einem mechanischen 5 MHz-Sektorschallkopf mit Wasservorlaufstrecke angefertigt.

## 5 Die wirtschaftliche Seite

**Nasennebenhöhlenuntersuchungen mit dem A-Scan** nach Ziffer 1440 EBM fallen in einer mittelgroßen HNO-Praxis ohne Röntgen etwa in der Größenordnung 1000–1200 im Jahr an. Das bedeutet eine Amortisation des Gerätes innerhalb von 5–6 Jahren. Man bedenke bei einer solchen Rechnung jedoch, daß eine gründliche Untersuchung beider Kieferhöhlen und beider Stirnhöhlen mit Wechsel der Position sowohl des Schallkopfes als auch des Kopfes des Patienten nicht ganz schnell geht und somit Zeit für andere Untersuchungen bzw. Patienten blockiert.

Während man den A-Scan trotzdem auch von der wirtschaftlichen Seite her akzeptieren kann, sieht es bei der **B-Bild-Sonographie** ganz anders aus. Ein gutes B-Bild-Gerät mit Schallkopf und Dokumentation kostet heute das Vier- bis Fünffache einer A-Bild-Apparatur. Dem steht eine geringere Auslastung des Gerätes gegenüber. Ich komme (mit Röntgen) im Jahr auf etwa 350–400 B-Bild-Untersuchungen, von denen etwa die Hälfte auf Nebenhöhlenkontrollen und der Rest auf Halsweichteiluntersuchungen entfällt. In einer Praxis ohne Röntgen könnten etwas höhere Zahlen erreicht werden, aber kaum mehr als 500 Untersuchungen pro Jahr. Einer darüber hinausgehenden Ausweitung der Untersuchungsfrequenz steht nicht nur die begrenzte Zahl an Indikationen entgegen, sondern auch der viel größere Zeitaufwand, der z. B. bei einer Untersuchung aller Nasennebenhöhlen das Doppelte bis Dreifache einer A-Bild-Untersuchung erreichen kann. Dem ist im EBM teilweise Rechnung getragen durch die Honorierung der Untersuchung nach einzelnen Organen.

*Organe* gemäß Ziffer 385 ff. EBM sind im HNO-Bereich: jeweils *eine große Speicheldrüse,* die *Halslymphknoten einer Seite,* der *Mundboden,* in besonderen Fällen auch der *Kehlkopf.* Für die Schilddrüsensonographie werden HNO-Ärzte leider in der Regel nicht zugelassen. Die gleichzeitige Untersuchung von bis zu drei weiteren Organen (Ziffer 386 EBM) ist wegen des niedrigen Punktwertes rein wirtschaftlich unattraktiv. Wiederholungsuntersuchungen im gleichen Quartal werden nach Ziffer 387 bzw. 388 entsprechend niedriger vergütet.

**Die B-Bild-Nebenhöhlenuntersuchung** gemäß Ziffer 1441 EBM ist definiert als Kontrolle des A-Bildes. Nach meiner Auffassung, der von der Sonographiekommission Hessen nicht widersprochen wurde, bedeutet das eine Untersuchung nur der im A-Bild unklaren Nebenhöhle(n), nicht aber grundsätzlich aller Nebenhöhlen.

Ich selbst werde mit meiner niedrigen Untersuchungsfrequenz 9 Jahre brauchen, bis wenigstens der reine Anschaffungspreis des Gerätes zurückgeflossen ist, von Betriebskosten und Reparaturen ganz zu schweigen. Nach dieser Zeit ist es angesichts der rasanten technischen Entwicklung fraglich, ob das Gerät überhaupt noch zeitgemäß bzw. zugelassen sein wird.

*Also:* die B-Bild-Sonographie ist für die HNO-Einzelpraxis wirtschaftlich gesehen eher ein Negativum. Auch ein Leasing lohnt sich meines Erachtens für die Einzelpraxis nicht. Interessanter wäre die gemeinsame Nutzung eines Gerätes durch mehrere Ärzte im Sinne einer Apparategemeinschaft.

## 6 Ausblick

Die düstere wirtschaftliche Prognose ändert aber nichts daran, daß die Sonographie eine auch für den HNO-Arzt und seine Patienten medizinisch hochbedeutsame Methode darstellt. Sie ist

- **nicht invasiv**
- **ohne Gefahr so oft wie nötig wiederholbar**
- **vom Untersucher selbst sofort durchführbar und auswertbar**
- **im Weichteilbereich als B-Bild von nahezu gleichem Informationswert wie aufwendigere und viel teurere bildgebende Verfahren**
- **an den Nasennebenhöhlen** als A-Bild zumindest eine gute Screening-Methode, der Diaphanoskopie hoch überlegen, **als B-Bild** in manchen Situationen sogar **von mehr Informationswert als das klassische Röntgenbild.**

Der Wert der A-Bild-Sonographie ist in unserem Fachgebiet bereits allgemein anerkannt.

Wer sich wie ich auch vom B-Bild-Verfahren faszinieren läßt und die unbestreitbaren Vorteile desselben sich und seinen Patienten zugutekommen lassen will, ohne daß ihn die fehlende Rentabilität zu sehr bedrückt, der sollte möglichst bald damit anfangen.

## Literatur

Bleier R, Rochels R (1986) Echographische Diagnostik bei Nasennebenhöhlenverletzungen. Laryngol Rhinol Otol 63:423–426
Böhme G (1988) Echolaryngographie. Ein Beitrag zur Methode der Ultraschalldiagnostik des Kehlkopfes. Laryngol Rhinol Otol 67:331–338
Böhme G (1988) Ultraschalldiagnostik der phonatorischen Leistungen des Laryngektomierten. Laryngol Rhinol Otol 67:651–656
Czembirek H, Frühwald F, Gritzmann N (Hrsg) (1988) Kopf-Hals-Sonographie. Springer, Wien New York
Eichhorn T, Schroeder H-G, Glanz H, Schwerk WB (1987) Histologisch kontrollierter Vergleich von Palpation und Sonographie bei der Diagnose von Halslymphknotenmetastasen. Laryngol Rhinol Otol 66:266–274
Grunert D, Stier B, Klingebiel T, Schöning M (1989) Ultraschalldiagnostik des Larynx mit Hilfe der Computer-Sonographie. Laryngol Rhinol Otol 68:236–238
Mann WJ (1984) Ultraschall im Kopf-Halsbereich. Springer, Berlin Heidelberg New York Tokyo

Mann WJ (1989) Ultraschalldiagnostik (Referat). Arch Otorhinolaryngol [Suppl] 1: 71–98 (Literaturverz)

Pawelka R, Streinzer W, Zrunek M, Frühwald F, Neuhold A, Seidl G (1986) Bewertung der Real-time-Sonographie im prätherapeutischen Staging maligner Zungen- und Mundbodentumoren. Laryngol Rhinol Otol 65:632–639

Piroth HD (1988) Gezielte Feinnadelbiopsie. Dtsch Ärzteblatt 85:3241–3246

Radke C, Gundlach P, Hamm B, Scherer H (1989) Bildgebende Verfahren beim Tumor-staging. Der Stellenwert für Tumoren im Kopf-Halsbereich. Klinikarzt 18: 196–199

Schadel A, Wagner W (1986) Ultraschalldiagnostik als Ergänzung der Sialographie. Laryngol Rhinol Otol 65:138–142

Schmelzeisen R (1988) Sonographie im Kopf-Halsbereich. Klinikarzt 17:591–599

Shawker T, Sonies BC, Stone ML (1984) Soft tissue anatomy of the tongue and floor of the mouth: An ultrasound demonstration. Brain Lang 21:335–350

Weitere Literatur siehe bei Mann (1989) sowie Czembirek et al. (1988)

# Manifestationen der HIV-Infektion im HNO-Bereich

H. Weidauer



## 1 Vorbemerkung

Noch nie hatte eine Infektionskrankheit je zuvor innerhalb von knapp 10 Jahren weltweit eine intensivere und technisch perfektere Forschung ausgelöst, beachtliche Forschungsergebnisse erzielt, eine riesige, kaum mehr überschaubare Publikationstätigkeit geschaffen, aber auch eine Fülle von Aufgaben und Problemen in der Gesellschaft und bei jedem einzelnen aufgeworfen wie bei dem Krankheitsbild AIDS. Bei der Bevölkerung beherrschen immer noch blinde Sorglosigkeit und panischer Schrecken das Verhalten bei der HIV-Infektion, welche in Zukunft tiefgreifende Belastungen und Veränderungen in der Gesellschaft mit sich bringen wird. Aufklärung und stete Fortbildung tun not. Für jeden Arzt ergibt sich nach Zöllner (1989) die Berufspflicht, sich auf dem Gebiet der HIV-Infektion laufend gründlich fortzubilden.

*Mehr als 40% der AIDS-Patienten weisen pathologische Veränderungen im Kopf-Hals-Bereich auf.* Dem Hals-Nasen-Ohrenarzt fällt deshalb bei der Erkennung der AIDS-Manifestation und deren möglicher Konsequenzen eine besondere Rolle zu.


HNO Praxis Heute 10
H. Ganz, W. Schätzle (Hrsg.)
© Springer-Verlag Berlin Heidelberg 1990

## 2 Der Erreger

Das AIDS-hervorrufende Virus, das HIV (human immunodeficiency virus)
gehört zu den Retroviren (eine Untergruppe der Lentiviren), deren Existenz
und komplizierter Vermehrungsmechanismus lange Zeit bezweifelt wurde.
Der erste Nachweis eines Retrovirus (Rous-Sarkom-Virus) 1910 und der
späte Nobelpreis für diese Entdeckung durch Peyton Rous sprechen für sich.
Mit der Entdeckung eines ebenso komplizierten wie raffinierten Vermeh-
rungssystems der Retroviren mittels eines Enzyms, der *Reversen Transkriptase,* konnte 1972 eine entscheidende Erkenntnis gewonnen werden: Das
viruseigene Enzym Reverse Transkriptase verdoppelt nach Eindringen in die
Wirtszelle die virale RNA zur DNA, die ihrerseits in die DNA der Wirtszelle
eingebaut wird und damit die Wirtszelle sowohl genetisch manipuliert als
auch zur Fabrikationsstätte für Retroviren umfunktioniert.

Das AIDS-Virus heftet sich nicht an jede Zellmembran, sondern nur an
Zellmembranen, die ein $CD_4$-Molekül (auch $T_4$-Molekül) enthalten: In erster
Linie der $T_4$-Helferzellen, dann Monozyten, Makrophagen und u. a. auch
Gliazellen, was die *besondere Affinität des HIV zum Zentralnervensystem*
unterstreicht. Monozyten und Makrophagen dienen offenbar als ruhendes
HIV-Reservoir (Provirus), können aber auch – wie die $T_4$-Helferzellen – zu
HIV-Produktionsstätten transformiert werden.

Die Knobs gp 120 (Abb. 1) sind die Kontaktstellen des Virus mit den
$CD_4$-Epitopen der Wirtszelle, bevor das Virus die Wirtszellmembran durchdringt. Verläßt das Virus die Wirtszelle nach seiner Vermehrung (sog. „bud-
ding"), so umhüllt sich das Virus mit Teilen der Wirtszellmembran, nämlich
der Doppellipidmembran, was einerseits die wechselhafte Oberflächenmem-
branstrukturierung erklärt, andererseits aber auch die für die Therapie wichtige Erkennung des Virus erheblich erschwert.

Die HIV-Infektion der $T_4$-Helferzelle und die auf eine immer größer
werdende Zahl von $T_4$-Helferzellen übergreifende HIV-Infektion schafft für

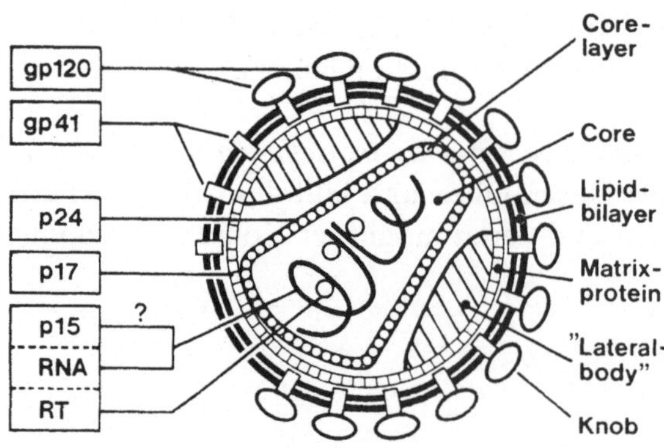


**Abb. 1.** Schematischer Aufbau des HIV. (Nach
Gelderblom et al. 1986)

das Virus einen immer größer werdenden Lebensraum zu Lasten der $T_4$-Helferzellpopulation und zerstört gleichzeitig den „Erkennungsdienst" der Immunabwehr, wiederum die $T_4$-Helferzelle.

Die Entdeckung des HIV-Virus und dessen Beziehung zu einem Anfang der 80er Jahre aufgetretenen neuen, aggressiven und vielfach tödlich verlaufenden Krankheitsbild ist eng mit den Namen Montagnier (1983) und Gallo (1984) verknüpft.

Auch der Nachweis eines zweiten HIV-Virus (HIV 2), das in den USA und Europa noch kaum eine Rolle spielt, in Zentralafrika aber offenbar eine weite Verbreitung aufweist, könnte künftig noch weitreichende Bedeutung erlangen.

*Die HIV-Antikörperproduktion,* die nach der Infektion in einem sehr wechselhaften Zeitintervall (Serokonversion) nachweisbar einsetzt, wird im weiteren Krankheitsverlauf zunächst eine Zunahme, beim Vollbild AIDS – besonders im fortgeschrittenen Stadium – dann wieder eine rückläufige Entwicklung bis zur völligen Anergie erfahren. Der $T_4$-Rezeptor der $T_4$-Lymphozyten, normalerweise ausschlaggebend für die Immunabwehr von Fremdeiweiß, verliert seine Signalwirkung für die Immunabwehr in zunehmendem Maße. Der indirekte Zell-Zell-Kontakt der aktivierten $T_4$-Helferzelle mit dem B-Lymphozyten, aus denen sich die antikörperbildenden Plasmazellen entwickeln, wird immer geringer. Die Folge dieses vielschichtigen Vorganges, bei dem auch die $T_8$-Lymphozyten (Suppressorzellen) nicht mehr induziert werden, ist ein unterschiedliches und unkontrolliertes Angehen von normalerweise nicht pathogenen Keimen (z. B. Pneumocystis carinii-Infektion als opportunistische Infektion) mit bakteriellen und viralen Infekten und eine erhöhte, vielfach virusinduzierte Tumorgenese.

Der $T_4$-/$T_8$-Quotient (auch T-Zellquotient) ist wegen der HIV-induzierten Störung der Immunabwehrlage Ausdruck der Infektionsprogredienz und damit auch der Prognose: Beim Gesunden finden sich $600-1300$ $T_4$-Zellen/mm$^3$ und ca. $500 \pm 200$ mm$^3$ $T_4$-Suppressorzellen (L'age-Stehr 1988). Die Zahl der $T_8$-Suppressorzellen ist schon bei symptomatischer HIV-Infektion deutlich erhöht, bei anfänglich noch wenig veränderter $T_4$-Zellzahl. Schon initial können dadurch pathologisch niedrige Werte vorliegen (der Quotient liegt beim Gesunden bei $2,0 \pm 0,9$ (L'age-Stehr 1988)).
Der im Laufe der HIV-Erkrankung zunehmende Abfall der $T_4$-Helferzellen verschiebt den Quotienten zunehmend bis auf prognostisch sehr ungünstige Werte von $<0,01$ (die Absolutzahl der $T_4$-Helferzellen mit mehr oder weniger als 400/mm$^3$ dient bei der Walter Reed-Klassifikation als prognostischer Parameter, ebenso wie die $T_4$-/$T_8$-Zellzahl bei der Frankfurter Klassifikation).

Die allgemein übliche CDC-Klassifikation (Centers for Disease Control) bietet anstelle prognostischer Verlaufskontrollen einen detaillierten Ist-Befund, der nur begrenzt prognostische Erfahrungsrückschlüsse zuläßt.

## 3 Krankheitsstadien

Für den Hals-Nasen-Ohrenarzt gibt es kein HIV-Stadium, das nicht seine besondere Aufmerksamkeit fordert.

Im **akuten Infektstadium (Gruppe I)** mit grippeähnlichem Beschwerdebild ist die HIV-Infektion noch nicht bekannt, eine Gefährdung mit Blut oder Sekreten des HIV-Trägers dennoch nicht auszuschließen. Bei negativem HIV-Test und entsprechendem Verdacht ist wegen der erst zu erwartenden **Serokonversion** nach 4–12 Wochen (Röcken u. Breit 1989) bis 36 Wochen (Horsburgh et al. 1989) der Screening-Test zu wiederholen. Entsprechende Schutzmaßnahmen bei den Risikogruppen (Homosexuelle, intravenös Drogenabhängige) sind auch wegen des erhöhten Hepatitis B-Risikos angezeigt (s. Schutzmaßnahmen).

Gleiches gilt bei der **Gruppe II** mit HIV-positiver Serologie. Gefährdet sind Ärzte und Personal, wenn die Diagnose nicht bekannt ist, vom Patienten verschwiegen wird oder verschleiert werden soll.

Beispielsweise bat eine Patientin **nach** HNO-ärztlicher Untersuchung und Indikationsstellung zu einem operativen Eingriff beim späteren Arztbrief an den niedergelassenen HNO-Arzt nicht zu erwähnen, daß sie HIV-positiv sei! Sie habe Angst, daß durch die Schutzmaßnahmen bei späteren Untersuchungen die Diagnose anderen bekannt würde. Ein solches Verhalten – sicher keine Ausnahme – stimmt nachdenklich.

Bei HIV-positiver Serologie ist jegliche Indikation für operative Eingriffe zum Schutz des HIV-Patienten, des ärztlichen Personals und des Arztes sorgfältig abzuwägen.

Diagnostisch und therapeutisch bedeutsam für den HNO-Arzt sind die Gruppen III und IV der CDC-Klassifikation bei bekannter HIV-Serologie und besonders bei noch nicht erkannter HIV-Erkrankung.

Fehlen Allgemeinsymptome und besteht bei positiver HIV-Serologie eine generalisierte Lymphadenopathie, so wird das HIV-**Stadium** mit **Gruppe III A** (früher **Lymphadenopathie-Syndrom**/LAS) nach CDC klassifiziert.

Kommt eines der Allgemeinsymptome – wie unfreiwilliger Gewichtsverlust von mehr als 10%, jeweils über 1 Monat anhaltendes Fieber oder Diarrhoe – hinzu, so liegt das Krankheitsbild **Gruppe IVA,** auch **AIDS-related complex** (ARC) genannt, vor.

Das **Vollbild AIDS** ist typisiert durch opportunistische Infektionen, AIDS-assoziierte Malignome oder AIDS-assoziierte neurologische Symptomatik.

### 3.1 Generalisierte Lymphadenopathie

Bestehen mindestens 3 Monate lang persistierend vergrößerte Lymphome an mindestens 2 extrainguinalen Stellen, so wird bei positiver HIV-Serologie von einer generalisierten Lymphadenopathie ausgegangen. Die *Halslymphome* sind nach unseren nicht publizierten Ultraschalluntersuchungsergebnissen im Bereich der *Gefäßscheide* ebenso wie *nuchal* anzutreffen.

*Histologisch* fällt nach anfänglicher follikulärer Hyperplasie ein zunehmendes Schwinden der follikulären Mantelzone, im Vollstadium AIDS eine Lymphknotenatrophie mit „leergefegten" Follikeln bei völlig darniederliegender Immunabwehr auf.

Wichtig sind *differentialdiagnostische Erwägungen:* Bei jedem zweiten **AIDS-Patienten mit Tuberkulose** findet sich eine extrapulmonale Manifestation, so daß auch an eine generalisierte Halslymphknotentuberkulose zu denken ist. Der Tuberkulin- oder Tine-Test kann bei anerger Reaktionslage auch negativ ausfallen! (Silverman 1989).

Ausgedehnte Halslymphome (Abb. 2) haben wir im ARC-Stadium auch bei ständig rekurrierenden Tonsillitiden gesehen. Der *Rückgang dieser Lymphome nach Tonsillektomie* unterstreicht die nach TE wieder hergestellten stabilen Rachenverhältnisse. Auch bei Verdacht auf ein AIDS-assoziiertes malignes Lymphom oder Karzinom ist die Diagnose durch Biopsie zu klären.

## 3.2 AIDS-Manifestationen im HNO-Bereich – Opportunistische Infektionen

Die AIDS-assoziierte **Pneumocystis carinii-Infektion** ist Ausdruck des Vollbildes AIDS. Neben Gewichtsabnahme, Fieber, Nachtschweiß weisen ein progredienter Reizhusten, später Dyspnoe und Tachypnoe auf die von pneumotropen Protozoen ausgelöste Erkrankung hin. Bei fast jedem 3. AIDS-Patienten ist die Pneumocystis carinii-Infektion mit einer **Tuberkulose** vergesellschaftet (Staszewski u. Helm 1988).

Mundabstriche bei AIDS-erkrankten Patienten ergeben fast regelmäßig eine **Candidamykose.** In frühen Stadien (ARC-Stadium) wird die Candidiasis (Abb. 3) als prognostisch ungünstig gewertet. Im Gegensatz zu den HIV-Leukoplakien sind die pseudomembranösen Schleimhautveränderungen bei Candidiasis *abstreifbar.* Als antimykotische Therapie wird Amphotericin B empfohlen, ergänzend prophylaktisch auch bei bakteriellen Infektionen. Auffallend häufig finden sich wiederkehrende Soorinfektionen in der Mundhöhle, im Oropharynx und Ösophagus, auch kombiniert mit Stomatitis aphthosa (Abb. 4).

### Virale Infekte
**Herpes simplex-Infektionen** treten bei HIV-infizierten Patienten gehäuft und vielfach sehr ausgedehnt in der Mundhöhle und im Rachen auf, mit Übergreifen auf Hautareale der Ober- und Unterlippe. Eine länger als 4 Wochen persistierende Herpes simplex-Infektion ist nach der CDC als HIV-Infektion zu werten. Eine Therapie mit Acyclovir (Zovirax) sollte hochdosiert erfolgen (1–4 g).

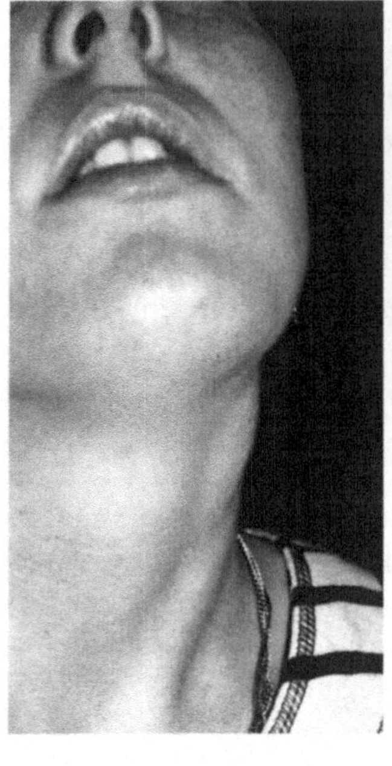

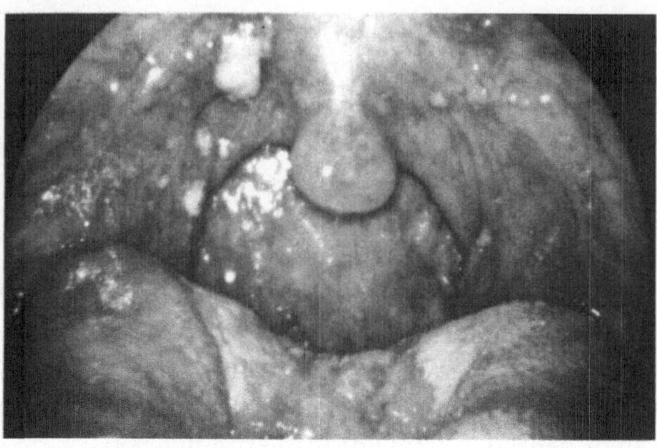

**Abb. 2.** Sichtbar vergrößertes Halslymphom im ARC-Stadium

**Abb. 3.** Candidamykose des weichen Gaumens beim Vollbild AIDS

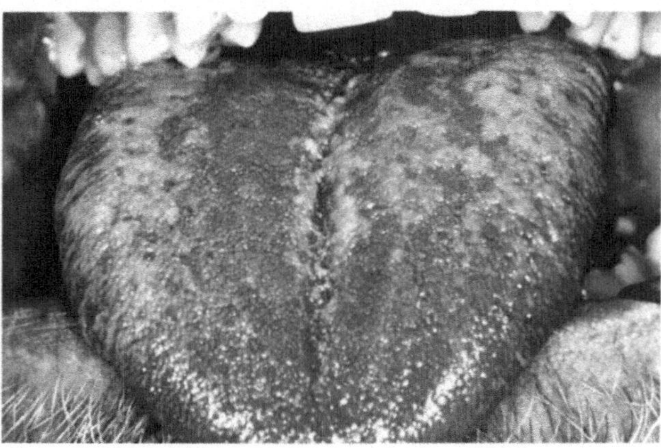

**Abb. 4.** Leukoplakie der Zunge mit typischen „haarähnlichen" leukoplakischen Streifen des lateralen Zungenrandes

**Herpes zoster** bei HIV-Patienten wird als prognostisch ungünstige Virusinfektion gewertet, da kurzfristig mit weiteren opportunistischen Infektionen gerechnet werden muß (Fröschl u. Braun-Falco 1988).

Die haarähnliche Ausbreitung einer epithelialen Schleimhauthyperplasie mit parakeratotischer Oberfläche wird als **Haarleukoplakie** („hairy Leukoplakia") bezeichnet. Es handelt sich um eine Epstein-Barr-Virus-assoziierte Schleimhautveränderung bei HIV-Patienten. Acyclovir für 2 Wochen mit 2 g/die wird therapeutisch empfohlen.

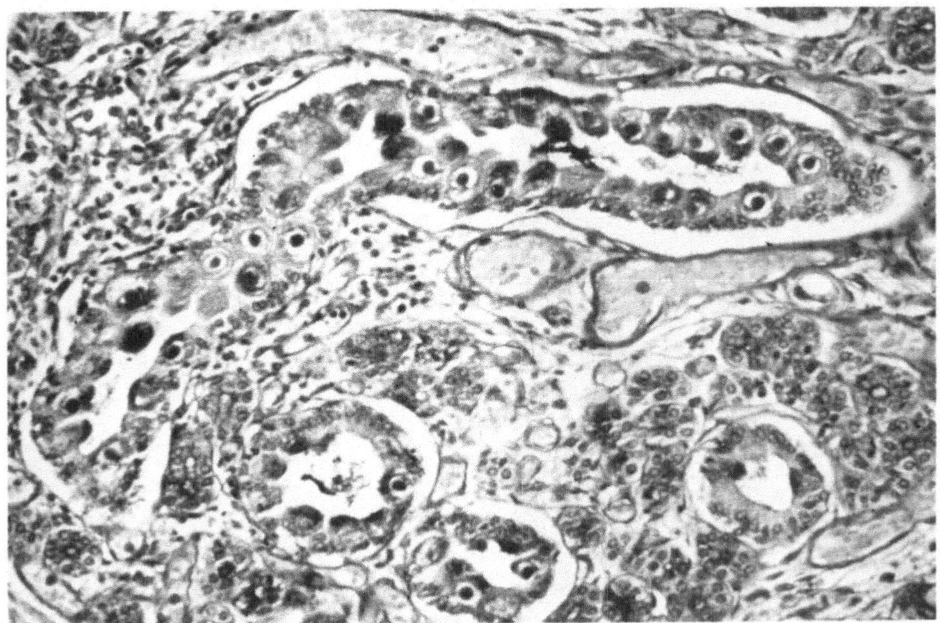

**Abb. 5.** Zytomegalie-Virusinfektion der Parotisausführungsgänge mit typischen „Eulenaugen"

Das **Zytomegalie-Virus** (CMV) kann bei HIV-Patienten Retinitis, Leukopenie, Hepatitis und gastrointestinale Ulzerationen hervorrufen. Die hohe Affinität des CMV zu den großen Speicheldrüsen, wo das Virus durch das typische „Eulenaugenphänomen" (Abb. 5) auffällt, kann zu regionalen Gangstenosen und zu Zystenbildungen in den Drüsen führen (Abb. 6).

Das **menschliche Papilloma-Virus** (HPV) mit Condylomata acuminata ist *nicht* pathognomonisch für eine HIV-Infektion. Orale Kondylome als Ausdruck eines Lebensstils mit erhöhtem HIV-Risiko waren gehäuft Anlaß für HIV-Testungen mit positivem Ergebnis.

*Bakterielle Infektionen*

Die **papulöse Dermatitis** mit multiplen Papeln an der Nacken-Haar-Grenze (Abb. 7) ist eine stark juckende, entzündliche HIV-assoziierte Dermatose, die auf apathogene und fakultativ pathogene normale Hautkeime bei gestörter Immunfunktion zurückgeführt wird (Röcken u. Breit 1989).

Neben vernachlässigter Mundhygiene, veränderter Mundflora und gestörter Speichelsekretion dürfte auch die HIV-assoziierte, nekrotisierende und **ulzerierende Gingivitis** im ARC-Stadium und beim Vollbild AIDS auf eine gestörte Immunabwehrlage zurückzuführen sein. Trotz intensiver zahnärztlicher Bemühungen sind diese Befunde auffallend therapieresistent.

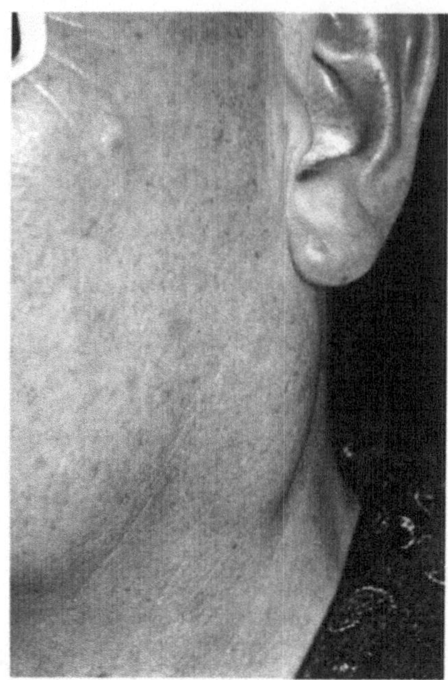

**Abb. 6.** AIDS-assoziierte Parotiszyste am kaudalen Parotispol links

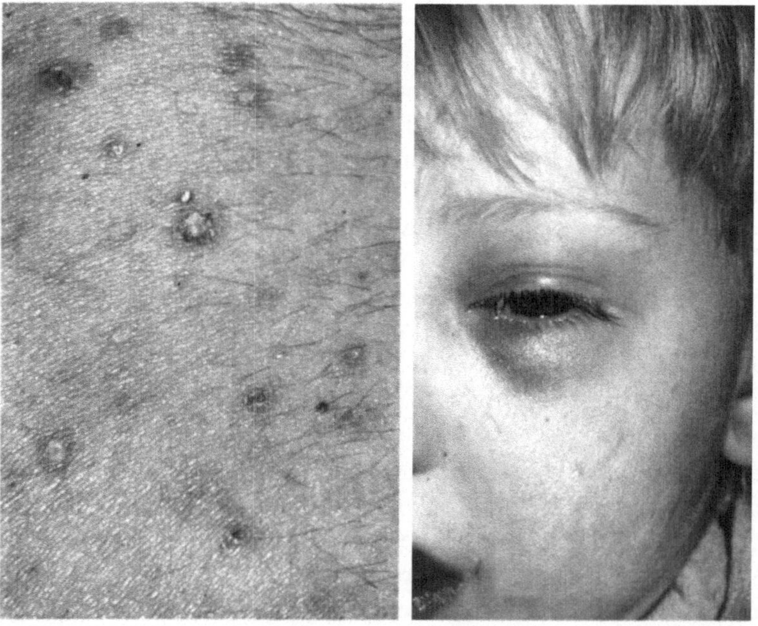

**Abb. 7.** AIDS-assoziierte papulomatöse Dermatitis an der Nacken-Haar-Grenze

**Abb. 8.** Periorbitalödem links bei Sinusitis ethmoidalis und maxillaris eines 4jährigen AIDS-erkrankten Hämophiliekindes

HNO-ärztlich bedeutsam sind die rezidivierenden viralen und bakteriellen Infekte der oberen Luftwege bei AIDS-kranken Patienten. Als Beispiel sei hier ein 4jähriger AIDS-kranker Junge (Abb. 8) aufgeführt, dessen periorbitale Entzündung im Rahmen einer Sinusitis ethmoidalis und maxillaris antibiotisch eben beherrschbar war, während 5 Monate später eine ebenfalls antibiotisch behandelte Otitis media acuta zu einer Mastoiditis und schließlich notwendiger operativer Intervention führte. Gehäufte und ausgedehnte Infekte sind beim ARC-Stadium und beim Vollbild AIDS beschrieben.

*AIDS-assoziierte Malignome*

Opportunistische Infektionen und/oder Malignome oder AIDS-charakteristische ZNS-Veränderungen sind pathognomonisch für das Vollbild AIDS.

Unter den Malignomen ist das aggressive **Kaposi-Sarkom** (Abb. 9, 10) eine neue aggressive Variante der 1872 von Kaposi in Wien beschriebenen kutannodulären Veränderungen vorwiegend bei älteren Männern. 1981 wurde diese Variante erstmals mit einem neuen, epidemisch auftretenden Immundefekt in Verbindung gebracht (Gallo et al. 1984).

Multizentrisch auftretend folgt das Kaposi-Sarkom der Haut meist deren Spaltlinien (Abb. 9). Im Bereich der Mundhöhle tritt es bevorzugt am harten Gaumen (Abb. 10, 12) und an der Gingiva auf, kann aber ebenso am weichen Gaumen, im Mundvorhof sowie im Bereich der Tonsillen (Abb. 11) und des Larynx (Abb. 12, 13) und im Bereich des Ösophagus u. a. gelegentlich nachgewiesen werden.

*Histologisch* besteht das Kaposi-Sarkom überwiegend aus spindelförmigen Tumorzellen, deren Zytoskelett mit positiver Reaktion auf Vimentin und immunologisch negativer Reaktion auf Blutgefäßendothelien (Abb. 13) u. a. eine blutgefäßendotheliale Abkunft des AIDS-assoziierten Kaposi-Sarkoms ausschließt (Otto et al. 1985).

Der mit 40% häufigste AIDS-assoziierte Tumor wächst im Kopf-Hals-Bereich *knotig mit blau-roter Verfärbung* und stigmatisiert den ohnehin mit einer tödlichen Krankheit und unter quälenden Symptomen lebenden AIDS-Patienten zusätzlich gegenüber seiner Umwelt. Die Strahlensensibilität des Kaposi-Sarkoms wird deshalb im Kopf-Hals-Bereich für kosmetisch-palliative Versuche ausgenützt, das Kaposi-Sarkom wieder auf das Niveau der Haut zurückzudrängen (Abb. 14). Die verbleibende blau-rote bis braune Verfärbung kann durch Überpudern unsichtbar gemacht werden. Der HNO-Arzt sollte auch diese Befunde kennen.

Durch Herpes simplex 1 oder 2, auch Papilloma-Viren induziert, treten AIDS-assoziierte **Plattenepithelkarzinome** vermehrt im Oropharynx auf (Silverman 1989).

Die HIV-Klassifikation der Centers for Disease Control (CDC) unterteilt die HIV-Infektion in 4 Gruppen, um das Ausmaß der Erkrankung international durch

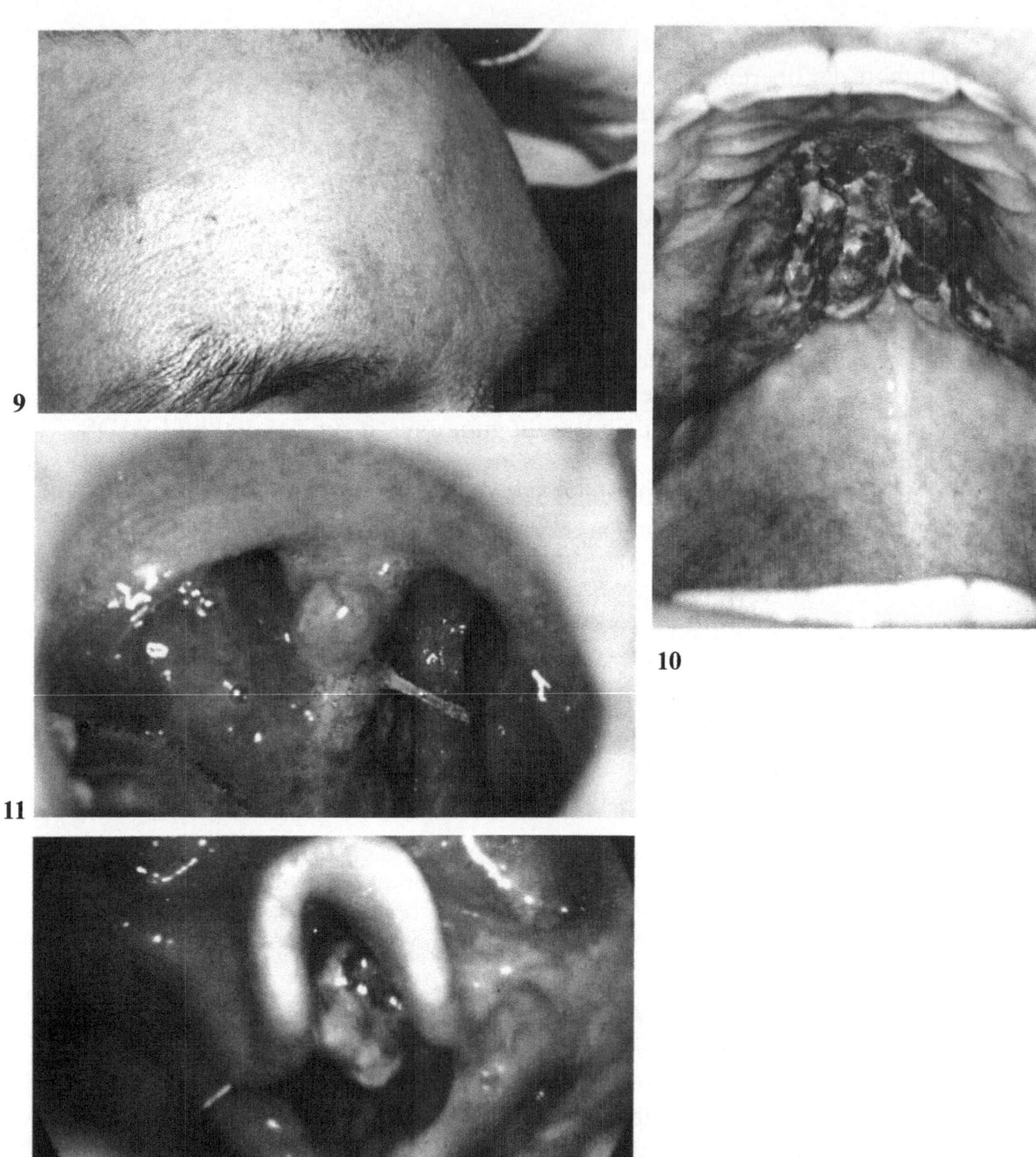

**Abb. 9.** Kaposi-Sarkom der Stirn in den Spaltlinien der Haut

**Abb. 10.** Kaposi-Sarkom des harten Gaumens beim Vollbild AIDS als teils knotig exophytisch, teils ulzerierend wachsender blau-rötlicher Tumor. (Aus Weidauer 1985)

**Abb. 11.** Kaposi-Sarkom der Tonsillen

**Abb. 12.** Kaposi-Sarkom des Larynx. (Aus Weidauer et al. 1986)

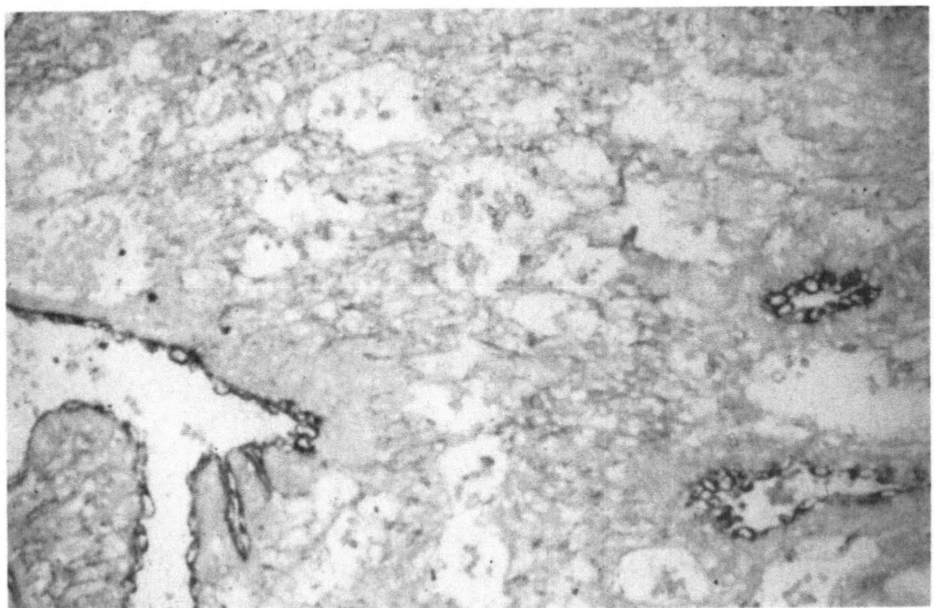

**Abb. 13.** Immunhistologischer Nachweis von Gefäßendothelien im Kaposi-Sarkom mit Ulex europaeus-Lektin I, bei dem sich nur die Gefäßendothelien des Tumors, nicht jedoch die Tumorzellen anfärben. (Aus Otto et al. 1985)

Analyse der Krankengeschichten, der epidemiologischen Studienergebnisse, aber auch Fragen der Gesundheitsplanung und Gesundheitspolitik vergleichbar zu machen. Bei Kindern unter 13 Jahren kommt gesondert eine ausführliche CDC-Klassifikation für Kinder zur Anwendung, um bei der vergleichsweise geringen Anzahl von Patienten differenzierte prognotische und therapeutische Aussagen treffen zu können. Bis zum Alter von 15 Monaten können diaplazentar übertragene „Leih-Antikörper" der Mutter eine HIV-Infektion des Kindes vortäuschen.

## 4 HIV-Nachweis

Die Diagnose einer HIV-Infektion ist wegen der Möglichkeit eines falsch positiven Ergebnisses beim Suchtest (Screening-Test) durch einen Bestätigungstest abzusichern.

Der **Screening-Test** (Enzymimmunoassay (EIA), indirekter ELISA, kompetitiver ELISA) hat eine sehr **hohe Sensitivität,** um als wichtigster Filter falsch negative Ergebnisse auszuschließen.

Der **Bestätigungstest** (durch Immunfluoreszenz-IF, Western Blot-WB, Radioimmunopräzipitationstest-RIPA, Enzymimmunoassay mit Antigen

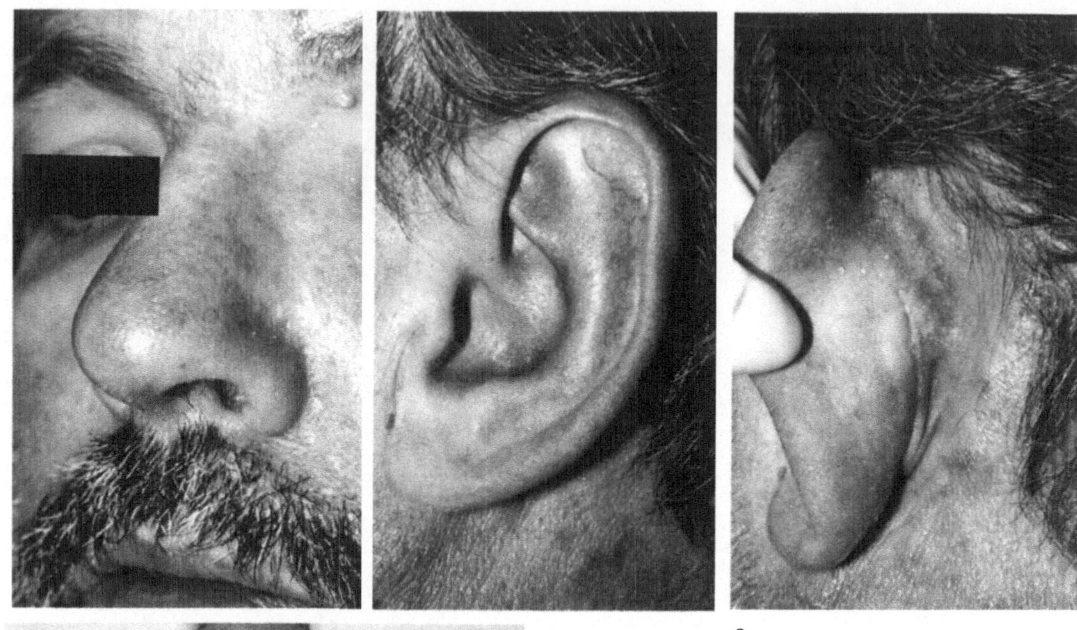

**Abb. 14.** Bestrahltes Kaposi-Sarkom der Nasenspitze mit persistierender blau-brauner Arealverfärbung im Niveau der übrigen Haut, Molluscum contagiosum linkes Oberlid als Nebenbefund (**a**). Bestrahlte Kaposi-Sarkome der Anthelix (**b**) und retroaurikulär links (**c**), während die nicht bestrahlten sehr auffälligen Kaposi-Sarkome am Stamm und an den Extremitäten (**d**) durch Kleidung verdeckt bleiben

aus rekombinant hergestellten HIV-Proteinen) ist mit einer **hohen Spezifität** ausgestattet. Sind beide Tests negativ, so ist eine Infektion bei entsprechenden HIV-Verdachtsmomenten noch nicht sicher ausgeschlossen.

Die **Serokonversion** mit dem **Nachweis von HIV-Antikörpern** wird normalerweise erst 4–12 Wochen nach der Infektion zu erwarten sein. Nach einer neuesten statistischen Analyse wird das Intervall sogar auf 2,4 ± 2,1 Monate geschätzt (Horsburgh et al. 1989). **Screening-Schnelltests** aus Blut oder Speichel sind in Erprobung.

Wegen der Serokonversion bleibt auch für die *Bluttransfusion* ein sehr begrenztes Risiko, das auf 1:300 000 bis auf 1:3 Millionen geschätzt wird. HIV 2 wird nicht in allen Fällen erkannt, ist wegen seiner gegenwärtigen Seltenheit wohl noch nicht von Bedeutung. Eine *HIV-Übertragung durch Blutprodukte* – wie Gerinnungsfaktorkonzentrate, Albumine, Immunglobuline, Fibrinkleber – ist wegen zusätzlicher HIV-Inaktivierung derselben in der Bundesrepublik, in Österreich und der Schweiz auszuschließen.

## 5 HIV-Übertragung, Schutzmaßnahmen, Therapie

Die HIV-Infektion erfolgt durch **sexuelle Handlungen,** wobei das Virus oder HIV-infizierte Lymphozyten über Sperma, Blut, Scheidensekret oder rektale Praktiken in den Partner gelangen.

Die Übertragung durch Speichel oder Tränenflüssigkeit, die ebenfalls HIV enthalten können, konnte bisher nicht gesichert werden.

Gesichert ist aber die Infektion durch **Muttermilch** und die **diaplazentare** bzw. perinatale **Übertragung.**

Beim Umgang mit Stuhl und Urin konnte eine HIV-Übertragung bisher nicht belegt werden. Eine HIV-Übertragung ist hingegen möglich, wenn die offenbar unverletzte Haut oder Schleimhaut mit Blut oder Körpersekret in Kontakt kommt. Eine sofortige Desinfektion der betroffenen Areale ist unbedingt angezeigt.

Für die Risikogruppen ist die *Promiskuität* der Motor der HIV-Infektion. In den USA und Europa stehen die *Homosexuellen,* in Zentralafrika die Heterosexuellen an der Spitze der HIV-Gruppe, gefolgt von intravenös *Drogenabhängigen* und *Blutern.* Besonders die intravenös Drogenabhängigen demonstrieren, wie rasch die HIV-Infektion mit kontaminierten Kanülen übertragen werden kann und welches Risiko für Ärzte und ärztliches Personal damit verbunden ist. Von 1408 akzidentell Exponierten akquirierten 6 eine HIV-Infektion (Science 243 (1989), 1137). Therapeutisch wird bei Stich- oder Schnittverletzungen eine kurzzeitige AZT-Prophylaxe ebenso empfohlen wie die sofortige Exzision des Stichkanals.

Bei *operativen Eingriffen* mit der Gefahr, mit Blut, Blutspritzern oder Körpersekret in Berührung zu kommen, sind flüssigkeitsdichte Einweghandschuhe (ggf. auch 2fach getragen) und Einwegkittel, Gesichtsmaske für Mund und Nase sowie eine Schutzbrille für das gesamte Operationsteam erforderlich. Liegen beim Personal frische Schnittverletzungen oder nässende Läsionen vor, ist von einer Beteiligung bei operativen Eingriffen, auch Katheterwechsel, Drainagewechsel oder Berühren von Schleimhäuten, Abstand zu nehmen. *Höchste Gefährdung* droht bei riskantem Umgehen *mit HIV-kontaminierten Instrumenten,* wenn man sich damit kratzt, schneidet oder sticht.

## 5.1 Vorsichtsmaßnahmen

1. Kanülen nie in Schutzhüllen zurückstecken, sondern in bruch- und stichfeste Behälter einbringen und zusammen mit verbrauchtem Verbandsmaterial geschlossen durch Verbrennen entsorgen lassen.
2. Transportpersonal darf sich nicht an spitzen oder scharfen Gegenständen verletzen können und sollte über den HIV-kontaminierten Inhalt informiert sein.
3. Gewebe-, blut- oder sekretenthaltende Laborproben sind als HIV und infektiös zu deklarieren und in transportsicheren Behältern mit Schraubverschluß und festen Plastikbehältern zu befördern. Mit Blut oder Sekreten beschmutzte Auftragszettel sind zu vernichten und neu zu erstellen.
4. Bei der Bearbeitung von Proben sind wasserdichte Handschuhe zu tragen. Nicht mit dem Mund pipettieren, sondern mechanische Pipettierhilfen verwenden. Bei Gefahr einer Aerosolbildung Abzughaube benutzen. BSG nur mit Einwegblutsenkungsröhrchen durchführen.
5. Bei Kontamination der Haut sofort Desinfizieren mit 70–85%igem Alkohol, Jodpräparaten oder sonstigen sofort greifbaren Desinfektionsmitteln.
6. Regelmäßige Pflege der Hände mit Handcreme, um Einrisse zu vermeiden und so die Kontaminationsgefahr zu mindern.
7. Mit Blut oder Sekreten HIV-positiver Patienten kontaminierte Stühle, Liegen, Rollstühle sind zu desinfizieren.
8. Bei operativen Eingriffen an HIV-Patienten sind alle Mitarbeiter vorher zu informieren, um ein Höchstmaß an Sicherheit aller Beteiligten durch Schutzmaßnahmen und höchste Sorgfalt sicherzustellen.
9. Postoperative Desinfektion des OP-Saals nicht vergessen!

Der HNO-Arzt ist bei invasiven Eingriffen in zweifacher Weise besonders gefährdet: Dünne, spitze und scharfkantige Knochen führen besonders leicht zu Verletzungen. Bei Eingriffen unter dem Mikroskop oder der Lupenbrille werden die Instrumente meistens „blind" angereicht, ohne daß der Operateur das Operationsfeld aus Adaptationsgründen optisch verläßt. Wegen dieser fachspezifischen Besonderheiten ist bei größeren Eingriffen, auch bei Ohroperationen, eine präoperative Testung forderbar. Auch wenn mancherorts Politiker und Krankenversicherungen aus naheliegenden Gründen die präoperative HIV-Testung ablehnen, bleibt nur der Arzt bei akzidentellen Verletzungen mit nachfolgender HIV-Infektion in der Verantwortung, wie Rechtsverfahren besonders in den USA belegen. Die Forderung nach einem präoperativen HIV-Test bleibt allein eine ärztliche Entscheidung, die dem ärztlichen Personal, dem behandelnden Operateur und im besonderen Maße auch dem HIV-Patienten zugute kommt.

## 5.2 Therapeutische Versuche

Entsprechend der Stellungnahme des Wissenschaftlichen Beirates der Bundesärztekammer (Dtsch. Ärzteblatt 86, Heft 51/52, 25. Dezember 1989, 2323–2326) ist mit der Integration der HIV-Virus-DNA in die Wirtszelle eine vollständige Elimination des Virus z. Zt. nicht mehr möglich. Ziel der Behandlung kann nur die Verminderung oder Verzögerung der Virusvermehrung und der Organmanifestation sein. In den USA sind gegenwärtig 70 virustatische Substanzen eingesetzt. Durch klinische Prüfung als wirksam erwiesen hat sich das **Azidothymidin** (AZT/Zidovudin) mit dem Handelsnamen Retrovir.

AZT, ggf. in Kombination mit stadienüberwachten Virustatica, Immunmodulatoren oder Nukleosidanaloga, ist in der Bundesrepublik beim AIDS-related complex (ARC) und beim Vollbild AIDS als einzig wirksame Substanz zugelassen und wird auch im Kindesalter, wo die Dosisfindungsstudien noch nicht abgeschlossen sind, eingesetzt. Ein **HIV-Impfstoff** ist noch nicht in Sicht. Künftige Medikamente (z. B. DDI) müssen sich in ihrer Wirksamkeit an der Pioniersubstanz AZT messen. Nach Angaben der WHO überschritt im Dezember 1989 die weltweite Ersterkrankung am Vollbild AIDS die Zahl 200 000. Die Dunkelziffer dürfte – vorsichtig geschätzt – zweifach höher liegen. Für das kommende Jahrzehnt lassen statistische Hochrechnungen der Kosten für Prophylaxe, Behandlung und Pflege bei AIDS-Erkrankungen einschneidende gesundheitsökonomische und gesundheitspolitische Aspekte erwarten.

## Literatur

Das explosionsartige Anwachsen der HIV-Literatur und der stete Aktualisierungswechsel führen dazu, daß Literaturangaben nach kurzer Zeit überholt sind. Eine spezielle Datenbank (AIDSline) bietet einen raschen Zugriff zu allen bisherigen Publikationen bei gezielten Fragestellungen. Die Autorenanzahl überschreitet bei Einzelpublikationen vielfach die Zahl 10, so daß in der Regel nur der Erstautor, manchmal auch die 3 ersten Autoren zitiert werden. Zur Erhaltung der Aktualität haben führende Herausgeber die Buchform verlassen und ergänzungsfähige Ordner konzipiert:

L'age-Stehr J, Helm EB, Koch MG (1988) AIDS und die Vorstadien, ein Leitfaden für Praxis und Klinik. Springer, Berlin Heidelberg New York London Paris Tokyo
Jäger H (1989) AIDS und HIV-Infektionen, Diagnostik, Klinik, Behandlung. Handbuch und Atlas für Klinik und Praxis, Bd I u. II. Ecomed, Landsberg München Zürich

Die nachfolgenden Literaturangaben dienen der Textergänzung.

Barré-Sinoussi F, Chermann JC, Montagnier L, et al. (1983) Isolation of a T-lymphotropic retrovirus from a patient at risk for acquired immune deficiency syndrome (AIDS). Science 220:868

Fröschl M, Braun-Falco O (1988) Dermatologische Manifestationen. In: L'age-Stehr J, Helm EB, Koch MG (Hrsg) AIDS und Vorstadien. Springer, Berlin Heidelberg New York London Paris Tokyo

Gallo RC, Salahuddin SZ, Popovic M, et al. (1984) Frequent detection and isolation of cytopathic retroviruses (HTLV-III) from patients with AIDS and at risk for AIDS. Science 224:500

Gelderblom H, Özel M, Hausmann E, Pauli G (1986) Feinstruktur und antigener Aufbau des Human Immundeficiency Virus (HIV). Bundesgesundhbl 29:376–381

Horsburgh jr. RC, Chin Yih Ou, Jason J, et al. (1989) Duration of human immundeficiency virus infection before detection of antibody. Lancet Sept 16:637–640

L'age-Stehr J (1988) Immunpathologie. In: L'age-Stehr J, Helm EB, Koch MG (Hrsg) AIDS und Vorstadien. Springer, Berlin Heidelberg New York London Paris Tokyo

Montagnier L, Chermann JL, Barré-Sinoussi F (1983) A new human T-lymphotropic retrovirus: characterization and possible role in lymphadenopathy and acquired immune deficiency syndromes. Cold Spring Harbor Symp

Otto HF, Weidauer H, Möller P, Nemetschek-Gansler H, Franke WW, de Villiers E-M, Braun RW (1985) Kaposi-Sarkom bei erworbenem Immundefekt-Syndrom (AIDS) Teil II: Licht-, elektronenmikroskopische und immunhistochemische Besonderheiten einschließlich Cytoskelett. Laryngol Rhinol Otol 64:481–488

Röcken M, Breit R (1989) HIV-assoziierte Dermatosen. In: Jäger H (Hrsg) AIDS und HIV-Infektionen. Ecomed, Landsberg München Zürich

Silverman jr. S (1989) Color atlas of oral manifestations of AIDS. Decker, Inc. Philadelphia 1989

Staszewski S, Helm EB (1988) Pneumocystis carinii Pneumonie. In: L'age-Stehr J, Helm EB, Koch MG (Hrsg) AIDS und Vorstadien. Springer, Berlin Heidelberg New York London Paris Tokyo

Weidauer H, Hofmann H (1985) Kaposi-Sarkom bei erworbenem Immundefekt-Syndrom (AIDS). Teil I: Klinische Befunde und Labordiagnostik. Laryngol Rhinol Otol 64:418–422

Weidauer H, Tilgen W, Adler D (1986) Kaposi-Sarkom des Larynx. Laryngol Rhinol Otol 65:389–391

Zöllner N (1989) In: Schäublin C (Hrsg) AIDS-Kompendium Hoechst 1989. Hoffmann, Berlin

# Fragensammlung zur Selbstkontrolle

## Zusammengestellt von H. Ganz

Zur Beachtung: es können mehrere Antworten richtig sein, oder auch gar keine.

1. Was verstehen Sie unter dekompensiertem Tinnitus?
   a) sehr lautes Ohrgeräusch
   b) Tinnitus im Rahmen der Meniéreschen Trias
   c) Tinnitus mit sekundären Krankheitsfolgen
   d) Tinnitus bei dekompensiertem vitium cordis.
2. Wann kommt ein „phase-locking" als Tinnitusursache in Frage?
   a) beim tauben Ohr
   b) beim Akustikusneurinom
   c) bei fehlerhafter Aktivität einzelner Haarzellen
   d) beim Menière-Anfall.
3. Zur Therapie des Tinnitus gehören
   a) Counseling
   b) Neurektomie N. VIII
   c) immer die Iontophorese
   d) Kalzium- Antagonisten.
4. Worin besteht der Effekt eines Tinnitus-Maskers?
   a) wirkt prinzipiell wie Umgebungsgeräusch
   b) Verdeckung des Tinnitus durch externes Signal
   c) wirkt wie ein Hörgerät auf den Tinnitus.
5. Welche der nachfolgenden statements sind falsch?
   a) Beim subjektiven Tinnitus ist kausale Therapie nicht möglich
   b) Die Saccotomie ist beim Tinnitus grundsätzlich wirkungslos
   c) Wichtigster Bestandteil der Tinnitustherapie ist die Aufklärung des Patienten
   d) bei klaffender Tube gibt es keinen Tinnitus.
6. Was versteht man unter einem Pseudohöcker der Nase?
   a) Operative Überkorrektur bei Sattelnase
   b) Anderes Wort für Luxatio septi
   c) Vorsprung proximal einer Sattelbildung
   d) einen parrots beak.
7. Wodurch ist der Typ III der Nasen-Reduktionsplastik charakterisiert?

   a) Gesichtstyperhaltung
   b) Kombinierte Profilplastik
   c) Nasenverkürzung
   d) Rhinoplastik mit Septumkorrektur.

8. Wozu dient die postoperative Gipsschiene nach Rhinoplastik?
   a) Formung der Nase
   b) Fixierung des Operationsresultates
   c) Herstellung der knöchernen Stabilität.

9. Ordne den nachstehenden Begriffen die richtigen Nasendeformitäten zu:
   a) Jump deformity            I.   Knorpelnase zu hoch
   b) Skeleton tip deformity    II.  Zustand der Nase nach alleiniger
                                     Höckerabtragung
   c) Parrots beak              III. Konkaves Nasenprofil
   d) Open roof phenomenon      IV.  Eckig vortretende Spitzenknorpel.

10. Wann ist der sogenannte Transfixionsschnitt bei der Rhinoplastik erforderlich?
   a) immer
   b) bei gleichzeitiger Septumplastik
   c) für Anhebung der Spitze
   d) für Änderungen des Nasolabialwinkels.

11. Was verstehen Sie unter einer Rhonchopathie?
   a) Druckfehler: es muß Bronchopathie heißen
   b) die Schnarchkrankheit
   c) anderes Wort für Schlafapnoe
   d) völlige Obstruktion des Luftwegsquerschnitts.

12. Welcher Muskel kann für die Entstehung einer funktionellen Enge des oberen Luftweges eine besondere Rolle spielen?
   a) M. biventer mandibulae
   b) M. genioglossus
   c) M. thyreohyoideus
   d) M. uvulae.

13. Welche der nachstehend aufgelisteten Faktoren begünstigen das Schnarchen?
   a) Übergewicht
   b) Rückenlage
   c) höheres Lebensalter
   d) Schwerhörigkeit (eigenes Schnarchen wird nicht bemerkt).

14. Was versteht man im Zusammenhang mit Schnarchen unter „webbing"?
   a) Vorhangphänomen bei Glossopharyngicusparese
   b) schleierartige Leukoplakien am Gaumen
   c) manschettenartige Hyperplasie der hinteren Gaumenbögen
   d) multiple Papillome am Gaumen.

15. Was muß zum Nachweis der Schlafapnoe mindestens gemessen werden?
   a) Puls
   b) Blutdruck
   c) Sauerstoffsättigung des Blutes
   d) Schnarchgeräusch
   e) Schlaftiefe.

16. Was verstehen Sie unter nCPAP?

17. Welches ist das Prinzip der Uvulopalatopharyngoplastik?
   a) Verkleinerung des weichen Gaumens
   b) Resektion der Uvula
   c) Resektion überschüssiger Gaumenbogenschleimhaut
   d) Schonung der Gaumenmuskulatur.

18. Ordne die nachstehend aufgelisteten malignen Tumoren nach ihrer Häufigkeit in der Mundhöhle:
   a) Maligne Speicheldrüsentumoren
   b) Plattenepithelkarzinom
   c) Malignes Melanom
   d) Maligne Lymphome.

19. Was versteht man unter dem „Cercle de Cunèo"?
   a) den Waldeyer'schen Rachenring
   b) die Lnn. cervicales profundi
   c) die Lymphknotenstationen des Kopf- Halsüberganges
   d) die Kehlkopfbewegung beim Schlucken.

20. Mundhöhlenkrebse werden begünstigt durch
   a) Tonsillektomie
   b) Alkoholabusus
   c) Herpes-simplex-Infektionen
   d) Lichen ruber der Mundhöhle

21. An welcher Stelle im Mundhöhlen-Mesopharynxbereich sind maligne Lymphome am häufigsten?
   a) Zungengrund
   b) Nuhn'sche Drüse
   c) Gaumentonsillen
   d) Nasenrachenraum.

22. Wie würden Sie nach TNM einen Tumor folgender Größe einordnen: Mundhöhlentumor von 3 cm Ausdehnung mit Solitärmetastase ipsilateral, 5 cm groß, keine Fernmetastasen?
   a) T 3 N 3 M 1
   b) T 2 N 2 a M O
   c) T 2 N 1 M X
   d) T 1 N 2 b M X.

23. Wofür ist die B-Bild-Sonographie bei malignen Mundhöhlentumoren geeignet?
    a) Erhebung des Lymphknotenstatus präoperativ
    b) Nachweis metastasenbefallener Lymphome
    c) Feststellung der Ausdehnung bei Mundbodentumoren
    d) Postoperative Kontrolluntersuchungen.

24. Wie werden Präkanzerosen und das Karzinoma in situ der Mundhöhle behandelt?
    a) Excisional biopsy
    b) Exzision mit Sicherheitsabstand von 5 mm
    c) Exzision mit Sicherheitsabstand von 10 mm
    d) Exzision mit suprahyaler Lymphknotenausräumung.

25. Wie beurteilen Sie den Stellenwert der Kryotherapie bei malignen Mundhöhlentumoren?
    a) kein Wert
    b) Kurative Wirkung bei T 1-Tumoren
    c) Palliativeffekt bei inkurablen Tumoren (Fötor, Schmerzen).

26. Welche der nachstehend aufgelisteten Hormone werden in der Schilddrüse gebildet?
    a) Calcitonin
    b) TRH
    c) TSH
    d) Trijothyronin.

27. Welche Art von Schilddrüsenvergrößerung ist am häufigsten?
    a) Hyperthyreote Struma
    b) Schilddrüsen-Karzinom
    c) Hashimoto-Struma
    d) Euthyreote Struma.

28. Woran denken Sie bei dem Begriff Schilddrüsenautonomie?
    a) Folge eines längeren Jodmangels
    b) Ist der Normalzustand
    c) Kein Ansprechen auf TSH-Regulierung
    d) Gefahr bei Jodzufuhr.

29. Welche der folgenden Tumorsituationen der Schilddrüse bedeutet die ungünstigste Prognose?
    a) Jugendliches Alter, C-Zellkarzinom
    b) Hohes Alter, anaplastisches Karzinom
    c) Frau, jung, papilläres Karzinom
    d) Älterer Mann, papilläres Karzinom.

30. Unter Myxödem versteht man
    a) Konnatale Hyperthyreose
    b) Hyperthyreose im Erwachsenenalter
    c) Hypothyreose im Erwachsenenalter
    d) anderes Wort für Kretinismus.

31. Welche der nachstehenden statements treffen für glottiserweiternde Operationen nicht zu?
    a) Es gibt endo- und extralaryngeale Verfahren
    b) Die Luftpassage wird bei unveränderter Stimme gebessert
    c) Sie sind heute obsolet
    d) Man soll damit mindestens 2 Jahre nach dem Eintritt der Kehlkopflähmung abwarten.

32. Was bedeutet der Begriff Parodontium?
    a) Zahnfleisch
    b) Zahnstützgewebe
    c) Zahnfach im Kiefer
    d) Wurzelhaut.

33. Was verstehen Sie unter Parodontitis marginalis profunda?
    a) Entzündliche Parodontalerkrankung mit Attachmentverlust bis zu ⅓ der Wurzellänge
    b) Gleiche Erkrankung, Attachmentverlust von mehr als ⅓
    c) Zahnfleischentzündung mit Nekrosen
    d) Agranulozytose- Parodontitis.

34. Was ist eine Stillmann-Spalte?
    a) Submuköse Gaumenspalte
    b) Isolierte Lippenspalte
    c) umschriebene Tieftonsenke im Tonaudiogramm
    d) Spaltenbildung der Gingiva.

35. Erklären Sie den prinzipiellen Unterschied zwischen A- und B-Bild-Sonographie.

36. Welches ist das wichtigste Phänomen beim Auftreffen von Ultraschall auf Gewebe für die Diagnostik?
    a) Reflexion
    b) Streuung
    c) Schallabsorption
    d) Schallabschattung.

37. Das B-Bild-Sonogramm bietet gegenüber dem A-Scan bei der Nebenhöhlenuntersuchung folgende Vorteile:
    a) Die Tiefe der entzündeten Höhle ist besser ausmeßbar
    b) Prozesse vor der Höhle sind besser von sinusitischen Veränderungen unterscheidbar
    c) Wiederholungsechos sind besser erkennbar
    d) Mukozelen stellen sich eindeutiger dar.

38. Wann sollte die Nebenhöhlen-Sonographie der Röntgenuntersuchung prinzipiell vorgezogen werden?
    a) Bei kleinen Kindern
    b) In der Schwangerschaft
    c) Bei Aplasieverdacht
    d) Bei Tumorverdacht.

39. Speicheldrüsengewebe imponiert sonographisch als
    a) echodicht mit Schallabschirmung
    b) echoleer mit dorsaler Schallverstärkung
    c) echoreich-homogen
    d) echoarm-inhomogen.
40. Wie stellt sich ein Speichelstein im B-Bild-Sonogramm dar?
    a) reflexreicher Focus mit dorsaler Schallabschattung
    b) echoreich mit dorsaler Schallverstärkung
    c) überhaupt nicht
    d) indirekt durch Stauungserscheinungen der Drüse.
41. Die Ultraschalluntersuchung wird vom Patienten in der Regel
    a) besser
    b) schlechter
    c) gleich gut
    angenommen wie eine Röntgenaufnahme.
42. Wie hoch schätzen Sie den Anteil der AIDS-Patienten mit Veränderun-
    gen im Kopf-Halsbereich?
    a) 20%
    b) 30%
    c) 40%
    d) 95%
43. In welche Krankheitsgruppe der AIDS-Infektion ordnen Sie die generali-
    sierte Lymphadenopathie ein?
    a) II
    b) III a
    c) IV a
    d) Vollbild.
44. Welche der nachstehenden Erkrankungen sind als opportunistische In-
    fektionen bei AIDS besonders häufig?
    a) Condylomata acuminata
    b) Pneumocystis-carinii-Pneumonie
    c) Candidamykose
    d) Herpes simplex-Infektion.
45. Das Kaposi-Sarkom ist
    a) typisch für das Stadium IIa von AIDS
    b) strahlensensibel
    c) ein immer solitärer Tumor
    d) besonders häufig am harten Gaumen.
46. Sind Screening Test (ELISA) und Bestätigungstest auf AIDS negativ, ist
    damit eine entsprechende Infektion
    a) sicher ausgeschlossen
    b) noch nicht sicher ausgeschlossen.

47. Das HIV-Virus kann übertragen werden durch
    a) Sexualkontakt bzw. über das Blut
    b) Speichel (kissing disease)
    c) Muttermilch
    d) diaplazentar.
48. Eine wirksame Chemotherapie gegen die HIV-Infektion
    a) gibt es im Sinne einer Viruseliminierung nicht
    b) ist bedingt möglich mit Azidothymidin
    c) ist durch Schutzimpfung möglich
    d) ist prinzipiell unmöglich.

# Antworten zur Fragensammlung

| | | |
|---|---|---|
| 1. c | 17. c, d | 33. b |
| 2. a, b | 18. b, d, a, c | 34. d |
| 3. a, d | 19. c | 35. s. Seite 163 |
| 4. a, b, c | 20. b, c | 36. a |
| 5. b, d, | 21. c | 37. b, c, d |
| 6. c | 22. b | 38. a, b |
| 7. b | 23. a, c, d | 39. c |
| 8. b | 24. b | 40. a |
| 9. a III, b IV, c I, d II | 25. c | 41. a |
| 10. c, d | 26. a, d | 42. c |
| 11. b | 27. d | 43. b |
| 12. b | 28. c, d | 44. b, c, d |
| 13. a, b, c | 29. b | 45. b, d |
| 14. c | 30. c | 46. b |
| 15. a, c, d | 31. b, c, d | 47. a, c, d |
| 16. s. Seite 53 | 32. b | 48. a, b. |

# Gesamtverzeichnis der Bände I–X

In diesem Verzeichnis werden Begriffe bzw. Krankheiten nur an denjenigen Stellen zitiert, an denen sie ausführlich besprochen sind. Detaillierte Hinweise enthalten die Sachverzeichnisse der einzelnen Bände